张磊医案医话集

张磊 著

人民卫生出版社

图书在版编目（CIP）数据

张磊医案医话集 / 张磊著. —北京：人民卫生出版社，2017
ISBN 978-7-117-23896-0

Ⅰ. ①张…　Ⅱ. ①张…　Ⅲ. ①医案－汇编－中国－现代 ②医话－汇编－中国－现代　Ⅳ. ①R249.7

中国版本图书馆 CIP 数据核字（2017）第 218215 号

人卫智网	www.ipmph.com	医学教育、学术、考试、健康， 购书智慧智能综合服务平台
人卫官网	www.pmph.com	人卫官方资讯发布平台

张磊医案医话集

著　　者：张　磊
出版发行：人民卫生出版社（中继线 010-59780011）
地　　址：北京市朝阳区潘家园南里 19 号
邮　　编：100021
E - mail：pmph @ pmph.com
购书热线：010-59787592　010-59787584　010-65264830
印　　刷：三河市尚艺印装有限公司
经　　销：新华书店
开　　本：710 × 1000　1/16　　印张：21　　插页：2
字　　数：366 千字
版　　次：2017 年 10 月第 1 版　2017 年 10 月第 1 版第 1 次印刷
标准书号：ISBN 978-7-117-23896-0/R · 23897
定　　价：42.00 元
打击盗版举报电话：010-59787491　E-mail：WQ @ pmph.com
（凡属印装质量问题请与本社市场营销中心联系退换）

医家简介

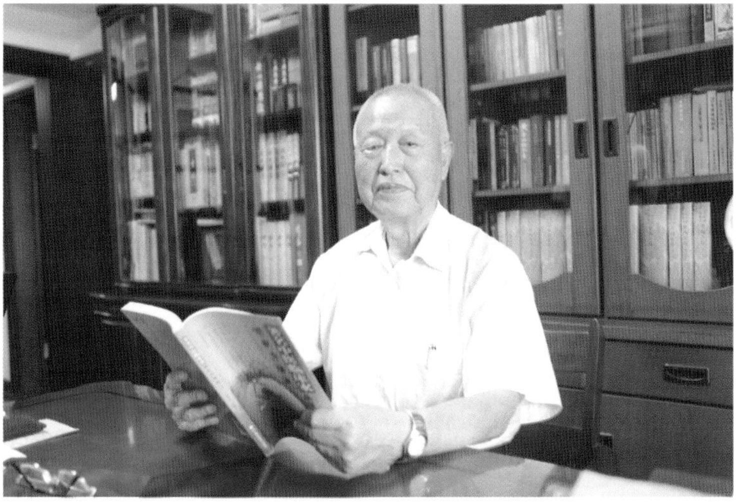

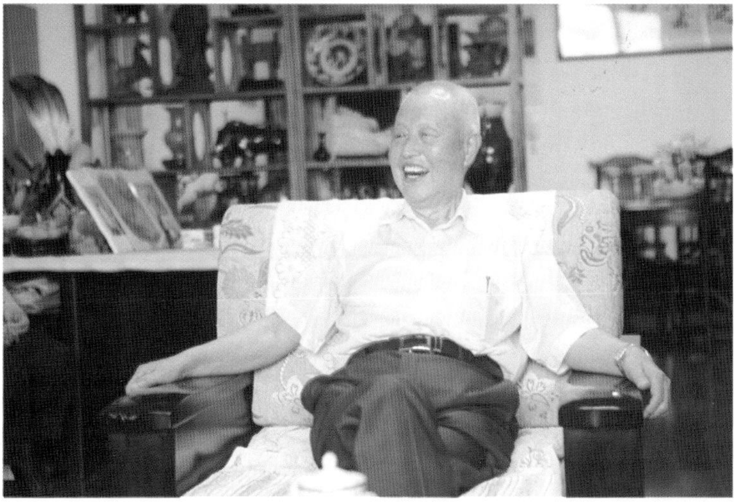

张磊教授近照

张磊（1929—），男，主任医师，河南固始县人。幼上私塾，诵读经史，受儒学之熏陶，崇尚致中和平。18岁师事于当地老中医张炳臣门下，出师后在家悬壶。1952年加入联合诊所，1953年参加区卫生院工作。1958年考入河南中医学院（现为河南中医药大学）本科，6年后毕业留校任教，历任教研室主任，医教部副主任，教务处副处长、处长，河南省卫生厅副厅长等职。为中国共产党十一届党代表大会代表。曾任河南中医学会会长，中药学会会长，《河南中医》编委，《中医研究》顾问，河南省中药新药评审委员会委员。国家二部一局第二批师承制导师，系“十五”国家攻关“名老中医学术思想、经验传承研究”课题的名老中医。首届全国中医药传承特别贡献奖获得者，荣获越人杯河南省优秀医师奖，荣获河南中医事业终身成就奖。《张磊学术思想及临床经验》获2009年度中华中医学会科学技术奖二等奖。2014年荣获中华中医药学会中医药学术发展成就奖。先后在杂志上发表了多篇学术论文。其临床经验分别收录于《河南省名老中医经验集锦》《河南省当代名医内科学术精华》《当代名老中医典型医案集》《名老中医处方墨宝》《名老中医之路》和《豫鲁名老中医临证录》等著作中。注释《产鉴》，著有《张磊临证心得集》《张磊医馀诗声》和《张磊医馀诗声续编》。

由于长期教学和临床，经过众多名师的教诲，加之治学严谨，攻读勤奋，注重务实，故而医理纯熟，医术精湛，积累了丰富的临床经验，尤其擅长于内科杂病的治疗。临证之余，常写写字，写写诗，拉拉二胡，自得其乐，陶冶情操，对医学方面，也有很多启迪作用。

自 序

本人长期从事中医教学和临床工作，长于治疗内科杂病。在临床上非常注重整体观和辨证观，以中医经典著作为基础，博览群书，广采历代医家之长和现代医家之长，不囿门户之见。尽力把握好中医理论体系的独特性。在治疗中尽力体现出中医的特色。在数十年医疗生涯中，时刻注意到人与自然、社会的关系，正与邪的关系，脏腑之间的关系，气血阴阳之间的关系等。既注意辨证，又注意辨病，同时也注意到与现代科学的结合，这样才能显示出中医的独特之处。在用药上，谨守法度，依据病情，或用经方、或用时方、或用验方、或用合方、或组新方，不悖原则，灵活不拘。从这本小册子中，基本上可以体现出这些方面。

我现在年事已高，精力不济，亲手写作能力较差，很是惭愧。我的门人臧云彩、谢秋利等后起之秀，他们来诊病人很多，门庭若市，在百忙中，并在河南中医药大学领导及第三附属医院领导的大力关怀支持下，从我所积累的病例中抽出部分，写成这本小册子，以偿我的宿愿，功莫大焉！特致以衷心感谢！还有参与本书工作的所有同仁，一并表示谢忱！同时也衷心希望所有阅读同志，提出宝贵意见，以臻完善。

张 磊

2016年11月

走好岐黄路　护好杏林春

——回顾从医历程和思想认识的历程

一、学医和行医历程

我幼上私塾，寒窗苦读，读完了四书五经和其他一些书籍。这些书在当时皆得“包本”，所谓包本，即每本书皆得从头到尾，一字不漏，一字不错地背诵下来，老师才允许你读下一本书（换新书）。读到一定时候才给开讲，并逐步教你写文章和诗词。下学后我又教了3年私塾。这些积淀，给后来学习中医，奠定了良好的古文基础。我是17岁时出馆教书的，次年拜当地老中医张炳臣门下开始学医。在学医的同时，为了生计，在家附近借房设塾两年。此间虽拜师学医，但不在老师家住，由老师指导学习，有时跟师侍诊。3年出师，在家行医。那时掌握知识虽不多，但毕竟入了医学之门，运用所学知识，也能治好一些病人。有一位陈姓患者，阴囊肿大如茄子，舌苔厚腻，卧床不起，十余日大便未行，痛苦不堪，曾经两位中医治疗无效，乃邀予诊治。据其脉症，诊为肝经实火所致，投以当归芦荟丸原方，重用麝香四分（按现在计算为1.2g），服两剂大便通，阴囊肿消而愈。患者对我大加赞扬，乡里皆知。新中国成立后，县内各区成立了卫生所，然后部分集镇也成立了联合诊所。我于1952年参加了联合诊所。当时诊所医生虽不多，但都是当地的名老中医，经验非常丰富，我向他们学了不少东西。有一次一位子肿患者，症状比较奇特，自双足向上肿，逐日向上肿一段，病人非常害怕，谓肿到“心口”为“毒气攻心”要死掉。我出诊至其家，见其肿已至腹部，而且肿到哪里，痛到哪里。经我用药无效，遂请所内一位老中医治疗，一剂药肿即停止，继服肿消。予观其方，除利水药外，用了一味大黄，这就是他的胆识与经验，对我启发很大，他对我说，只利水没有大黄推荡，使之下行，难以遏制其上行之势，正所谓“有故无殒，亦无殒也”，当时，我就缺乏这种胆识和经验。

1953年，参加区卫生所工作，成为国家正式工作人员。1956年组织上调我去另一个乡卫生院任院长，边行政边诊疗。1958年，组织上推荐参加考试，考入了河南中医学院（现为河南中医药大学），成为首届六年制本科生。毕业后留校任教，讲授中基和内经课。除授课以外，一直坚持临床治疗，即使到省卫生厅工作期间也没有脱离诊治病人。过5年离任后即去医院坐诊，转瞬间至今已是22年了，在离任时曾写了一首诗："年将花甲意如何，忆昔思今感慨多。退政谁云无事事，重操医技镜新磨"。回忆过去，屈指算来，从医至今已62年了，虽未成大器，但岁月年轮，仍推着我在不停地前进。

二、学医指导思想

读书人学医，是一条比较好的归宿，我走的就是这条道。医是传统文化的一部分，古来就有"大医即大儒"之说，我虽不是大儒大医，但也算初步入了儒和医之门。在旧社会学医，不只是为了生计，也讲济世活人。新中国成立后参加了工作，又光荣地加入了中国共产党。受党的培养教育，树立了为人民服务的思想，几十年来一直按照这种思想前进。为了更好地为人民服务，不断在提高为人民服务的本领。古人云："学如逆水行舟，不进则退"，又有联云："水唯善下能成海，山不矜高自极天"。这些话激励我干到老学到老，活到老学到老。学无止境，学海无涯，我在读书有感写道："医道景深学莫休，学如逆水荡行舟。书中要语多圈点，点点圈圈心上留。"又自诫诗云："日日年年诊事忙，遣方用药费思量。深知医道无穷尽，岂敢轻心妄自狂。"我非常注重实际、实效，力戒浮躁。就求实而言，有以下几点做法。

1. 求基本功之实　各行各业都有各自的基本功，基本功是慢慢夯实起来的。我在学医之后，尤其在河南中医学院6年学习中，始终注重这个问题。那时候学校非常强调学生要打好基本功，要有琅琅读书声，对经典重点条文皆要背诵，我能熟背500个方子，就是基本功之一。后来在临床上体会到，打好基本功，才能有后劲。1978年，我曾治愈一例小便点滴不通的患者，患者为6岁半的女孩，某日白天去电影院看电影，上下集，时间较长，正在高潮时，欲解小便，其小姑（年龄也不大）让她憋住，到实在憋不住时，其小姑带她出去小便，因急于看电影，未去厕所，在墙角处，小便尚未解出，其小姑连催促带吓唬，小便未能排出，又继续看电影。电影结束回家后，小便点滴不出，痛苦不堪，先请某中医用通利之剂无效，遂紧急入某院住院，先用速尿针剂无效，继给导尿，得以缓解，但导尿管一拔出，仍点滴不出，用了许多药皆无效，并拍了X光片，未见异常。十余天来，医生愁，病家忧，束手无策。一天由别人引荐，患儿父亲到我家，叙述经过，我亦奇之，从未治疗过这样病症，寻思其理，可能为肺气壅滞，肝失疏泄，而致气机升降失常，膀胱气闭，小便不通，属癃闭证。应用提壶揭盖法治之，以冀“上窍开，下窍泄”，也是“欲求南风，先开北窗”之意。方用麻黄3g，杏仁6g，升麻4.5g，柴胡3g，生白芍9g，牛膝9g，生甘草3g，水煎服，嘱其服药后约10分钟探吐，并嘱其先把导尿管拔出，以驱药效。过了两天，其父又来我家，问其服药情况，他说药尚未服，怕拔掉导尿管，医生批评。我说很简单，医生若问责，就说孩子小不懂事，没注意，她把导尿管拔掉了。他回去按照我的意见服药，出乎意料的是，当即尿如泉涌，来不及去厕所，裤子湿了一大片，从此不再导尿了。这药是偷着吃的，住院医生还以为是他们治好的，观察数日，出院回家。患儿随父母到我家，让我一视，患儿面色较淡，脉象乏力，小便有次多量少之象，尿道不痛，尿色不黄。以补气养阴兼疏利之剂，药用生黄芪15g，生白芍9g，干地龙6g，怀牛膝9g，琥珀1g（冲服），滑石9g（包），冬葵子6g，生甘草3g，水煎服，数剂痊愈。我用此法也是有来历的，吾读陈修园书时，其癃闭诗曰：“癃闭似淋点滴无，只求利水法全迂。柴升探吐针机转，麻杏行阳阴气濡。肾气龙腾泽自沛，通关云合雨时敷。二冬杏菀参桑白，海蜇荸荠亦可需。”并释曰：“……又有巧法以施，譬之滴水器，闭其上而倒悬之，点滴不能下也，去其上之闭，而水自通流，宜以补中益气汤提之，即以此药再煮服尽，以手探吐，顷刻即通。而更有启其外窍以开其内窍之法。麻黄力猛，能通阳气于至阴之下，肺主皮毛，配杏仁以降气，肺气下达州都，导水必自高原之意也。”假如我没读此书，没记此法，就很难说了。由此可见，打好基本功，是非常重要的。

2. 求读书之实　书要多读勤读，但要得读书至要。中医书籍如汗牛充栋，不可能尽读，可以把自己要读的书，分为粗读和精读两大类。粗读的书可以一览而过，精读的书则要口诵心诵，反复读，正如孔子曰：“学而时习之”。但需注意，精读的书也有粗读的部分，粗读的书也有精的部分。这样分，既能多读些书，又能收好效。有人云：“聪明难，糊涂难，由聪明转入糊涂更难。”前两句是从浅处说的，后两句是从深处说的，是进入大智若愚的境界，我们应当努力向这个境界迈进。自满是学习的敌人，人若自满了，就意味着在落后，不能强调工作忙，无暇读书，展展卷还是可以的，展卷即可得益。医案医话医论之类的书，也应多读，能给人许多启发，让人汲取很多宝贵经验。

3. 求临床之实　他人云："熟读王叔和，不如临证多"，我则曰"熟读王叔和，还得临证多"。书固然要多读，若不临床，不能学以致用，"理论一大套，看病汗直冒"，这是讽刺那些徒有虚名的医生。诚然，一个医生不可能把各样疾病都能治得好，但应是手眼俱高，不遗人夭殃。临床功夫是练出来的，没有长期的临床积累，经验是不会丰富的。因此，要在"实"字上下功夫。所谓实就是踏踏实实，扎扎实实，实实在在地看病，当一个名副其实的临床家。我认为临床要走长征路，一步一个脚印，踏破铁鞋，才能收获更大。

4. 求医术之实　各个门类，皆有其术。只有术精，才能兴业，医不例外。对于医术的要求则更高。因为医的对象是人，人的生命至贵，岂可忽乎者哉。绝不可满于现状，不求进取，甚至以术杀人。病人就医要选择医术高明的医生，张仲景曾告诫云："赍百年之寿命，持至贵之重器，委付凡医，恣其所措，咄嗟呜呼。"明·张景岳也曾说："病不贵于能延医，而贵于能延真医。"并对医术要求也有明确之言，"医有慧眼，眼在局外，医有慧心，心在兆前。使果能洞能烛，知几知微，此而曰医。"为医者要向慧眼、慧心方面努力，不断提高自己的医术，精益求精，永不懈怠。我虽不敏不才，始终是按照这个方向往前走的，一直走到现在。

5. 求疗效之实　中医之所以经久不衰，就在于它的疗效，疗效就是经久不衰的根本。作为一个医生，衡量你的医疗水平高低，就是疗效这把尺子，尤其是疑难病症和大症，那就要看你的本领了。这些病人往往处在生死边缘，治疗得当就把他拉过来了，否则，就把他推到绝壁之下，送到死亡之海了。我在学医时，老师曾说过一个顺口溜"闲来无事下南坡，旧坟没有新坟多，新坟都是我治死，旧坟吃的是俺老师的药。"这话听起来很好笑，但却是诙谐的犀利的警戒之语，李东垣曾说："实实虚虚，如此死者，医杀之耳。"

2005年9月有位高龄吴姓脑病患者，系妇产科专家，住本院治疗。在治疗中出现危象，经抢救仍无起色，下了病危，家属询其预后，医生说看她造化了。患者儿子邀我往诊，果然出现危象，急用参附重剂，迅速转危为安。细思，此时若诊断含糊，用药失当，病人很可能生命告止。现在一些重急病都去西医院了，当然是好事。而中医在治疗危症、重症的长处，得不到发挥。事实上，有些病人西医治疗无措时，经中医抢救过来，也不乏其例。现在有种倾向，认为中医只能治慢性病，不能治急性病，再加上有些中医不够"铁"，便成了"软肋"。

6. 求水平之实　上述医术和疗效，归根结底就是水平问题。就此问题，再谈点个人做法。为了不断提高个人医疗水平，常采取就高的方法。所谓就高，即上至岐黄，中至仲景，下至历代大医家以及近现代大医家，皆作为最高标准衡量自己，这无异于天壤之别。人家知道了会笑你狂妄，不知天高地厚，我觉得这是个人内在活动，也是内在动力，知己知彼，知低知高，同时也可避免自大和自卑。人贵有志，人贵有恒，虽然终生比不上他们的水平，但总算是心中有数，有个最高奋斗目标，催人奋进。实事求是地说，我的水平并不高，但有自知之明，也算是一点长处吧。这是个人心声，请同道们知我罪我。

7. 求创新之实　继承与创新，是个大课题，又是一个大难题。个人从医六十余载，虽不断努力，但所得甚微，实在汗颜，只是有点肤浅的体会。主要有“辨证思维六要”和“内科杂病治疗八法”。六要即辨证中之证与证外之证；辨静态之证与动态之证；辨有症状之证与无症状之证；辨宏观之证与微观之证；辨顺易之证与险恶之证；辨正治之证与误治之证。八法即轻清法，主要用于因风热之邪伤于头部的疾患；涤浊法，主要用于诸多浊阻之病；疏利法，主要用于水湿失于运化之症；达郁法，主要用于郁证；运通法，主要用于腑气不通，脾失健运之证；灵动法，主要用于小虚小实之证；燮理法，主要用于阴阳、气血、脏腑功能失调的病症；固元法，主要用于久病，或正气内夺，或正虚似邪的病症。以上八法，依据病情，可单用，可合用，可交替使用灵活掌握。这些，是个人临床一点心得体会，谈不上创新，本人仍有创新的愿望。历观中医发展史，就是个不断创新的过程，没有创新，就没有发展，没有发展，就没有前进。创新是在传统基础上创新，包括理论、学术和经验上的创新，否则，创新可能会变味。

三、学术思想与治病原则

予自学医以来，认真学习经典著作，广采众家之长，不囿门户之见，勤于临床实践，不断总结得失，逐渐形成了动、和、平的学术思想，即和态下运动发展观，和态失常的疾病发展观，病证变化的动态观，动态的和平辨治观，动态的求本治本观和临床用药动、和、平观。这个思想，一直贯穿于我在临床各个方面，常收到较为满意的效果。主要体现在以下几个主要方面。

1. 凡病必辨其偏　是偏胜还是偏衰，是气血阴阳的偏胜偏衰，是脏腑的偏胜偏衰，还是邪正的偏胜偏衰，偏胜偏衰到什么程度，如此等等，只有明其偏才能纠其偏，只有纠其偏，才能得其平。

2．凡病必辨其真　疾病千变万化，往往呈现夹杂现象，但皆有其真。所谓真就是疾病的本质，只有抓住其最本质的东西，才能治得其当，迎刃而解。我始终遵循《黄帝内经》“谨守病机，各司其属，有者求之，无者求之，盛者责之，虚者责之，必先五胜，疏其血气，令其条达，而致和平”之旨，进行辨证治疗，我在中医学院的毕业论文就是“疏其血气，令其条达”。

3．凡病必握其势　疾病是动态的，不同阶段，有不同的变化，尤其是急性病变化更迅速，有些病在用药以后，往往有新的变化，证变治亦变，就是这个道理。

4．凡病必平其心　心，包括病人之心和医者之心。人在患病之后，往往考虑得过多，尤其是大病和难治之病，更有精神方面的疾病，病人情绪很不稳定。从临床上看，因郁致病者有之，因病致郁者亦有之，遇到这样的病人，除开给有药处方外，还须开出无药处方，就是动之以情，晓之以理，使病人心得其平。所以我常说，医生既要开好有药处方，又要开好无药处方，方为至善。例如：一位女患者，心情烦躁，寐少梦多。因夫病早逝，伤痛久不能平所致。复诊时赠诗一首：“陈罢病情诉病因，病因不幸久伤神；应将往事全抛却，面对青山总是春。”又复诊时，果然心情大好。

医生是治疗疾病的主动者，病人是被动者，医生对待病人要有仁慈之心、平静之心和平等之心，不要被势位富厚，贫贱丑陋所影响，更不能以术谋私。医德是体现在各个方面，要落到实处。我有几句话作为自己的行医格言：“书要多读，理要精通，自知不足，勤学莫止。医德务必高尚，医术力求精湛。病人为本，热诚清廉。”我的治病思想原则，也有几句话：“辨病机之要，调邪正之偏。轻病轻取，重病重求。攻邪勿释正，扶正莫留邪。守法不泥法，有方若无方。”

以上是我从医历程和思想认识的历程，也是我简要的回顾，“路漫漫其修远兮，吾将上下而求索”。限于个人水平，不当之处，请批评指正。

目 录

医 案 篇

医　话　篇

医案篇

第一章　内科疾病

发热一

姓名：郭某　性别：男　年龄：2岁半

初诊：2007年9月7日

主诉：高热、口腔溃疡1年半。

现病史：患者去年断奶20余天后，出现发热咳嗽，流鼻涕，T：38.7℃，服西药、中成药后热退咳止。旋又出现高热，伴口腔溃疡，1年半来持续发热、口腔溃疡，服退热药后热退继而复热。曾在沈阳、北京诊治，效果差（在北京按白塞病治疗，西药治疗效果差，治后肛周溃疡）。现高热39.5℃，睡眠时不烧，醒后即发烧，发热时无汗，不欲饮水，口腔溃疡，伴腹阵痛，大便稀，3～4次/日，小便量少，饮食差，主要靠静脉营养。

处方：党参6g　生黄芪15g　炒白术6g　当归6g　陈皮3g　升麻3g　柴胡3g　五倍子3g　生龙牡各15g（先煎）　黄连2g　制附子2g（先煎）　干姜2g　炙甘草3g　乌梅3g

6付，日1付，水煎服

二诊：2007年9月14日

服上方6付，仍有高热，T：39℃，腹痛减轻，大便仍稀溏，口腔溃疡稍轻，食欲差，指纹淡红。

今以寒热错杂，格阳于外治疗，以观其效。处方：黄柏3g　党参6g　肉桂3g　制附子6g（先煎）　细辛1g　黄连2g　当归2g　川椒1g　乌梅6g　干姜3g　生龙牡各15g（先煎）

6付，日1付，水煎服

三诊：2007年9月21日

代述：服上方6付，近几天只出现一次高热，最高体温38.7℃，最低

36.4℃，口腔溃疡，每天发热一会儿，时间短。现：今日未发热，但腹痛甚，饮食欠佳，大便1次/日，不稀，睡眠差，烦躁，多汗。

照上方制附子（先煎）改为8g，加生白芍10g　炒麦芽10g　浮小麦30g

6付，日1付，水煎服

四诊：2007年9月28日

代述：服药6付，基本不发热，上周五受凉后轻微发热，加中药杏仁、麻黄、石膏、桂枝后感冒好。星期天到昨天未发热，昨晚至今37.3℃，腹痛，饮食好转，大便1~2次/日，睡眠欠佳，多汗减轻。血小板高。自服中药后未用任何西药。处方：黄柏3g　党参6g　肉桂3g　制附子8g（先煎）　细辛1g　黄连3g　当归3g　川椒1g　乌梅6g　干姜3g　生龙牡各15g（先煎）　红花4g　赤芍6g　炒麦芽10g　丹皮6g　炒火麻仁10g

7付，日1付，水煎服

五诊：2007年10月5日

上午体温37.3~37.5℃，晚上体温38.5℃。昨日至今，腹泻6~8次，曾服羚羊片，小便黄量少。

处方：黄柏3g　党参6g　肉桂3g　制附子6g（先煎）　细辛1g　黄连3g　当归2g　川椒1g　乌梅6g　干姜3g　车前子10g（包煎）　生龙牡各15g　生黄芪15g　柴胡6g　白芍6g　黄芩6g

6付，日1付，水煎服

六诊：2007年10月12日

服上方6付，现每天都发热，一般下午5点多，夜间3点多，早上9点多发热，发热时手脚冰凉，体温一般37.8~38℃，其他时间体温正常。现有低热37.2~37.3℃，大便3~5次/日，黏液便，查大便有红、白细胞，夜间烦躁，蹬被子，哭闹，小便黄，口腔有白膜，霉菌舌等，晚上出汗，嗓子有痰音。昨天体温不高，只有37.2℃。

处方：柴胡6g　黄芩6g　清半夏6g　党参6g　生龙牡各15g（先煎）　制鳖甲20g（先煎）　白薇6g　炙甘草3g

3付，日1付，水煎服

七诊：2007年10月15日

代述：服上方3付，量体温36.5℃，烦躁明显减轻，哭闹减轻，腹泻减轻，大便2次/日（配服痢特灵），小便黄（服黄连素片，叶酸片），盗汗多。手指温暖，舌花剥，面色浅。

处方：照上方加浮小麦30g　炒山药6g　干姜2g

3付，日1付，水煎服

按：本案小儿高热不退，下利，口腔溃疡等诸多症候究其因乃为外感失治，误治而致正虚邪恋，热势羁留。纳差，便少当为中焦虚寒气化无力；肛周，口腔溃疡当为邪热流窜上下攻冲而致；又脾主升清，脾虚则清阳不升，中气下陷，则为泄利。此证寒热错杂，虚实相夹，虽身有热而喘，但不当为实热，盖东垣所谓“脾胃气虚，则下流于肾，阴火得以乘其土位，故脾证始得气高而喘，身重而烦……皆有脾胃之气不足所致也”。故遵其“甘温除热”之旨，用补中益气汤，“补其中而升其阳，甘寒以泄其火”，兼用四逆汤，益助其补火助阳之力。生龙牡、五倍子、乌梅涩肠止泻，且可清其下焦邪热，收其逆乱之气机，宣、敛相和，恢复气机之升降。二诊后诸症减轻，乃用乌梅丸，增其温散收敛之力，调其寒热之错杂，并以此为主方进服数剂，效佳。至六诊时，其阳气已有渐复之象，唯一时阳气宣发不畅，致有烦躁、便黄之象，故用小柴胡加减宣畅三焦之通道，以调达气机。

本案小儿发热1年余，经久不愈，失治、误治后，脾胃已伤，经中药扶正祛邪，其阳气渐复而诸症减轻，况小儿身体易虚易实，四诊难全，用药及量尤当加以斟酌，临证当审证辨机，方能获其全效。

发热二

姓名：李某　性别：男　年龄：57岁

初诊：2013年12月18日

主诉：间断发热2月余。

现病史：今年春节时发现眼睑水肿，于外院穿刺确诊为2期膜性肾病，服强的松（从7~10月口服12片/日），10月3日进行小肠穿孔手术，一周后开始发热至今，最高40℃，早上9点~下午4点，缓慢上升，服退热药后体温恢复正常。发热以白天多，夜间少，发热时口不渴，不怕冷，浑身无力，不能食。发热后检查：肺部感染（混合感染、真菌不排除），现一直用抗真菌药，效不显，中药服2付（清肺热），上周五从外院出院，住院期间隔周发热1次。现：发热，近3天白天连续发热，最高40℃，基本38.5℃以上，无食欲，口渴，饮水不解，胃脘胀沉感，恶心，大便不干，1次/日。服用激素3个月未停。舌淡暗水滑，苔黄厚腻（染苔），脉沉数。

处方：党参15g　生黄芪30g　炒白术10g　当归10g　陈皮10g　升麻6g　柴胡6g　葛根30g　生石膏30g　白茅根30g　车前草30g　炙甘草6g　滑石30g（包煎）　炒神曲10g　炒麦芽15g

7付，日1付，水煎服

二诊：2013年12月25日

服上药7付，仍然发热，但最高温度降至38.8℃，咳嗽，胸口沉，纳少，乏力，二便可，眠可。舌淡红，苔白腻，脉数，面色苍黄晦暗。

处方：草果10g　知母10g　厚朴10g　黄芩10g　槟榔10g　生白芍10g　柴胡10g　生石膏30g　天花粉10g　青蒿30g　生甘草6g

6付，日1付，水煎服

三诊：2014年1月6日

服上方效不显，现：仍发热，最高达40℃，不怕冷，头痛，头懵，不用药不出汗，口干，口渴欲饮，乏力，纳欠佳，无食欲，眠可，二便可，现发热无明显规律，一般晚上较多，咳嗽，咳痰不多。舌质红，苔白厚腻，脉细数。

处方：杏仁10g　白蔻10g（后下）　生薏仁30g　厚朴10g　清半夏10g　竹叶10g　滑石30g（包煎）　麻黄3g　连翘12g　赤小豆30g　生甘草6g

7付，日1付，水煎服

四诊：2014年3月3日

服上方1个月，现已停药，效果明显，已无发热。现：左侧颊车部位有一暗红色疔疮，不热，微疼，双下肢乏力，腰背劳累后疼痛，休息后缓解，纳可，眠佳，二便调。舌淡红，苔白腻，脉细。2014年3月1日检查提示：尿白蛋白（++）；肺部真菌感染；肺结核（现正在服药，服药已6个月）。

处方：黄芩10g　黄连6g　蒲公英30g　赤芍15g　连翘10g　板蓝根30g　白芷10g　皂刺10g　生甘草6g　芒硝3g（另包）

15付，日1付，水煎服

按：本案患者本有肾病，久服激素使正气损伤，又经外科手术正气再次受挫，从而造成了中气不足，中虚不运，湿热内生，郁而化热的病机。患者正气不足则脾胃运化之力亦虚，中气不运则湿气内生；脾主肌肉、主四肢，脾胃本有不足更为湿气所困，故而出现浑身乏力、胃脘胀沉感、无食欲、恶心的表现；湿郁日久化热而成湿热故现舌水滑，苔黄厚腻；湿热阻滞，脾难散津于上则口渴；发热以白天多者是由于白昼主阳气上升，阳气欲升反遭湿热所阻，欲升而不得故郁而化热出现了发热的症状。治病必求于本，先用补中益气汤培补中气、升举阳气，兼以清利湿热，中气得培后则着力清湿热、畅气机，故后用达原饮、三仁汤加味使湿热秽浊之气得除，其气机得畅，而发热自除。

发热三

姓名：李某　性别：女　年龄：45岁

初诊：2013年5月20日

主诉：低热2年余。

现病史：2年前冬天发病，发热37～38℃，怕冷，当时未注意，未治疗。后来每天发热，都是在午后到晚上8点之间，两手足肿胀，按之凹陷，到外院就诊，检查显示：血沉增高；甲亢。于北京某医院治疗甲亢，现甲状腺指标正常。半年后，发热到北京某医院治疗效不显。现：发热半年，中午到晚上发热，37～38℃，怕冷。发热时口渴，左脸胀，左脸麻木2年，牙齿怕冷，双手背、脚背肿，触痛，左耳鸣，双肩疼，月经不规律，量少色暗，全身皮肤明显青筋暴露。舌质暗红，苔黄略厚腻，脉沉滞。

处方：木瓜30g　威灵仙12g　生白芍15g　忍冬藤30g　丝瓜络30g（另包）　连翘10g　赤小豆30g　通草6g　生薏仁30g　姜黄10g　陈皮10g　茯苓30g　生甘草3g

12付，日1付，水煎服

二诊：2013年8月23日

服上药12付，服前6付时体温正常，后出现4次升高，上午出现，37℃，左侧耳鸣如蝉，左侧脸木胀，脸、手脚白天痛、胀，夜间发沉，嘴张开不利，四肢末端色青白，时有烘热，手脚心有汗，四肢无力，胃口差，无食欲，睡眠可，二便可。舌淡，苔薄黄，脉细。

处方：党参15g　炒白术10g　茯苓10g　生山药30g　炙甘草6g

6付，日1付，水煎服

按：本案患者虽以低热为主诉，然观患者手足肿胀、颜面麻木、肩背疼痛、全身皮肤明显青筋暴露诸症，实由经络气滞、运行不畅所致。参以舌脉，此证亦有湿阻瘀阻之证，故采用疏利法，行气通络、利湿通络、化瘀通络之药并行，经络得畅则其热可消。

发热四

姓名：朱某　性别：女　年龄：64岁

初诊：2013年11月8日

主诉：反复发作咽干、咽痛，发热30余年，身痛20余年。

现病史：患者30余年来每说话多，吃刺激性食物后，即出现咽干、咽疼，继之则觉有痰，咳嗽，发热，反复发作，时轻时重，几乎未好过，周身痛，关节肌肉均痛，恶寒甚，尤畏阴凉处，怕风，即便在夏天亦不敢用凉水，遇凉后亦发热，食欲可，食生冷凉食后胃痛。眠差，觉整夜似睡非睡，二便可。舌质红，苔薄白，脉细。

处方：北沙参15g　麦冬15g　石斛10g　木蝴蝶6g　桑叶10g　桔梗10g　乌梅6g　生甘草6g　清半夏10g　生山药15g

10付，日1付，水煎服

二诊：2013年11月29日

服上方20付，咽干、咽痛消失，近10多天来咳嗽，咳甚则咽痛痰多，色白黏腻，后背有鸡蛋大样闷痛，揉按后缓解，服荆花胃康，奥美拉唑可缓解，但食后症状加重，眠浅眠差，大便时干时稀，身上疼，接触凉水后疼痛，甚则夏天也不敢用凉水。舌淡红，苔薄白，脉细。

处方：桑叶10g　杏仁10g　桔梗10g　木蝴蝶6g　牛蒡子6g　生山药20g　乌梅6g　生甘草6g　丹参30g　檀香3g（后下）　砂仁3g（后下）

6付，日1付，水煎服

另取10付颗粒剂

三诊：2014年2月19日

服上药20付，效果明显，但停药后症状反复。现：痰多，咳嗽不甚，咽痒，色白质黏，说话多时觉咽中噎塞。右肋后部闷疼，揉按缓解，思绪重，易发火，怕冷，受凉后全身肢节疼如虫噬，畏凉水，二便可，眠差，入睡难，晨起口涩苦，反酸。舌暗红，苔薄白，脉细。

处方：北沙参15g　麦冬20g　桔梗10g　乌梅6g　丹参30g　檀香3g（后下）　砂仁3g（后下）　石斛10g　生甘草6g　青果6g

6付，日1付，水煎服

另取6付颗粒剂

四诊：2014年5月30日

间断服用上方1个月，痰多，咽痒，肋疼基本消失，今欲调理他病，现：全身疼痛，肌肉疼，骨节亦疼，膝关节疼明显，受凉后疼重，夏天疼痛明显，身重，身强，触凉水后重，平素怕冷，纳可，饱食后自觉后背对应胃脘处疼痛，眠可，大便1次/天，成形，小便可，平素易上火。舌红，苔中根部黄腻，舌下脉稍瘀，脉细。

处方：熟地10g　当归10g　生白芍10g　川芎10g　党参10g　炒白术10g　茯苓10g　生黄芪30g　肉桂6g　淫羊藿10g　炙甘草6g

10付，日1付，水煎服

按：《素问·调经论》有云："阴虚则内热。"又进一步地解释了阴虚生内热的原因为"有所劳倦，形气衰少，谷气不盛，上焦不行，下脘不通，胃气热，热气熏胸中，故内热。"本案患者亦正是本为气血不足、形气衰少之体，每经多语或食以刺激之品劳伤形气、损伤脾胃之气，脾胃运化之力则减弱，中焦乃气机升降的枢纽，中焦运输无力则上下不能通达以致胃气郁而化热，邪热滞留于内，熏灼于上而致发热、咳嗽、咽干、咽痛，然此热为客热，不能消谷，故饮食生冷则胃痛；"胃不和则卧不安"，故而眠差。治以养肺胃阴、清肺胃热之法，兼以行气和血止痛，其内热诸症自可祛除。患者本为气血不足之体，气血不足则营卫化生无源，卫气不足难以温分肉、肥腠理而现身冷、恶寒，营血亏虚不能濡养肌肉，故现身疼痛。

头痛一

姓名：胡某　性别：女　年龄：55岁

初诊：2011年3月18日

主诉：间断性右前头痛10年，加重3月。

现病史：患者无明显诱因出现间断性右前头痛，每坐车，右侧卧位躺下时头痛明显，无头懵头晕，时有右胁部胀痛，可牵涉至后背，双膝以下踝以上肿胀，素性急，偶口苦，纳差，眠可，小便可，大便头干，引起肛裂，便后流血，已停经6年。舌质淡红，苔白厚腻，舌底络脉迂曲，脉沉滞。

既往史：痔疮。

处方：柴胡10g　黄芩10g　清半夏10g　炒枳实12g　生白芍20g　大黄10g（后下）　槐角30g　蔓荆子10g

10付，日1付，水煎服

二诊：2011年4月29日

服上方20付，效可，头已不痛但头懵，头晕（坐车时头晕明显，欲呕），大便已不干，1次/日，肛裂好转，已不痛，不流血，纳一般，饮食不香，食欲不佳，每纳食快时食道堵塞感，口苦，口干渴，肝区胀闷（曾患胆囊炎），手麻，眠可，多梦，二便调，近日时有心中不适感。舌质红，苔白厚腻，有剥苔，舌底络脉迂紫，脉沉滞。

处方：全瓜蒌20g　薤白10g　丹参30g　檀香3g（后下）　砂仁3g（后下）　黄芩10g　郁金10g　连翘10g　炒神曲10g

10付，日1付，水煎服

按：头痛，临床上病因颇多，但大法需分表里虚实，患者胸胁胀痛、大便干结、痔疮便血、性急口苦，为实热结聚之象，如《伤寒论》第56条："伤寒不大便六七日，头痛有热者，与承气汤"所指即为此类头痛，但本例病人除阳明结聚之外，尚有少阳不畅之表现，少阳为一阳，少阳为游部，其气游行三焦，循两胁输腠理，此其常也。正气虚，不足以固腠理，邪气易聚于两胁，少阳主胆，为中正之官，不容邪气内犯，必与之相搏，搏而不胜，此即《伤寒论》条文中"结于胁下"之意。故少阳病患者多有两胁或身体两侧之疾患。故本案选大柴胡汤加味以解少阳阳明之瘀滞，用之效佳，10年之顽固头痛10剂而愈。后用瓜蒌、薤白宽中理气，丹参活血化瘀，郁金、黄芩调达肝脾，连翘、神曲消食化积，全方共奏舒缓调达之效以善后巩固疗效。

头痛二

姓名：王某　性别：男　年龄：15岁

初诊：2008年7月14日

主诉：间断性前额及头两侧胀痛2年，加重1月。

现病史：2年前不明原因出现前额及头两侧胀痛，曾至当地医院查头颅CT及鼻窦CT均未见异常，未明确诊断，近1月加重。现：前额及头两侧胀痛，无目胀，无鼻塞，纳眠可，二便调，左膝关节痛2年。舌质暗红，苔黄厚，脉大有力。

中医诊断：郁热头痛

处方：谷精草20g　青葙子10g　决明子6g　蝉蜕6g　薄荷10g（后

下） 菊花10g（后下） 酒黄芩10g 蔓荆子10g 川芎6g 白芷6g 生甘草6g

15付，日1付，水煎服

二诊：2008年8月1日

服上方15付，前额及头两侧胀痛减轻，时头懵、心慌、胸闷，纳眠可，二便正常。舌质淡红，苔白厚微黄，脉大有力。

处方：谷精草20g 青葙子10g 决明子6g 蝉蜕6g 薄荷10g（后下） 菊花10g（后下） 酒黄芩10g 蔓荆子10g 川芎6g 白芷3g 荷叶15g 炒枳壳10g 生甘草6g

20付，日1付，水煎服

按：本案病人前额、两侧间断性头痛，无鼻塞、恶寒等表证，且诊其脉大有力，舌暗苔腻，精神气色可，正值青春期，故诊其为上焦风火所致之郁热头痛。方用自拟方谷青汤。该方遵《内经》"清阳出上窍"之旨，用药取辛甘发散、轻清走上之品，具有疏散风热，清利头目之功，余常将该方用于风热上犯或上焦风火所致的头晕、头痛、头胀、脑部肿瘤、高血压、耳鸣、眼痛、鼻渊、小儿抽动症等疾病，皆收到了非常好的临床疗效。

头痛三

姓名：杨某 性别：男 年龄：33岁

初诊：2008年5月23日

主诉：头痛5年余。

现病史：5年前因受凉感冒加之饮酒后出现双太阳穴疼痛，入睡难，甚则彻夜难眠，多梦，曾至当地多家医院就诊，诊为"神经性头痛"，服中西药治疗乏效。现：双太阳穴隐痛，遇寒痛作，洗头后即发，饮茶后减轻，纳可，入睡难，甚则彻夜难眠，多梦，周身困乏，大便偏干，日一次，小便黄。舌质淡暗，苔黄厚腻，脉沉有力。

理化检查：2年前胃镜检查：慢性浅表性胃炎。曾做颅CT、脑电图均未见异常。

处方：川芎10g 荆芥10g 防风10g 细辛3g 白芷10g 薄荷10g（后下） 羌活10g 白僵蚕10g 菊花10g（后下） 牛蒡子10g 元胡10g 制川乌6g（先煎） 生甘草6g

10付，日1付，水煎服

二诊：2008年6月18日

服上方22付，双太阳穴疼痛减轻，喝酒加重。入睡可，梦多，易醒，每晚可睡七八小时，睡眠浅，偶有胃痛，纳可，二便正常。舌质淡红，苔腻微黄，脉沉滞。

处方：川芎10g　荆芥10g　防风10g　细辛3g　薄荷10g（后下）　羌活10g　菊花10g（后下）　白芷10g　酒黄芩10g　谷精草30g　蔓荆子10g　生甘草6g　当归10g　青葙子15g　决明子10g　茶叶一撮（为引药）

7付，日1付，水煎服

按：医案整理，非为求新求异，临床常见病才是中医师最需要处理的，故选取本案，从常见病中体现中医辨证论治之大要。如本篇头痛案，为临床常见病，病人感冒饮酒后出现头痛，盖酒后腠理开，邪气因入，留而不去，发为顽固头痛，又因其遇寒或洗头后痛剧，可见其为寒客在上在表，故方选川芎茶调散加味以疏风散寒止痛。二诊诸症减轻，酒客素多湿热，头疼日久，稍显郁热之象，故又合用谷青汤以助疏散清解之力。

头痛四

姓名：杨某　性别：女　年龄：53岁

初诊：2013年4月29日

主诉：头痛20年。

现病史：患者诉其于1990年10月人流后有受凉现象，1991年6月开始头痛甚，每2～3月发作1次，月经前、生气后，天气闷热或变天时易出现头痛，以后10年内多服去痛片类，方可稍缓解。近五六年每月都有发作，多服速效感冒胶囊有效。现：生气后，天气闷热或天气变化时出现头痛，头胀，头皮不紧，耳目无不适，头痛甚时有恶心感，平时喝绿茶头痛，喝红茶则不痛，喜戴帽子，已停经半年，停经前月经量大，易发口腔溃疡，纳可，大便干，小便可。舌苔厚黄，舌质偏深，脉偏细。

处方：熟地15g　当归20g　生白芍30g　川芎10g　党参10g　生黄芪30g　柴胡10g　黄芩10g　白芷10g　蔓荆子10g　牛蒡子10g　醋玄胡10g　知母15g　决明子15g　玄参30g　羌活10g　生甘草6g

10付，日1付，水煎服

二诊：2013年7月5日

服上药至今（约40付），头痛大减，偶尔头不适时亦不服药，能忍受。大便现已不干，偏稀，每日1次。白癜风病史30余年，全身白斑，肛周及阴部亦有白斑，痔疮史。现：肛周及阴部痒，肛周湿疹，手脚肿胀感。舌淡红，苔薄白，脉细。

处方：熟地10g　当归15g　生白芍20g　川芎12g　党参10g　生黄芪20g　生白术15g　羌活10g　牛蒡子10g　醋玄胡10g　桃仁10g　白芷10g　生薏仁30g　黄柏10g　槐角15g　制川乌6g（先煎）　生甘草6g

10付，日1付，水煎服

另：地肤子30g　苦参30g　黄柏15g　蛇床子30g　川椒10g

3付，水煎外洗患处

按：本案患者头痛20年，大便干结20年，然平素饮偏温之红茶则不易头痛，且喜戴帽，可见非为实热之证。因产后失血受凉所致头痛，且脉细，故当从本而治，方用圣愈汤大补气血，兼以通络散邪。因病属虚且已日久，故久服方可建功，幸病人坚持配合，连服40余剂，果收佳效。

头晕一

姓名：侯某　性别：男　年龄：43岁

初诊：2013年7月15日

主诉：头晕20天。

现病史：患者20天前因头晕住院治疗，诊为“短暂脑缺血发作”。住院期间发现血压高，最高：170/110mmHg。现：时有头晕，后脑部位不适，纳可，眠可，大便不干，每日2次。舌胖淡，苔薄白，脉沉弦。体质偏胖，抽烟每日30支，饮酒半斤，每周5次。

既往史：高脂血症。2013年6月21日CT：枕大池蛛网膜囊肿。心电图：下壁ST–T改变。B超：双侧颈动脉内中膜稍厚，毛糙伴斑块形成。

中医诊断：湿浊瘀热内盛

治法：涤浊法

处方：清半夏10g　陈皮10g　土茯苓30g　冬瓜子30g　生薏仁30g　泽泻15g　连翘12g　赤小豆30g　滑石30g（包煎）　桃仁10g　赤芍15g　炒神曲10g　炒苍术10g　生甘草3g

15付，日1付，水煎服

二诊：2013年10月21日

服上方30付，效可。头晕较前已明显好转，现：曾查头颅CT，枕大池蛛网膜有囊肿，经服药后囊肿消失，欲继续调理，自觉无特殊不适，偶有头晕，纳可，眠较差，入睡慢，每晚1～2点方睡，二便调。舌质淡，苔黄白厚腻，脉沉滞。

处方：杏仁10g　白蔻10g（后下）　清半夏10g　竹叶10g　滑石30g（包煎）　通草6g　冬瓜子30g　茯苓30g　菊花15g（后下）　枳椇子15g　炒白扁豆15g　生薏仁30g　生甘草6g　党参15g

15付，日1付，水煎服

按：《素问・玉机真脏论》有云："凡治病察其形气色泽，脉之盛衰，病之新故，乃治之无后其时。"本例患者主诉为眩晕，但细询病史及生活习惯，日抽烟一包有余，以酒为浆，以妄为常，正值中年却已形肥体虚，大腹便便。故此眩晕虽病在头，实乃因痰湿瘀浊中焦为患。故选用涤浊法，多用甘淡苦辛之疏利之品，荡涤中焦，并入连翘、赤小豆、滑石引邪由下而出，收效甚佳。现代社会，物质生活较以往有明显改善，饮食供应丰富，过食肥甘厚味，运动又少，易湿浊内生，阻滞三焦气机，影响气血运行，形成痰湿瘀互结，黏腻而又缠绵难解之"浊"邪，浊者，不清也，在头面部有头重昏蒙、沉沉欲睡、视物不清、眩晕郁冒等表现；在肺有咳喘气促、胸闷饱胀、痰多或黏稠胶结难出、苔腻厚而暗等表现；在中有体胖困倦、纳呆痞满、呕恶不食等表现；若再加思虑过度，或情绪久久郁结难解，则又易影响肝气的疏泄，久久郁而化热，而致肝热脾湿，浊邪积着，症见胁肋不适或疼痛、腹胀、小便黄、大便溏结不调、肝脾肿大等；而浊邪在下，久而不去，常出现小便黄赤或白浊、小腹不适、会阴肿胀、男子阴囊潮湿、结痛疝瘕等表现；女子带下、阴痒、肌瘤囊肿等妇科疾患。

头晕二

姓名：朱某　性别：男　年龄：37岁

初诊：2009年4月20日

主诉：头晕10天。

现病史：患者近10天出现头晕头懵，颈项不适，口干，纳眠可，二便正常。舌质红，中间裂纹，苔黄厚腻，脉沉数有力。

既往史："颈椎生理曲度变直"2年。吸烟史20年。理化检查：经颅多普勒："脑供血不足"。

处方：清半夏12g　陈皮10g　茯苓12g　炒白术10g　天麻6g　泽泻10g　川芎10g　酒黄芩10g　生甘草6g

7付，日1付，水煎服

二诊：2009年5月4日

服上方7付，效佳。现：头已不晕，偶有胸闷、紧，晨起口干，纳眠可，二便可。舌质红，苔薄黄，脉沉数有力。

处方：上方加葛根30g，全瓜蒌15g，桂枝10g，生白芍10g。

10付，日1付，水煎服

按：该患者颈椎病病史2年，加之舌苔厚腻，脉沉数有力，为痰浊内阻，《素问·至真要大论》曰："诸痉项强，皆属于湿。"故选方用半夏白术天麻汤加味以降逆化痰，复诊合用瓜蒌桂枝汤、桂枝加葛根汤，果收良效。

头晕三

姓名：杨某　性别：女　年龄：16岁

初诊：2010年10月8日

主诉：头晕头懵1月余。

现病史：患者近3年几乎每天都易打喷嚏，流白稠涕，咽部有痰，咯不出，时鼻衄，1月前感冒后出现头晕头懵，时伴头痛，无视物旋转，鼻塞，头晃动时觉里面痛，双目酸胀痒，口鼻咽干喜热饮较多，饮不解渴，注意力不集中，纳呆，嗜睡，多梦，晨起觉困倦，头昏沉，二便调，月经正常，经前经间无特殊不适，脱发较多。舌质暗红，苔薄黄，脉弦滑有力。

处方：谷精草30g　青葙子15g　决明子10g　蝉蜕6g　薄荷10g（后下）　菊花10g（后下）　酒黄芩10g　白茅根30g　栀子10g　元参15g　生甘草6g

7付，日1付，水煎服

二诊：2010年11月17日

服上方10余付，效佳，头晕头懵消失，打喷嚏减轻，已不流涕，但觉鼻内堵塞感。现：咽部有痰，咯之不出，咽部干，似有异物感。鼻根部发干，晨起口有异味，纳眠可，二便调。舌质淡红，苔白腻，脉细。

处方：桔梗10g　牛蒡子10g　元参15g　麦冬15g　酒黄芩10g　谷精草30g　红花6g　当归10g　生甘草6g

7付，日1付，水煎服

按：该患者之头懵头晕，为鼻炎鼻窦炎之表现，中医认为多与饮食起居失宜有关，如反复感冒，缠绵难愈，往往会遗留鼻塞、流涕、喷嚏，久久不愈，可致前额胀痛，头目不清醒，昏蒙，注意力不集中等表现。除用药治疗之外，尚需注意以下三点：一，“形寒饮冷则伤肺”，肺在窍为鼻，故而需禁食生冷之物，特别是炎夏之雪糕、汽水、冰镇啤酒之类；二，患者平时需注意适时增减衣物，预防感冒，注意保暖；三，适当参加体育运动，增强体质。此病人为中学生，口鼻咽干，头目不清醒，身困倦，为清阳不升，外邪不散之状，故方选谷青汤加味以散上焦风热，兼升发清阳以通窍。

鼻渊

姓名：王某　性别：女　年龄：44岁

初诊：2010年10月27日

主诉：发作性鼻塞、流浊涕、打喷嚏10年。

现病史：近10年来季节性过敏性鼻炎反复发作，遇冷空气即发，秋季明显。自觉眼周褐斑增多，平素乏力，口干不苦，喜温饮，饮水量稍多，有食欲但觉胃满，眠可，大便干结，1～2日一行，排便不畅，小便可，月经可。舌质红，苔黄厚，脉沉滞。

既往史：有贫血、荨麻疹病史。

处方：党参10g　生黄芪15g　当归10g　陈皮10g　升麻6g　柴胡6g　木贼草10g　淫羊藿10g　土茯苓30g　谷精草30g　酒黄芩10g　决明子30g　玄参30g　生甘草6g　忍冬藤15g　丝瓜络15g（另包）

15付，日1付，水煎服

二诊：2010年11月24日

服药后，效佳，口干消失，鼻塞、流涕症状明显减轻，偶有打喷嚏。现：遇冷觉气喘，暖和后缓解，时头晕，大便仍干，排便不畅，余可。舌淡红，苔薄白，边有齿痕，脉细。

处方：菟丝子10g　淫羊藿10g　生黄芪15g　当归30g　木贼草10g　制香附10g　白僵蚕10g　玄参30g　谷精草30g　酒黄芩10g　丝瓜络15g（另

包） 忍冬藤15g 槐角30g

15付，日1付，水煎服

按：对于鼻炎的治疗，上焦不通者，可以用疏散清利的方法，而对于中气不足者，徒事疏散无异于南辕北辙。本案患者平素乏力、胃满而喜温饮、排便不畅，贫血病史，为平素体质较弱，脾胃中气禀赋不足，土不生金，肺气亦虚，卫表不固，"邪之所凑，其气必虚"，故而容易感受风寒之邪而致鼻塞流涕，故选方用补中益气汤加味以补气升阳兼以疏散透达诸窍，后以培补中土善后。

喑哑

姓名：姜某 性别：女 年龄：46岁

初诊：2013年5月22日

主诉：喑哑半年余。

现病史：诉半年前无明显诱因出现喑哑，多方治疗未愈。现：喑哑，咽干，有异物感，时有头晕，头懵不清，纳眠可，二便调，月经周期可。舌质暗红，苔黄厚腻，脉细。

处方：乌梅6g 生甘草10g 桔梗10g 麦冬20g 诃子10g 蝉蜕3g 木蝴蝶4g 石斛10g 地骨皮10g 青果6g 金银花10g 薄荷3g（后下）

15付，日1付，水煎服

二诊：2013年6月21日

服上药15付，喑哑已愈。现：咽部异物感，夜间偶尔痛，咽干，无痰，易出汗，月经正常，偶尔头昏沉，近2周眠差，大便不干。舌质红，苔黄干，脉细。

处方：乌梅6g 生甘草10g 桔梗10g 麦冬20g 诃子10g 木蝴蝶4g 石斛10g 浙贝10g 清半夏10g 金果榄15g 赤芍12g 丹皮10g 牛蒡子10g 玄参15g 薄荷3g（后下）

15付，日1付，水煎服

三诊：2013年8月7日

服上方15付，现：咽部有异物感，偶尔痛，咽干，无痰，易出汗，纳眠可，二便可。舌质淡，苔黄干，脉细。

处方：乌梅6g 生甘草6g 北沙参15g 麦冬20g 诃子10g 木蝴蝶4g 石斛10g 蝉蜕6g 菊花10g（后下） 青果6g 赤芍10g 丹皮10g

15付，日1付，水煎服

四诊：2014年9月1日

去年因咽部不适，服上药喑哑愈。现：今年近1月来，咽部又觉不适，有异物感，疼痛不重，偶尔干呕，饮水不多，出汗多，眠差，月经量少，2天干净。舌质红，苔薄黄，脉细。

处方：乌梅6g　生甘草10g　桔梗10g　麦冬20g　金银花10g　木蝴蝶6g　石斛10g　蝉蜕6g　菊花10g（后下）　青果6g　谷精草30g　薄荷3g（后下）　桑叶10g

15付，日1付，水煎服

按：患者无明显诱因出现声音嘶哑，咽干，有异物感，脉细，法从清润透散利咽，乃借鉴清末河南已故中医刘鸿恩先生之经验，刘先生自号为知梅学究，曾详发乌梅功用，创制独梅汤（大乌梅5个煎汤，白糖5钱为引冲服），愈病无数。认为“惟独梅汤能舒胃气于独绝”，“乌梅最能补肝，且能敛肝，功效甚大，凡肝经病证，用之皆效。”并在桔梗汤的基础上加乌梅一味而成乌梅甘桔汤，对用嗓过度、燥热伤喉所致之咽痛、喑哑有奇效，又加凉散清润之品，故而显效。

咳嗽一

姓名：牛某　性别：女　年龄：65岁

初诊：2008年6月16日

主诉：咳嗽11年。

现病史：咳嗽，每日发作，早晨5点左右咳甚，严重时全天咳嗽，咳时胸骨痛，痰多色黄，质黏难咳吐，冬重夏轻。腿寒抽筋，眼前有黑点晃动，视物模糊，眼前似有雾。咽干痒痛，口苦，眠差，纳一般，大便成形，2次/日，食不慎时易腹泻，小便频。舌质淡红，苔厚微黄，脉沉弦。

既往史：白内障（轻微）2年，高血压病史2年，糖尿病病史11年。

处方：北沙参30g　桑白皮10g　地骨皮10g　苇根30g　白前12g　桔梗20g　生山药30g　炒白扁豆15g　海浮石30g（包煎）　橘红6g　麻黄3g　五味子10g　天冬10g　黄芩10g　生甘草3g

6付，日1付，水煎服

二诊：2008年6月23日

服上方6付后咳嗽明显减轻，然出现腹泻，日行5～6次，腹凉，便后腹痛，口苦，耳鸣，视物模糊。下肢抽筋减轻，纳可，眠较差，每晚睡4～5小时。舌质略暗，苔微黄厚，脉细。

治法：培土生金

处方：北沙参15g　桑白皮10g　地骨皮10g　白前12g　桔梗10g　麻黄3g　五味子10g　橘红6g　生山药30g　炒白扁豆15g　天冬10g　黄芩10g　炒白术10g　茯苓10g　生甘草3g

10付，日1付，水煎服

按：观患者症状，其咳嗽痰多、易腹泻、小便频，似水饮阴邪凝滞，然痰黄口苦，咽干痒痛，似痰火阳亢伤津，乍看阴阳乖谬，不知病源，然细思则医道现矣。此病本属脾虚湿困，母病及子，故见久咳，脾虚不运，营卫不充，故易外感，脾不升清，故见燥热之象，故治法当培土生金，健脾利湿为主，兼以清养肺胃，化痰止咳。方中沙参清热养阴，泻白散清肺中郁热，苇根涤肺中浊气，且此方中更妙在麻黄、五味子二味，一升一降，一宣一收，使肺为娇脏得升，主肃降之性得降，共奏止咳化痰之效。复诊效佳，咳嗽明显减轻，其虽有腹泻之症，然此乃“腐秽当去”之象，水湿欲去之证，湿去则可健运脾胃，脾强则助运水利湿，故仲景断言下利“必自止”。二诊守原方，加苓、术以健脾利湿，巩固治疗。

咳嗽二

姓名：祁某　性别：女　年龄：43岁

初诊：2011年3月21日

主诉：干咳1月。

现病史：患者感冒后出现咳嗽，中西药治疗反复不愈。现：干咳无痰，咽部轻微疼痛，口干，喜温水，饮水多，全身时有困痛或走窜样疼痛，乏力，头晕，耳鸣。夜间咽部有异物感，咳出小块黏白物，深吸气时脊柱有抽掣样疼痛。畏寒，夜间皮肤发紧、畏寒重，时烘热汗出。头晕头痛，下午明显。稍活动汗出多。眠差，易惊，不易入睡，易醒。月经提前6～10天，有黑血块，经期小腹凉痛，腰酸困痛，经前乳房胀痛或刺痛，有乳腺增生，时有胸闷气短。纳可，大便先干后稀，2次/日，夜尿3～4次，有尿不尽感。舌质暗红，苔薄黄，脉细。

既往史：2006年行引产术，有慢性盆腔炎。

治法：从肝论治

方名：丹栀逍遥散加味

处方：柴胡10g　生白芍15g　当归10g　炒白术10g　茯苓12g　薄荷3g（后下）　丹皮10g　栀子10g　连翘10g　桔梗10g　木蝴蝶6g　大贝10g　元参15g　生牡蛎30g（先煎）　生甘草6g　青皮6g

10付，日1付，水煎服

二诊：2011年4月8日

服上方13付，效佳，咳嗽已愈。近又现眠差，入睡困难，每晚睡4～5小时，心烦躁，头晕，口干不苦，多饮，胁痛，纳可，周身不定处窜痛，背部多汗，有针刺样疼痛，大便可，小便频。

中医诊断：肝郁化火

处方：柴胡10g　生白芍10g　当归10g　茯苓12g　薄荷3g（后下）　制香附10g　丹皮10g　栀子10g　郁金10g　通草6g　路路通10g　生百合30g　小麦30g　青皮6g　元参15g　生甘草6g

10付，日1付，水煎服

按："五脏六腑皆令人咳，非独肺也"，此案即为肝咳。患者畏寒重而时有烘热汗出，此乃少阳肝胆经气不舒之证；经前乳房胀痛，时有走窜样疼痛，此为肝郁气滞之象；咽干咽痛，口渴饮多，月经提前，此即肝郁化热之势；乏力易惊，大便先干后稀，即是脾虚血弱之象；咽部异物感，咳出块状白物，乃为痰核内阻之证。综合分析，此即脾虚血弱，肝郁化热，痰火凝结之证，治宜疏肝解郁，养血健脾，化痰散结，方用丹栀逍遥散和消瘰丸加减，加连翘以助清热散结；加木蝴蝶、桔梗以增化痰散结；加青皮以行气解郁。服后效佳，咳嗽已愈，故用前法，加行气解郁，活血止痛之品以巩固。

咳嗽三

姓名：田某　性别：女　年龄：27岁

初诊：2010年9月24日

主诉：闻异味咳喘、呼吸困难伴乏力半年。

现病史：1年前做"鼻黏膜消融术"，术后用抗生素治疗，又因感冒用抗生素过敏。之后出现对汽车尾气、油烟味、装修等刺激气味均过敏，每闻及其味即出现咳喘，呼吸困难，食后胃胀，嗳气，眠差，大便时干时稀，排便无力。经期间隔时间长，2～3月1次，经少，痛经。舌质暗红，苔薄腻，脉细。

既往史：胆囊炎。

处方：桂枝10g　生白芍10g　厚朴12g　杏仁10g　炙麻黄3g　炒苏子3g　当归10g　射干10g　炙甘草6g　大枣3个（切为引）

15付，日1付，水煎服

二诊：2010年10月10日

服上方至今，症状好转，夜干咳，嗓子疼，时痰较多，白稀薄痰，现已停激素、氨茶碱。纳差，眠差，入睡难，易醒，大便干，小便黄。舌质暗红，苔薄黄，脉细。

处方：北沙参15g　炒火麻仁30g　杏仁10g　麦冬15g　炙枇杷叶15g　桑叶20g　牛蒡子10g　木蝴蝶6g　黄芩10g　白僵蚕10g　蝉蜕6g　车前子15g（包煎）　生甘草6g

10付，日1付，水煎服

三诊：2010年10月20日

服上方至今，效可，期间哮喘发作1次。现：双肺有压迫感，胸闷，咳嗽夜甚，咳痰，卧时觉肺部痰往下窜，时气短，腰背酸痛，口干，喜热饮，咽喉痒，纳少，眠可，大便干，2～3天一行，小便可。舌质淡红，苔薄白，脉细。

处方：炒苏子6g　制半夏10g　当归30g　橘红10g　前胡10g　陈皮10g　厚朴10g　瓜蒌皮10g　炒神曲10g　炒山楂15g　炒麦芽15g　茯苓10g　杏仁15g

7付，日1付，水煎服

四诊：2010年10月27日

服上方6付，效可，症减，咳嗽，干咳少痰，胸闷觉肺部有压迫感，咳嗽夜间较重，后背痛，咽干疼，口干时苦，饮水一般，腰酸困，四肢凉，怕冷，变天即加重，纳可，眠可（入睡较难），大便干4～5天一行，大便带血，小便可。舌质暗红，苔薄黄腻，脉细。

处方：北沙参15g　炒火麻仁30g　当归15g　麦冬30g　炙枇杷叶30g　桑叶15g　炒苏子6g　杏仁10g　槐角30g　生甘草6g

20付，日1付，水煎服

五诊：2010年11月17日

服上方至今，效佳，咳喘大减，现：觉咽部有痰，量少易咳。今天遇冷空气有咽痒、咳嗽，口干，右胁时隐痛。眠差，疲惫却入睡难，醒后难再入睡，醒后不解乏。大便可，2～4天一行，排大便无力。舌质淡暗，苔薄黄，脉细。

治法：今以肝咳治之

处方：生地15g　当归30g　生白芍20g　川楝子10g　元胡10g　桑白皮15g　地骨皮15g　丹皮10g　槐角30g　杏仁15g　牛蒡子10g　木蝴蝶6g　生甘草6g

15付，日1付，水煎服

按：患者鼻腔手术后，鼻络受损，肺脉有伤，故对刺激性异味过敏；脉络受损，胸部气机不畅，故觉呼吸困难；自述犯哮喘后开始月经少，1天即尽，经期间隔时间长，2～3月1次，此即“肺气不降，则水道不通；肾气不升，则关门不利。”经水同源，故为推迟，治疗以理肺降气为主，亦可称为“提壶揭盖”。胃胀嗳气，大便不调，此属胃气不降，故选桂枝加厚朴杏子汤加减以宣降气机，清气上升，浊气下降，中焦自和，故上中下三焦之症皆治也。加入麻黄、苏子，照顾肺主宣发之性；当归、射干兼顾养血止咳之功。复诊效佳，故宜养阴活络，降气平喘为主，修复脉络之损伤，前后治疗3月余，诸症皆减，继续巩固治疗。

咳嗽四

姓名：王某　性别：男　年龄：4岁半

初诊：2013年10月28日

主诉：咳嗽1年余。

现病史：反复咳嗽1年余，干咳无痰，咳甚则喘，颈背部易出汗，活动后加重。1年前因咳嗽喘甚检查为哮喘气管炎。现：早起、午后3～4点，夜间1～2点咳嗽，颈背部汗出，纳差，大便稀薄，大便2次/日，吃生冷油腻易腹泻，眠可，小便可。舌淡尖红，苔薄白，脉细。

处方：党参3g　炒白术3g　茯苓3g　生山药10g　车前子6g（包煎）　白果3g　炙麻黄1g　炙冬花3g　炙紫菀3g　炙甘草3g　粳米一撮（包煎为引）

10付，日1付，水煎服

二诊：2013年11月8日

服上方10付，效佳。服药期间咳嗽腹泻明显好转，已基本消失。现：昨日吃肉，喝排骨汤后又出现咳嗽，干咳无痰。纳眠可，二便可。舌质红，苔薄白，脉细。

处方：上方加桑叶6g，鸡内金3g，炒山楂3g。

10付，日1付，水煎服

按：小儿之病，先分先天后天，先天久而后天短，临床属后天者居多；次分内伤外感，内伤多因饮食不节，外伤多由感冒风露。观此患儿，病程1年，自属后天得之。外症久咳有汗，内症纳差易泻，此即肺脾两虚之证，咳喘日久，子病及母，久则肺脾两虚，宜补脾益肺，方用四君子汤加减，加山药、车前以健脾利湿；麻黄、款冬花、紫菀、白果以止咳平喘。服后效佳，诸症如失，现又因食肉积滞，咳喘又犯，故于上方中加内金、山楂以消食化积；桑叶以润肺止咳。

咳嗽五

姓名：王某　性别：男　年龄：30岁

初诊：2009年11月13日

主诉：入冬即咳嗽4年。

现病史：患者于4年前无明显诱因出现入冬即咳，冷甚加剧，白天讲话即咳，不讲话则稍好，晚上睡前阵咳、干咳、无痰。4年不间断西药治疗乏效。胸透、CT均无异常。偶腰疼，恶冷食，喜肉食，纳食不香，眠可，体胖，精神稍差，二便正常。舌正红，苔薄腻，略干，脉细。

处方：党参15g　生黄芪30g　当归10g　陈皮10g　升麻10g　柴胡10g　炒白术10g　炒神曲10g　款冬花10g　炙紫菀10g　黄芩10g　炙甘草6g　生姜3片　大枣3个（切开为引）

10付，日1付，水煎服

二诊：2009年12月18日

服上药30付效可，咳止。现：遇凉即复发咳，干咳，余无不适症状，纳眠可，二便调。舌淡红，苔薄黄，脉细。

处方：上方加五味子10g，麦冬10g。

15付，日1付，水煎服

按：患者患病4年，冬日加剧，遇冷则咳，睡前亦咳，甚则讲话即咳，此即肺卫失司，稍感邪气，即入肺脉，肺欲祛邪，故生咳嗽；其恶食生冷，喜食肉食，纳谷不香，体胖神差，脉象细软，此即中气不足，脾运无力之象。整体观之，此为中气不足，肺卫失司之证，且久病多虚，治宜补中益气，实卫止咳。方用补中益气汤加减以补益中气，加神曲以消食化积；加款冬花、紫菀、黄芩以降气止咳。服后效佳，诸症大减，但遇凉干咳，故于前方加五味子、麦门冬以养阴润肺。此案本为治咳，但全方之中，止咳之药少之又少，反而获得良效，此即体现“五脏六腑皆令人咳，非独肺也”的思想。故治病当以辨证为主，才不会被症状所左右。

咳嗽六

姓名：张某　性别：女　年龄：39岁

初诊：2013年11月13日

主诉：咳嗽8个月。

现病史：今年2月开始咳嗽，干咳，咽痒，遇凉风即咳，曾服半夏厚朴汤加味，柴桂汤加味等，服药后咳减，停药后又出现干咳。现：咽痒干，咳吐浓痰，两小腿易胀。食多胃胀，眠差多梦，大便易稀，腹痛即泻。舌淡胖而暗，舌尖红，苔薄白，脉细。

既往史：高血压病史9年。

处方：党参10g　炒白术10g　茯苓10g　生山药30g　车前子15g（包煎）　炙甘草6g　炙麻黄6g

6付，日1付，水煎服

二诊：2013年11月27日

服上方3付即不咳嗽，今日外感，以他方治之。

按：患者咳嗽近年余，多方治疗欠佳，现干咳浓痰，胃胀便溏，腹痛即泻，舌淡胖，脉细。此乃中焦脾气不足，湿邪困阻之证。多次治疗虽治时有效，然停药即复，诸症如前，此即药专治肺，脾气未固，故停药即复也。治当健脾利湿，培土生金。方选四君子汤加减以益气健脾；加山药、车前以利湿化痰；少佐麻黄以助恢复肺之气机升降。复诊效佳，自述上方仅服3付咳嗽即愈。可见辨证得当，可收桴鼓之效。

哮喘一

姓名：范某　性别：女　年龄：50岁

初诊：2000年11月17日

主诉：哮喘40余年，加重2个月。

现病史：患者自幼有哮喘病史，每日需服氨茶碱等药，隔数日即需用肾上腺素作封闭。近2个月加重，多于夜间11点至凌晨2时发作，身既畏寒又怕热，大便偏干，小便可。舌质偏淡，舌苔薄微黄，脉沉弱。

处方：熟地10g　山萸肉10g　生山药15g　丹皮10g　泽泻10g　茯苓10g　党参10g　麦冬10g　五味子10g　炙麻黄3g　炒苏子3g　干地龙10g　当归10g

6付，日1付，水煎服

二诊：2000年12月8日

服上药19剂，症状减轻，仍畏寒又怕热，也怕潮。不能生气，怕感冒，纳眠可，二便正常。舌质淡，苔薄黄，脉细。

处方：熟地10g　山萸肉10g　生山药15g　丹皮10g　泽泻10g　茯苓10g　党参10g　麦冬10g　五味子10g　炙麻黄3g　炒苏子3g　干地龙10g　柏子仁10g　五灵脂10g　甘草6g　核桃仁10g

15付，日1付，水煎服

三诊：2000年12月18日

服上药症状又减轻，哮喘未作，自觉体质较前佳。

按：《黄帝内经》有云："言不可治者，未得其术也"。这句话对患者和医生都有积极的作用，病虽久、顽亦能治之。患者年过半百，然其哮喘病史已有40余年，此病之顽固程度可见一斑。但经过了仅1月余的治疗，患者的症状与体质得到了明显的改善，可见桴鼓之效，非妄言也。患者哮喘日久，畏惧寒热，脉象沉弱，此为肾气亏虚之证；大便干，舌苔微黄，此为阴虚火旺之象，故其病机为肾阴亏虚，肺气上逆，宜滋补肾阴，纳气平喘。方用六味地黄汤合生脉饮加减以养阴生津，加麻黄、苏子、地龙、当归以宣肺平喘。复诊效佳，故守此法治之，而获良效。

哮喘二

姓名：颜某　性别：女　年龄：37岁

初诊：2008年6月9日

主诉：间断性气喘、胸闷，痰多36年，加重3个月。

现病史：患者1岁时患肺炎，经治疗好转，此后每年咳嗽，胸闷，气喘，诊为“支气管炎”，抗菌消炎，平喘治疗后可改善，发作无季节性，每年发作10余次，每次发作持续半月左右，3个月前又发作，输液治疗，效果不佳。现：胸闷，气喘，喉间痰鸣，痰多，色白质黏如涕，阵发性心慌，心悸，纳眠可，二便调，月经提前1周，量正常，经前无乳房胀痛，白带正常。舌质淡红，苔薄白，根部黄厚，脉数。

处方：炙麻黄6g　桂枝10g　细辛3g　干姜10g　五味子10g　清半夏12g　生石膏30g　杏仁10g　冬瓜仁30g　生薏仁30g　苇根30g　生甘草6g　生白芍10g

20付，日1付，水煎服

二诊：2008年7月21日

服上方30付，本月未感冒，原易感冒。气喘，痰多明显减轻，喉中有哮鸣音胸闷，晨起明显。心烦，咽干，多饮后仍不解。遇冷热均作胸闷。停药已10天，

月经提前1周，现正来潮，第3天，上月服药时未提前，口淡无味，纳呆，消瘦，眠差（入睡困难），二便可。舌质淡红，苔薄黄，根部微厚，脉细。

处方：炙麻黄6g　白果10g　款冬花10g　清半夏10g　炙桑白皮15g　炒苏子6g　杏仁10g　黄芩10g　射干10g　干地龙10g　当归10g　五灵脂10g　炙甘草6g　生姜3片　核桃2个（为引）

20付，日1付，水煎服

按：患者咳嗽30余载，实属久疾，然并非顽疾，可治之也。仲景有云：“肺胀，咳而上气，烦躁而喘，脉浮者，心下有水，小青龙加石膏汤主之。”今咳喘日久故为肺胀，心慌心悸，此乃“心下有水”之证。故应以小青龙加石膏汤为主方治之。细思之，患者咳痰日久，痰多色白，时有心悸，实属表邪不解，饮停上焦，当选解表化饮之小青龙汤；然其苔黄脉数，经期提前，实有热象，故用石膏清热除烦，故成小青龙加石膏汤；其痰质黏如涕，此已合浊邪，故合用千金苇茎汤涤荡浊邪。症状、病机、方药环环相扣，故复诊效佳，咳痰骤减。现症：喉中哮鸣，遇冷热均作胸闷，咽干苔黄，实乃肺降失司，痰热蕴结，故选定喘汤加减宣肺降气，清热化痰以善后。

哮喘三

姓名：张某　性别：女　年龄：44岁

初诊：2013年4月19日

主诉：过敏性哮喘11年，加重半年余。

现病史：述半年前高热后，哮喘加重，间断性咳嗽，咳稀薄痰，流清水涕，咽痒，怕冷，纳差，眠差，易醒，大便偏溏，1次/日，月经提前6天，量少，经前乳胀疼，有增生史，间断用喷雾剂。舌暗红，苔黄厚，脉细。

处方：桂枝10g　生白芍10g　厚朴12g　杏仁10g　干姜10g　细辛3g　五味子10g　茯苓12g　清半夏10g　大枣5个（切开为引）

15付，日1付，水煎服

二诊：2013年5月10日

服药15付，效不显，仍咳嗽，觉有痰咯不出，时伴喘，咽痒痛，口不苦，饮水较多，心急烦躁，眠较差，二便可。舌质红，苔白厚腻，脉细滞。

处方：桂枝10g　生白芍10g　厚朴12g　杏仁10g　炙麻黄3g　海浮石30g（包煎）　白前12g　桑皮10g　地骨皮10g　知母15g　生甘草6g　生姜3片　大枣4个（切开为引）

15付，日1付，水煎服

三诊：2013年7月12日

服上方15付，效不显。现：咳嗽，有痰黏黄，伴喘闷，咽痒，夜咳甚，咳甚带血丝，口干不欲饮，大便溏，1次/日，月经正常，量少，提前，经前乳胀痛。舌红，苔黄腻，脉偏细。

处方：苇根30g　冬瓜子30g　生薏仁30g　黄芩10g　桑白皮10g　地骨皮10g　桑叶10g　鱼腥草30g　白前10g　炒麦芽15g　生甘草6g

15付，日1付，水煎服

四诊：2013年8月26日

服上方30付，效可，症较前减，咳嗽、喘减轻，现：咳嗽，略黄稠痰，量较前明显减少，夜间3～4点时，出现打喷嚏，流涕，纳可，眠差，易醒，平时睡4～5小时，二便调，时有出冷汗。舌质红，苔黄厚腻，脉细。

处方：苇根30g　冬瓜子30g　生薏仁30g　桑叶30g　生石膏30g　杏仁10g　橘红6g　白前12g　车前子10g（包煎）　生甘草6g　粳米一撮（包煎为引）

25付，日1付，水煎服

五诊：2014年2月17日

患者因面部过敏来诊时述服上方25付，效佳，咳嗽、喘已基本消失，后停药。

按：患者哮喘11年，间断咳嗽，咽痒怕冷，流清水涕，大便偏溏，定为营卫不和，寒饮停聚，予桂枝加厚朴杏子汤和苓甘五味姜辛夏汤加减治疗。复诊效不佳，又予调和营卫，清泻肺热，予桂枝加厚朴杏子汤合泻白散加减。三诊效仍不佳，三诊依其黄黏痰，咳甚带血，苔黄腻，定为痰瘀浊邪，阻滞肺气，予千金苇茎汤加减。四诊效佳，咳、喘、痰、涕明显减轻，后又依此法治疗月余，咳喘基本消失。疾病症状千差万别，故治病当审谛覃思，守方与换方相结合，当守则守，当换则换，方可获得良效。病者亦应相信医生，坚持治疗，方可获得良效。

哮喘四

姓名：周某　性别：男　年龄：71岁

初诊：2009年11月27日

主诉：间断性胸闷、气喘20年。

现病史：自述20年前秋季感冒后遗留胸闷、气喘，初每2～3年发作1次，近年来发作逐渐频繁。每于感冒、遇冷空气或闻到油烟气味诱发，发作时见左侧胸闷、继而出现气喘，早晚气喘明显。胸闷轻时活动后可缓解，重时不能活动；喘时伴腹胀、咳嗽、吐少量白痰，现：体胖、头汗多。舌质红，苔白，脉弦数。

既往史：冠心病、高血压病史。

理化检查：胸片提示：①肺下部纹理增粗；②轻度肺纤维化。诊断为：肺气肿。

中医诊断：肺胀

处方：苇根30g　冬瓜子30g　生薏仁30g　桃仁10g　杏仁10g　茯苓15g　陈皮10g　炒枳壳10g　炒葶苈子15g（包煎）　桔梗10g　赤芍10g　干地龙10g　瓜蒌皮10g　生甘草3g　大枣5个（切开为引）

20付，日1付，水煎服

二诊：2010年3月10日

上药共服60付，自觉咳嗽减轻，痰量减少，腹胀减轻。现每天晨起及下午4点胸闷、气喘，需用激素吸入方能缓解。晨起发作时伴有胃中饥饿感，进食后缓解。偶有午休后见胸闷、气喘，遇冷则气喘加重，可见双下眼睑水肿。纳可，二便可。舌淡红，苔薄白，脉滑。

处方：苇根30g　冬瓜子30g　生薏仁30g　桃仁10g　橘红10g　炒枳壳10g　葶苈子15g（包煎）瓜蒌皮10g　炙麻黄3g　炒苏子6g　当归10g　太子参15g　知母10g　大贝6g　白果10g　生甘草6g

25付，日1付，水煎服

三诊：2010年10月29日

服完上方后停药，往年此时因天气变冷需住院治疗，而今年未住院。现有胸闷气短仍需要用喷剂，早晚咳嗽，吐白块痰，量不多，咳吐顺畅，遇冷加重，偶觉痰至咽部时发凉，嗳气时觉得凉气上冲，全身瘙痒，四肢重，有粟粒样红疹，唇绀，纳眠可，二便调。舌暗红，体胖大，苔薄白，舌后部黄厚，脉弦滑。

处方：全瓜蒌15g　薤白10g　茯苓12g　杏仁10g　橘红10g　炒枳实10g　冬瓜子30g　生薏仁30g　桃仁10g　苇根30g　桑白皮10g　地骨皮10g　炒苏子6g　桔梗10g　北沙参15g　知母10g　生甘草3g

25付，日1付，水煎服

四诊：2011年4月13日

服药45付，效佳。现：晨起稍有咳嗽，吐白痰，躺卧时胸闷、气短，遇冷遇热皆发，胸闷活动稍轻，仍使用喷剂，自觉呼吸时有热气，口渴，饮水多，小便多，清长，若饮水少则小便有灼热感，每洗澡后身上瘙痒，少起红疹，下肢尤甚，纳眠可，大便可。舌暗红，苔中厚，体胖大，脉弦滑。

处方：苇根30g　冬瓜子30g　生薏仁30g　桃仁10g　白前12g　赤芍15g　炒葶苈子15g（包煎）皂角6g　北沙参30g　全瓜蒌15g　桑白皮10g　地骨皮10g　大贝10g　生甘草6g

25付，日1付，水煎服

按：肺为娇脏，外合皮毛，司呼吸，通过鼻与外界相连，故易受外邪侵袭，且肺主宣发肃降。若肺内浊阻，则致宣发无力、肃降失常。此案中感冒后，寒邪伏之不去，日久客肺，其人平素体胖痰多，寒痰相合，化浊阻肺，肺失宣肃，气机失调，故出现喘、胸闷。此乃寒邪作祟，故见风遇凉加重。且患者处耄耋之年，病程日久，症状反复发作，耗伤正气，正气不足，故不可贪功冒进处以重药，当以涤浊为大法，缓缓图之，方可收功。

哮喘五

姓名：姚某　性别：男　年龄：38岁

初诊：2003年12月22日

主诉：胸闷气喘不能平卧7月余

现病史：患者自服预防非典中药后，觉胸闷，胃中不通，纳呆，且胸闷逐渐加重，曾因“扩张型心肌病”“心衰”住院治疗两次。现：已无胸闷，亦可平卧，但上楼或稍劳累后则气喘，汗出，大小便正常。舌质红，体胖，苔薄白，脉濡。

处方：木防己10g　桂枝6g　党参12g　生石膏30g　茯苓30g　葶苈子15g（包煎）　大枣6个

10付，日1剂，水煎服

二诊：2003年12月31日

服上方病情稳定。偶有胸闷气喘，精神疲倦，面色苍白，小便量偏少，大便每日1～2次。舌质红，苔薄，脉沉滞。

处方：上方去石膏，加制附子10g，炒白术10g，泽泻15g。

10付，日1剂，水煎服

三诊：2004年1月9日

服上方9付后，胸闷，气喘，咽痛明显减轻，精神好转，但仍面色苍白，有胸闷，劳累后气喘，出汗，有咳嗽，小便量少，大便正常，无双下肢水肿。舌质红，苔薄白，脉沉弱。

处方：木防己10g　桂枝6g　党参15g　茯苓30g　泽泻15g　猪苓30g　炒白术10g　炒葶苈子15g（包煎）　桑白皮15g　车前子30g（包煎）　大枣6个

15付，日1付，水煎服

按：病人以胸闷气短为主诉就诊，首诊时舌质红，体胖，脉濡，结合症状可知水气内停之象尽显，故方用木防己汤行气化饮，益气清热，并用葶苈子加大利水之功以稳定病情。二诊效可，加大温阳利水之功，病人病情稳定，故此后多次就诊均以水气为基础，立方加减，仲景之书对水气病描述颇为详尽，温阳利水，健脾除湿利水之法在方中尽显，故病情虽重，只要辨证无误，亦获佳效。

胸痹一

姓名：陈某　性别：男　年龄：70岁

初诊：2009年11月20日

主诉：心慌、胸闷8年余。

现病史：患者8年前出现心慌、胸闷，就医诊断为“房颤”。现：心率120次/分，心慌、胸闷、气短，活动量稍大则呼吸困难，头晕，复视，前列腺肥大，小便频多，夜尿3～4次/夜，大便1次/日，质干，纳眠可。舌红暗，苔黄腻，脉沉滞不整。

既往史：糖尿病病史10年，高血压病史8年。血脂偏高，尿酸高，冠心病。

理化检查：2009年10月29日　CT示：双侧眼球突出。2009年6月19日　颅脑CT示：多发性脑梗。

处方：党参15g　麦冬15g　五味子10g　山萸肉10g　全瓜蒌30g　薤白10g　炒枣仁30g　小麦30g　冬瓜子30g　生薏仁30g　桃仁10g　丹参30g　泽泻10g　陈皮10g　炒枳壳10g　茯苓10g　杏仁10g　生甘草3g　生姜3片（为引）

15付，日1付，水煎服

二诊：2010年3月24日

服上方45付，胸闷、气短、头晕较前好转，偶有心慌，活动时可诱发心慌、胸闷，休息后缓解，眼复视好转，纳可，大便1次/日，夜尿3～4次，大便服中药后无干结，口稍干。

治法：养心涤浊为治

处方：党参15g　麦冬30g　五味子10g　山萸肉10g　丹参30g　炒枣仁30g　全瓜蒌30g　茯苓10g　杏仁10g　冬瓜子30g　生薏仁30g　丹皮10g　赤芍10g

15付，日1付，水煎服

按：胸痹之病，其临床表现主要为本虚标实，本虚为气虚、气阴两虚及阳气虚衰，标实主要为血瘀、寒凝、痰浊、气滞等。迁延日久，常可表现为虚实夹杂，本案患者即属此类。病人年已七旬，患病8年之久，既有心慌乏力、活动大则呼吸困难、精神差之心气阴两虚之证，又有舌苔黄腻之痰湿痹阻之表现。对于此种情况，以养心涤浊立法，处生脉饮以补心气心阴，合瓜蒌薤白汤、苇茎汤以去胸中痰浊，久病多瘀，痰瘀互生，加丹参以活血通脉，《金匮要略》有云：“胸痹，胸中气塞，短气，茯苓杏仁甘草汤主之，橘枳姜汤亦主之。”故合此二方宣肺化饮，诸药合用，养心涤浊，虚实兼治。

胸痹二

姓名：杨某　性别：女　年龄：60岁

初诊：2009年1月14日

主诉：心慌、汗出4年。

现病史：患者4年前无明显原因突然头部大汗出，面苍白，晕倒，去外院住院诊为“心绞痛，心肌缺血，冠心病”。住院治疗后好转，1年后冬季加重，又住院治疗，共住院3次。患者症状时轻时重，但夏季较轻，冬季较重，每发则出汗，心中不适，心慌，双肩压痛，右后背痛，颈拘紧感，但未晕倒。现：心慌，汗出，但头部且以下午及夜间重，心情不好时或患或不患，无明显相关性，感冒咳嗽时亦发胸闷、心慌，时项硬，纳可，眠可，时差，大便干10年，2~3天/次，小便可。舌淡红苔薄白，脉细。

既往史：胆囊炎、胆结石10年，脂肪肝，高血压病史20年，糖尿病病史1年。

心电图：缺血，早搏。

颈部彩超：双侧颈动脉粥样斑块形成；后侧椎动脉变细。

甲状腺彩超：双侧甲状腺低回声结节（考虑腺瘤），T_3、T_4正常。

双源CT：冠状动脉多发斑片钙化；右冠起始部至中近段、中远段混合密度斑块形成并中度狭窄；左冠前降支近段至中段、中远段混合密度斑块并中—重度狭窄。

辨证要点：湿、瘀、热

处方：当归10g　生地15g　桃仁12g　红花10g　赤芍15g　柴胡6g　川芎6g　桔梗6g　炒枳壳6g　怀牛膝10g　冬瓜仁30g　生薏仁30g　生甘草6g

12付，日1付，水煎服

二诊：2009年3月27日

服上药20余付，汗出止，心慌消失。食后打嗝，左胁肋窜胀痛也消失。烧心，口干，口淡无味，口苦，大便仍干，1次/2日，常服芦荟等通便药。小便可，睡眠时差。舌质淡暗，苔黄腻稍厚，脉沉滞。

处方：柴胡10g　黄芩10g　清半夏10g　党参10g　川楝子10g　元胡10g　冬瓜仁30g　生薏仁30g　桃仁10g　决明子30g　生甘草3g　生姜3片　大枣3个（切开为引）

12付，日1付，水煎服

按：胸痹之病，主要表现为胸部闷痛，甚者心痛彻背，背痛彻心，治疗不当，严重威胁患者生命。本病的病机为本虚标实，实则为血瘀、寒凝、痰浊、气滞等。本案患者胸痛时发，疼痛部位固定，夜间明显，可知其为瘀血痹阻，瘀阻心脉，不通则痛，故而疾病时发。又患者常感心慌，冬季加重，可知其本为阳虚，“虚则治其本，实者治其标”，患者近日疾病发作频繁，故先除其瘀血治其标，处以血府逐瘀汤既行血分之瘀滞，又解气分之郁结，活血而不耗血，祛瘀又能生新，使“血府”之瘀逐去而气机畅通。瘀血阻滞气机，气血运行不畅，则易产生痰湿，故加冬瓜仁、生薏仁以涤胸部痰浊，病机相对，故服药后心慌胸闷消失，疾病得愈。

胸痹三

姓名：黄某　性别：女　年龄：46岁

初诊：2011年3月7日

主诉：胸闷心慌2年。

现病史：患者2008年胸闷心慌住院1次，诊为“心肌炎”，治疗后出院。2009年又出现胸闷心悸，并且出现咽部拘紧，每感觉咽部有拘紧，就有胸闷，全身无力，四肢沉困，能持续多天，2010年住院诊断：冠心病心脏神经官能症。现：咽部拘紧，胸闷出现的频率增高，时2~3周出现1次，时一日出现2次。咽部觉有痰，咳不出。稍活动就气喘。此次月经持续20余天未干净，之前未出现此种状况，近1年胆囊切除后月经紊乱，曾停经数月。月经期无不适，纳一般，失眠1年，服安定，二便调，服过中药按脾肾虚治疗，效果不显。舌质淡，苔白，少津，脉沉弱。

处方：党参10g　麦冬20g　五味子10g　山萸肉10g　小麦30g　茯苓10g　炒麦芽15g　生龙牡各30g（先煎）　瓜蒌10g　炒谷芽15g

20付，日1付，水煎服

二诊：2011年4月1日

服上药16付，胸闷已不明显，偶有揪一下的感觉，心慌，四肢沉困，睡觉时明显，有时候咽部发紧，有痰阻感，乏力较前好转，眠差，纳少二便调。舌质淡红，苔薄白，有齿痕，舌底曲，脉细。

治法：上方治心，今方治胃

处方：清半夏10g　陈皮10g　茯苓10g　炒枳实10g　竹茹15g　蒲公英15g　小麦30g　炒枣仁30g　生甘草6g

20付，日1付，水煎服

按：病人以胸闷心慌为主诉就诊，观其症状为虚实夹杂之象，且前医按脾肾虚治疗效果不显，病人月经量少，失眠，咽中有痰，舌质淡，苔白少津，脉沉弱为气阴不足，心神失养，痰凝之证，故用生脉饮加山萸肉、小麦补气养阴，茯苓、龙骨、牡蛎化痰安神，谷麦芽消食和胃，全方辨证求本，故二诊时诸证好转，前方虽效佳，但证变方亦变，二诊时病人舌脉表现为痰凝气滞之象，脾胃为生痰之源，故治胃为主，以温胆汤健脾化痰再加安神之小麦，枣仁成方以观后效。

胸痹四

姓名：刘某　性别：女　年龄：68岁

初诊：2009年1月12日

主诉：头晕、胸闷、心慌30年，近半年加重。

现病史：患者在30年前开始出现头晕、胸闷、心前区疼痛，服中药控制好，近半年加重，因此住院3次（外院诊断为：①冠心病，不稳定性心绞痛；②高血压2级；③腔隙性脑梗死）。现刚出院2天。现：头晕，胸闷，心慌，纳可，睡眠差，多梦，能睡4～5小时/夜，有时彻夜不眠。曾服安眠药帮助入睡，大便正常，小便频，4～5次/夜。舌质暗红，苔薄黄，脉缓。

既往病史：高血压病史3年（高时150/90mmHg，服西药控制可）。

处方：党参10g　麦冬15g　五味子10g　山萸肉10g　炒枣仁30g　茯神10g　丹参30g　檀香3g（后下）　砂仁3g（后下）　小麦30g

6付，日1付，水煎服

二诊：2009年2月2日

服上药12付，胸闷稍减，心慌，气短如前，疾走或上楼后尤其明显。静坐时较安。睡眠改善，5～6小时/夜。小便频，夜尿减至3～4次。饮水后小便频数。右肩背沉减轻。两大腿麻减轻（脑梗死后遗症）。近1周双下肢浮肿，按之凹陷，腿胀。舌质红，有瘀斑，苔薄，脉沉滞有力。

处方：当归10g　生地10g　桃仁10g　红花10g　赤芍15g　柴胡6g　川芎6g　桔梗6g　炒枳壳6g　怀牛膝10g　木瓜30g　生薏仁30g　生甘草6g

10付，日1付，水煎服

三诊：2009年2月16日

服上药10付，头晕、胸闷、心慌好转，腿疼、腿肿好转。现：轻微头晕，胸闷，心慌，腿疼，腿肿，腿麻，服药期间睡眠较好，停药后睡眠较差。血压较前好转（现测120/65mmHg），右肩背沉好转。饮水后小便频，夜尿3～4次/夜。舌质暗红，苔薄黄，少苔，脉沉有力。

处方：上方加连翘10g　赤小豆30g　竹叶10g

12付，日1付，水煎服

四诊：2009年3月2日

服上药12付，腿肿、尿频、眠差、胸闷好转，现：头晕、心慌、时胸闷。2009年2月22日、24日，发作1次，血压升高，且发作较急。高时175/75mmHg，伴有头晕、心慌。腿疼、腿肿、腿麻、盗汗，纳可，眠好转，二便正常。舌暗红，苔薄黄，脉偏缓。

处方：照上方去竹叶，加夏枯草15g，清半夏10g，茯苓10g，生龙骨30g（先煎），生牡蛎30g（先煎）。

8付，日1付，水煎服

五诊：2009年3月11日

服上药8付，诸证好转，近4天头晕，躺下闭眼及行走活动多时均头晕，尿频、眠差、腿肿仍有，但均较前轻，大腿仍麻，晕时血压140/70mmHg，心慌、胸闷亦减轻，脸稍郁胀，眠仍夜醒，不能再入睡，盗汗，纳可，大便正常。活动后心慌，喜长出气。舌淡暗，苔薄黄，脉缓。

处方：当归10g　生地15g　桃仁12g　红花10g　赤芍15g　柴胡6g　川芎6g　桔梗6g　炒枳壳6g　怀牛膝10g　赤小豆30g　生薏仁30g　菊花10g（后下）　谷精草30g　夏枯草15g　陈皮10g　炒苍术12g　生甘草6g　生姜3片（为引）

10付，日1付，水煎服

按：病人以心慌头晕胸闷为主诉就诊，其病程长达30年之久，病久正虚不可再伤正气，故初诊时以丹参饮宽胸理气合生脉饮补益气阴，行中有补，恐再伤正，故诸证均减。病久多瘀，二诊时病人瘀象尽显，舌质红有瘀斑，脉沉滞，故用血府逐瘀汤调理。并兼见下肢浮肿，加木瓜、薏仁利湿通络，辨证准确故效佳。三诊诸证好转，故前方又加连翘、赤小豆、竹叶利水清热继服。五诊因其苔薄黄，血压高有上焦化热之象，故加菊花、谷精草、夏枯草等合谷精汤之意以疏散风热，以期后效。此后以血府逐瘀汤加减变化共服百余付，患者病情得到控制，诸症消除，已恢复正常生活。

胸痹五

姓名：张某　性别：女　年龄：57岁

初诊：2012年12月17日

主诉：胸闷、气短2月余。

现病史：查肺部CT：双肺下段纤维化，并于当地医院治疗半个月，右肺有所改善，左肺改善不明显，现：胸闷、气短。右侧牙痛伴右耳与右侧牙有揪紧感，曾患带状疱疹侵犯面三叉神经，现右耳听力下降，纳可，易醒，醒后难再入眠，梦多，二便可。曾做心电图正常。长期服用激素。发烧经当地医院住院治疗仍发烧。舌质红，边齿痕，苔白厚略黄，脉沉乏力。

处方：全瓜蒌30g　酒薤白10g　炒枳实10g　柴胡10g　生白芍10g　桑叶10g　杏仁10g　冬瓜子30g　生薏仁30g　桃仁10g　苇根30g　生甘草6g

15付，日1付，水煎服

二诊：2013年3月18日

服上方20余付，胸闷、气短等症好转，后因感冒发烧停药，现：反复发热40余天，初为高热，治疗后转为低热，现发热无明显规律最高37.6℃，每发热后喝热水，可大汗出持续一夜，体温下降，继之会出现脊背发凉，再出现体温升高，反复发作，口干口苦，见油腻后恶心，多饮，喜热饮，大便稀，2～3次/日，眠可。舌质红，苔白厚，脉沉数。

处方：党参15g　炒白术10g　茯苓10g　生山药30g　生黄芪30g　炙甘草10g

6付，日1付，水煎服

三诊：2013年4月15日

服上方6付，仍发热，后因发高热39.6℃，在医院住院治疗，用激素、抗生素，后热退，热退半月后因洗头发于昨天下午又开始发热，最高38℃，口服连花清瘟胶囊，发汗后体温正常。现：仍发热，汗多，胸闷、气短，语声无力。大便正常。舌紫暗，苔腻，舌下脉络瘀紫，脉略数。

处方：党参12g　生黄芪30g　炒白术10g　当归10g　陈皮10g　升麻6g　柴胡6g　白薇10g　制附子10g（先煎）炙甘草6g

6付，日1付，水煎服

四诊：2013年5月6日

服上方6付，热退，照上方去制附子加黄芩6g，生山楂10g，又服10付，服后牙痛，张口进食时痛。现：胸闷乏力，动则咳嗽，咽痒，吐白泡沫痰，口稍渴，唇干，大便不干。舌红暗，苔黄腻，脉细。

处方：金银花10g　连翘10g　竹叶10g　薄荷6g（后下）　桔梗10g　苇根30g　牛蒡子10g　桑叶10g　天花粉10g　生甘草6g

10付，日1付，水煎服

按语：病人经西医诊断为肺纤维化，属于中医胸痹的范畴，舌质红，边有齿痕，苔白厚腻，脉沉，乏力为湿滞痰凝气郁之象，故用瓜蒌薤白剂合苇茎汤宽胸化痰，四逆散理气。二诊时诸证好转，表未解时当先解表，二诊病人高烧不退，大便稀，又有口干苦，看似寒热错杂，实以正气虚为本，故用四君子汤加黄芪、山药，调和胃气，补足正气。三诊时虚象尽显，病久多虚多瘀，故用补中益气汤温补中气兼白薇退热散邪。四诊热退，邪气有化热之象，故仿银翘散之意处方调理。病症变化多端，故治病要紧随其证，证变方变，方获佳效。

胸痹六

姓名：张某　性别：男　年龄：80岁

初诊：2013年6月19日

主诉：胸闷气憋2年余，伴胸腔积水。

现病史：2年前因胸闷住院治疗，诊为“心衰”，给予对症治疗。现：胸闷，呼吸困难，动则喘闷加重，伴胸腔积水，偶有心前区疼痛，心脏肝脏增大。发病以来纳呆，眠差，便秘。舌淡暗，苔黄厚腻，脉左弦，右大。

处方：制附子15g（先煎）　茯苓30g　炒白术10g　生白芍10g　大黄10g（后下）　党参10g　山萸肉15g　生姜3片（为引）10付，日1付，水煎服

二诊：2013年7月22日

服上方5付，觉胸闷减轻，小便利。现：气短、乏力，活动后气喘，晚上咳嗽，易吐白痰，不渴，眠差，入睡难，服安定后能睡。食欲差，服健胃消食片效可，大便干结，服麻子仁丸，效可，一天一次大便。舌质色暗，苔薄白，舌下脉紫暗，脉弱。

处方：全瓜蒌30g　清半夏10g　茯苓30g　党参20g　丹参30g　大黄10g

（后下） 当归15g 炒火麻仁30g 鬼箭羽30g 炒枣仁30g 柏子仁10g

10付，日1付，水煎服

三诊：2013年10月30日

服上药后病情基本得到控制，7天前因受凉后又出现胸闷，气短，乏力，双下肢水肿，夜间憋气，吸氧、服硝酸甘油后缓解，纳呆，眠差，便秘，小便可。舌质暗，舌边有齿痕，苔浊偏厚。

处方：党参15g 麦冬20g 五味子10g 炒枣仁30g 茯苓30g 大黄10g（后下） 益母草30g 山萸肉15g 制附子15g（先煎）

10付，日1付，水煎服

四诊：2014年4月21日

胸闷，气喘，乏力，近3天因感冒引起头痛，恶心，怕冷，不发热，口干欲饮，想食水果之类。腿肿时胸腔积水，即服利尿药，眠差，入睡难，服安定始能入睡，心烦急躁，晨起时燥热出冷汗，头汗多，大便干结8年。舌质淡红，苔黄厚，脉左弦。

处方：全瓜蒌30g 丹参30g 檀香3g（后下） 砂仁3g（后下） 党参12g 生百合30g 乌药10g 决明子30g 小麦30g

10付，日1付，水煎服

按：病人以胸闷气短伴胸水就诊，舌淡暗，苔黄厚腻，《金匮要略》云："脉偏弦者饮也"，故用真武汤温阳气，化水饮。右脉大为阳气不固之象，故加山萸肉、党参补固兼施，同时病人大便不通，肺与大肠相表里，故加大黄通利大便，使气机顺畅。二诊效可，证变以痰凝气滞为主证，故方亦变为以化痰通便为主，病变过程中夹杂很多不可预见的因素。三诊四诊时因受凉而症状加重，故重新立方，以生脉饮，丹参饮为主加减，调畅气机，以期后效。

胸痹七

姓名：赵某 性别：男 年龄：47岁

初诊：2008年6月4日

主诉：气短、乏力4年。

现病史：4年前无明显原因出现气短乏力，伴胸部堵塞感，饭后尤甚，嗳气觉舒。曾做心电图无异常。间断服中药治疗（药物不详），有效未根除。现：气短乏力，伴胸部堵塞感，饭后尤甚，饭后马上休息亦觉堵塞加重。腰膝酸软沉困。纳可，眠一般（前段时间眠差，服中药调理后改善），二便调。后背凉，夏天出汗后明显。平时血压低。舌质正红，舌体较胖，苔薄黄。脉沉滞。

处方：柴胡10g　生白芍10g　炒枳实10g　苏梗10g　全瓜蒌15g　杏仁10g　炒苏子6g　栀子6g　生甘草6g

6付，日1付，水煎服

二诊：2008年8月4日

服上方20余付，效可。气短乏力胸部堵塞感明显减轻，饭后尚有不适感。腰膝酸软沉困，活动后明显。纳眠及二便正常。舌质淡红，苔黄稍厚，舌体较胖，脉沉滞。

处方：上方去苏子，加槟榔10g，乌药10g，木香10g，党参10g。

10付，日1付，水煎服

按：患者以气短乏力，胸部堵塞不适为主诉就诊，则气机不畅可知，而饭后更甚为饭后有形之物阻滞气机运行使气机更加郁滞，结合舌脉，脉沉滞，舌正红，舌体胖都提示气机不畅且有虚证表现，气机郁滞日久化热生痰，进而更导致气化不行，故方以调气散郁并行为大法。方以四逆散散其气血之郁滞，瓜蒌、杏仁、苏子引气下行，苏梗宽胸理气，引气上行，升降相因，调畅气机，郁久化热，加少量栀子散郁热，全方共奏解郁散结，调畅气机之功。二诊病去大半，故效不更方，去苏子，加四磨饮去沉香改为木香，则理气之力尤大，故二诊之方，力大效佳，病去若失。

胸痹八

姓名：王某　性别：女　年龄：88岁

初诊：2011年3月21日

主诉：间断性胸闷、发热2年。

现病史：患者2年前出现胸闷气喘，每天下午3～4点发热晚8点退热，背部灼热，口鼻舌发干，多热饮，饥饿时心慌，饭后胃脘右胁及右背部热痛，头痛不欲摘帽，既周身燥热心烦躁，又偶觉恶寒怕冷，胸背部出汗较多，纳差，眠差，大便干，3～4天一行，小便可，时有小便痛，曾中西医及住院治疗效不佳。舌质红，苔白厚，脉偏细缓。

处方：当归10g　生地15g　桃仁10g　红花10g　赤芍15g　柴胡6g　川芎6g　桔梗6g　炒枳壳6g　怀牛膝10g　天花粉20g　生甘草6g

10付，日1付，水煎服

二诊：2011年3月30日

服上方9付效佳，发热基本消失，纳食，胸闷较前好转。仍有鼻干舌干，鼻塞，右侧胸内热痛至背，眠差，入睡困难，大便干，3～4天一行，小便可，时有小便痛，尿等待。舌质红，苔白厚，脉细。

上方加决明子30g，瞿麦30g。

10付，日1付，水煎服

另：当归10g　生地10g　紫草10g

1付，用香油浸泡1天，放火上炼至焦松去渣凉后涂鼻内。

按：观本案患者整体表现，乃为瘀血内阻，气机郁滞所致。胸中为气之所宗，血之所聚，肝经循行之分野。患者时有日晡发热，胸闷气喘2年，结合其他表现来看胸中有瘀象。胸闷气喘，右背热痛，头痛为血瘀胸中，气机阻滞，清阳郁遏不升；血瘀及胃则纳差，大便不畅；瘀热扰心则心悸、眠差；瘀久化热则口鼻舌发干，时有发热，周身燥热；右胁热痛，烦躁为郁滞日久，肝失条达。正如王清任所言："治病之要决，在明白气血。"《素问·阴阳应象大论》曰："血实宜决之"故选用血府逐瘀汤，血药与气药并用，疏其血气，令其条达，而致和平。因患者口干多饮故加天花粉清热生津止渴。二诊效佳，故守上方，因大便干，尿痛加决明子润肠通便，并加瞿麦以利尿通淋，又因患者鼻干且不通，取《医宗金鉴》中黄连紫草膏之义，用当归、生地、紫草经香油浸泡后，炼焦松去渣，放凉后涂鼻内以清热凉血，滋阴润燥。本案给我们提供了一种瘀血为病机的思路，可见临床中辨证要精准，思路要宽广灵活，才能应对各种复杂的病证。

胸痹九

姓名：张某　性别：男　年龄：57岁

初诊：2015年1月7日

主诉：间断性胸闷，心慌10年，加重6月。

现病史：10年前无明显诱因出现心慌，胸闷，未重视，期间曾因饮酒后出现休克2次，6月前上述症状加重，现：时有胸闷，心慌，偶有胸痛，乏力，纳可，二便调，眠可。现血压控制可。舌质暗红，有齿痕，苔薄白，脉沉涩数。

既往史：冠心病病史10余年。高血压病病史10年。发现甲减半年。

理化检查：24h动态心电图示：室性早搏3264次，成对107次，室早三联律一次。

处方：当归10g　生地10g　麦冬10g　天冬10g　炒枣仁15g　柏子仁10g　远志10g　党参10g　元参15g　丹参30g　茯神10g　五味子10g　生龙牡各30g（先煎）　小麦30g

7付，日1付，水煎服

姓名：李某　性别：女　年龄：53岁

初诊：2015年1月7日

主诉：胸闷、心慌1年余。

现病史：患者自述近1年来无明显诱因出现胸闷，心慌，偶有心痛，上下楼或活动量稍大点，症状易出现，休息后缓解，曾于某中医大夫处服中药，处乌梅丸加减，心痛消失，气短减轻。现：胸闷，心慌，入睡困难，大便1天2次，成形，小便正常。舌质暗淡，苔白腻，脉细略数。

既往史：2014年7年23日查心电图示：1.窦性心律；2.T波改变（前侧壁）。

中医诊断：胸痹

处方：柴胡10g　生白芍10g　炒枳实10g　全瓜蒌30g　薤白10g　丹参30g　檀香3g（后下）　砂仁3g（后下）　党参15g　麦冬10g　五味子10g　炒枣仁15g　茯苓10g　杏仁10g　炙甘草6g　小麦30g　大枣4个（切开为引）

15付，日1付，水煎服

按：胸痹一证，有寒热虚实之病机，实证多责气滞血瘀、痰湿阻滞、寒凝心脉，虚证多为心之气阴两虚、心阳不振等。临证需详诊细参，不可一见胸痹就套用活血化瘀方药。上述2例冠心病患者均见胸闷心慌表现，然处方不同，均取得不错的疗效，可知中医治病除辨病外，更重辨证。张姓患者胸闷心慌，乏力，脉沉数，此为阴血不足，心体失养；胸痛，舌暗红，脉有涩象，为瘀血内停，处以天王补心丸，滋养心阴，重用丹参以活血通脉止痛。李姓患者胸闷心慌，又见气短，观其舌质暗淡，为气血运行不畅之象，苔白腻，为痰湿内盛之证，脉细数，又有阴血不足之机。故选用四逆散合丹参饮以条畅气机、通利血脉，栝蒌、薤白宽胸散结化痰，生脉散合甘麦大枣汤补益心之气阴，茯苓杏仁甘草汤宣肺利水，针对“胸痹，胸中气塞，短气”而设。诸方合用，针对病机，共奏行气活血，宽胸化痰，益气养阴之效。

便秘一

姓名：施某　性别：女　年龄：35岁

初诊：2009年11月20日

主诉：排便困难10年余。

现病史：患者排便困难10年余，有痔疮史，半月前于外院做“痔疮手术”。现：大便质干，易腹胀，排便困难，常年眼睛发红，自觉全身发胀，手脚凉，怕冷，急躁易怒，偶有眠时汗出，月经提前7天，量少，眼圈发青，两颊褐斑2年余。易激动，心慌。舌红，苔微黄，脉细。

中医诊断：肝郁化火

处方：柴胡10g　生白芍15g　当归10g　薄荷3g（后下）　茯苓10g　制香附15g　丹皮10g　栀子10g　桑白皮10g　地骨皮10g　知母10g　木贼草10g　白僵蚕10g　忍冬藤20g　通草6g　菊花10g（后下）　元参10g　生甘草3g

15付，日1付，水煎服

二诊：2010年1月11日

服上药腹胀消失，便秘好转，大便1次/日，稍干。现：自觉面部胀，双目干涩昏花，手胀减轻但仍胀，时心慌，急躁易怒。月经周期可，经期3～4天，量少、色可，白带适中，手脚冰凉。舌质红略暗，苔薄白，脉细。

处方：当归10g　生地10g　桃仁10g　红花10g　赤芍15g　柴胡6g　川芎6g　桔梗6g　炒枳壳6g　怀牛膝10g　制香附10g　木贼草10g　决明子30g　生甘草6g

20付，日1付，水煎服

按：患者女，夫女子以肝为先天，以血为本，《黄帝内经》云“肝藏血”，患者月经提前，量少实为肝血不足，血属阴，肝阴不足，阴不敛阳则肝阳过亢故出现急躁易怒，又“气为血之帅，血为气之母”血虚则气不足，则肝失疏泄，可见全身发胀，木不疏土，腹胀则现，气虚无力推动，故排便困难。“眼睛红”舌苔微黄即为肝郁化火之象，纵观整体，实为肝郁血虚，内有化火之证。故处以丹栀逍遥散加味，肝郁化火伤阴故加桑白皮、地骨皮、菊花、知母、元参养阴退虚热。二诊便秘好转，腹胀消失，10年之痼疾有渐去之象，现症见心慌，舌质红略暗是为有瘀血之证，肝开窍于目，血瘀则血不能濡养双目即见双目干涩昏花。故又以活血化瘀，清肝明目立法，法随证而变，方以证而出，处以血府逐瘀汤加味。

便秘二

姓名：李某　性别：女　年龄：53岁

初诊：2011年3月25日

主诉：大便干结伴有咽干、喑哑1年。

现病史：近1年来由于情绪不佳，先后出现口干不苦，饮不解渴，久言则咽干、喑哑，大便干结，常用黄连、生地、大黄水可暂时缓解。近日晚上腹胀，时有头胀、耳鸣、目昏，时急躁，时有烘热汗出、时怕冷，纳眠可，小便黄不热。月经周期正常，量减少已1年，经前乳胀，无小腹不适，白带可。平素体健，甘油三酯高，血压、血糖正常。舌淡红苔薄白，舌下脉络迂曲，脉细。

处方：炒火麻仁30g　生白芍30g　炒枳实12g　厚朴12g　木蝴蝶6g　麦冬15g　玄参30g　大黄10g（后下）　杏仁15g

15付，日1付，水煎服

二诊：2011年4月11日

服药后，口干、耳鸣减轻，现仍有咽干，大便干结，牙龈肿痛，晨起眼眵多，自觉颈后发凉，有烘热汗出、心烦，小便色黄。舌淡红，苔白，脉细。

处方：栀子10g　连翘15g　黄芩10g　薄荷6g（后下）　竹叶10g　大黄15g（后下）　芒硝15g（另包）　生甘草6g　玄参30g

10付，日1付，水煎服

三诊：2011年4月22日

服药后，效佳，大便已不干结，1次/日，偶见耳鸣。现停药2日，大便未解，仍有急躁，月经周期可，量少，1天干净，色黑，行经期伴有四肢面部瘀胀，易上火，纳眠可，小便色黄。舌尖红，苔黄厚腻，舌下脉络迂曲，脉细。

处方：上方加生地30g，桃仁10g。

15付，日1付，水煎服

按：患者大便干结，咽干、喑哑。用黄连、生地、大黄水可暂时缓解，可见有阴虚之证，腹胀，时急躁，时有烘热汗出，加之便难，此为胃肠燥热之象，虽又有头胀、耳鸣、目昏症状，但紧抓主证，处以麻子仁丸15付。服药后，口干、耳鸣减轻，仍有咽干，大便干结，牙龈肿痛，晨起眼眵多，自觉颈后发凉，有烘热汗出、心烦。可见仅用滋阴润燥之法力弱，中上二焦邪郁生热，热伤津液则口干，咽干，火热内扰心神故心烦，故二诊以清上与泻下并行立法，处以凉膈散原方，共奏泻火通便，清上泻下之功。服药10付效佳，但停药两天又出现便难之症状，行经期又伴有四肢面部瘀胀，此为热盛煎熬血液，久而成瘀，遂在原方基础之上加入大量生地清热凉血，用桃仁活血化瘀。又进15付诸证全消。

呃逆一

姓名：苏某　性别：女　年龄：58岁

初诊：2009年11月18日

主诉：纳呆呃逆6年。

现病史：曾患胃病，治愈后现纳呆，不知饥饱，晨起呃逆，不喜饮水，口干，肠鸣急如厕，大便每日3～4次，便溏，贫血，眠一般，梦多，小便可，眼干，视物昏花，偶腰痛，咽喉不适，有异物感，喜长出气。舌淡胖，苔厚腻，有裂纹，脉沉弱。

处方：党参10g　炒白术10g　茯苓10g　陈皮10g　清半夏10g　木香3g　砂仁3g（后下）　炒山药15g　炒麦芽15g　炙甘草6g　生姜3片　大枣3个（切开为引）

10付，日1付，水煎服

二诊：2009年12月4日

服上药10付，效可，大便1～2次/日，呃逆减轻，仍纳呆，眠差，梦多，余无不适。舌淡，苔白，稍有裂纹，脉沉弱。

处方：上方加鸡内金6g，草果3g，刀豆子10g，炒白扁豆10g。

三诊：2009年12月23日

服上药10付，大便已正常，但仍呃逆，觉咽部有异物感，纳食稍佳，眠亦改善。舌淡，苔薄黄，脉细。

（1）生山药1000g　鸡内金30g

1付共为细面，每早1次，为粥食之，与饭同进。

（2）清半夏6g　茯苓6g　厚朴6g　苏叶3g（后下）　麦冬6g　木蝴蝶3g

10付，日1付，水煎服

按：本病因误治所得，主要表现为胃气不降，脾气不升，胃气不降则呃逆，脾气不升则飧泄，脾胃乃气血生化之源，气血不足则贫血，血不濡目则视物模糊，脾胃乃气运中枢，大气不转，聚湿生痰阻于咽喉，气血虚弱不能收摄，而精神离散梦远行。以香砂六君子汤健脾理气，化湿止泻，加入炒山药、炒麦芽增强健脾之功效。脾胃乃后天之本，非朝夕可复，故三诊处方生山药、鸡内金，打粉佐餐食之，使得胃气渐复，脾气得运以治本。患者咽部异物感明显，处以半夏厚朴汤化裁以行气散结、降逆化痰以治标，标本兼顾使邪去正复而得安。

呃逆二

姓名：张某　性别：女　年龄：35岁

初诊：2010年1月8日

主诉：打嗝、胃脘区有堵感，1月余。

现病史：见凉气堵感更甚，打嗝感也甚。食道堵甚，爱发脾气，纳食可，早起重，大便3天行1次，大便不畅，不爽，月经正常，吃凉后不适有堵感。舌质淡红，苔黄稍厚腻，脉沉滞。

既往史：低血压。

处方：柴胡10g　陈皮10g　川芎10g　生白芍10g　炒枳实12g　制香附10g　决明子30g　炒萝卜子15g

10付，日1付，水煎服

二诊：2010年1月22日

服上药10付药后，打嗝，头痛，大便不顺等症状消失，纳食不好，晚上吃稍多，早上有堵感，左侧关节冷痛。舌质淡红，苔黄腻，脉沉滞。

处方：上方加通草6g，细辛3g，炒神曲10g，炒麦芽15g。

10付，日1付，水煎服

按：本病机总属胃气不降，气机上逆。患者素情志不遂，木失调达，则肝气郁结，木郁克土，胃气不降则善打嗝、嗳气，治疗大法也从先梳理气机再用温阳化气之品打通一身阳气。一诊用柴胡疏肝散，疏肝解郁，疏肝之中兼养肝，理气之中兼以调和脾胃，加入决明子润肠通便，炒卜子（莱菔子）消食除胀，降气化痰。二诊打嗝、头痛、大便不顺症状缓解。纳食仍不好，左侧关节疼痛，加入炒神曲、炒麦芽健脾护胃，增强脾胃功能，加入细辛、通草以温经通络以止痛。

腹痛一

姓名：朱某　性别：女　年龄：56岁

初诊：2008年8月25日

主诉：上腹部胀痛半年余。

现病史：半年前出现上腹部胀痛，查胃镜诊为“糜烂性胃炎”，后又渐胃脘部胀痛，未再治疗，现：上腹部胀痛，食后稍重，偶有疼痛，纳食稍减，二便正常，近半年消瘦明显（减5kg），查无糖尿病。舌质红，苔白厚，脉沉滞。

理化检查：2008年3月11日　胃镜：贲门炎，糜烂性胃炎，Hp++++。

中医诊断：木土壅郁

处方：川芎10g　炒苍术10g　炒神曲10g　制香附10g　栀子10g　柴胡10g　黄芩10g　清半夏10g　党参10g　生甘草3g

10付，日1付，水煎服

二诊：2008年9月12日

服上方13付，胃胀明显减轻，右上腹及小腹隐痛，口干、咽喉干，有时口苦，纳眠可，二便正常。舌质淡略暗，苔白稍厚，脉细。

处方：上方去半夏、党参，加蒲公英30g，佛手3g。

6付，日1付，水煎服

三诊：2008年9月26日

服上方10付，胃胀基本消失，右小腹隐痛时作，口干咽干痛，喜饮。近段时间有干呕、反胃，眠可，二便正常。舌质淡暗，苔黄腻较厚，脉细滞。

处方：生薏仁30g　冬瓜仁30g　制附子6g（先煎）　桃仁10g　酒大黄6g（后下）　丹皮10g　黄芩10g　生甘草6g

10付，日1付，水煎服

按：腹痛的基本病机为脏腑气机阻滞，气血运行不畅，经脉运行不畅，经脉痹阻，“不通则痛”，情志不遂，则肝失调达，气机不畅，气机阻滞而痛作。一诊方子为：越鞠丸合小柴胡汤，患者胃部及腹部胀痛不舒，食后稍重，别无其他症状，表现以一种气滞郁胀的症状，本方用行气解郁的名方“越鞠丸”理气解郁，宽中除满。分别解身体“气、火、湿、食、郁”又用小柴胡汤，调气机达津液，而润养胃阴，使得胃部症状明显减轻。二诊病人又口干渴则去燥湿之药半夏。加入健脾和胃之佛手，清热解毒之蒲公英。三诊患者胃胀基本消失，仍有口干痛之状又有干呕、反胃，患者，舌质暗，并且苔黄腻，三诊主方以大黄牡丹汤加减，本品用于肠痈初期，湿热瘀滞证，患者右腹疼苔黄腻为辨证要点。患者近段时间干呕，反胃，胃部湿热之气上逆，故用生薏仁、冬瓜仁，祛湿和胃。大黄、桃仁、丹皮下气活血止痛，以收全功。

腹痛二

姓名：李某　性别：女　年龄：36岁

初诊：2013年5月17日

主诉：腹痛1年余。

现病史：1年来无明显诱因出现肚脐部疼痛，每天都痛，无缓解时，严重时痛得出汗，受凉、食凉食加重，多方服用中西药，均前3天有效，可缓解，继服则无效。近1年来，腹部B超、钡餐未见异常，月经周期可，量可，色黑，有血块，无乳房胀痛，初潮至今都有痛经甚，用654-2仍不能止痛，白带可，大便干，3～4天一行，小便黄。舌质红，苔黄厚，脉沉滞。

既往史：子宫肌瘤病史。

处方：桃仁12g　大黄10g（后下）　䗪虫6g　五灵脂10g　蒲黄10g（包煎）　红花6g

10付，日1付，水煎服

二诊：2013年5月29日

服上药10余付，服第1付，腹即不疼，服至第8付，晚上又出现腹痛，每次持续时间较以前为短，现：每隔2～5小时，出现1次腹痛，持续半小时，服药期间，腹泻每天2～3次，现停药3天，一直未大便，小便黄。舌质红，苔白微黄，脉沉滞。

处方：桃仁12g　酒大黄10g（后下）　土元10g　醋元胡15g　制川乌6g（先煎）　桂枝10g

5付，日1付，水煎服

按：患者腹痛久治不愈。且有受凉、食凉食加重之症状，可以推断患者阳气受损失去温煦作用，寒胜则气血瘀滞不通，不通则痛，与患者的月经色黑有痛经史有血块的症状相符合，与《金匮要略·妇人产后病》第5条：“腹中有干血着脐下，宜下瘀血汤主之”，有相合之意。而仲景的红蓝花酒，原书中曰：“妇人六十二种风，及腹中血气刺痛”，亦可治疗患者的腹痛症状。至于患者出现的大便干，3～4天一行，小便黄，舌质红，苔黄厚，脉沉滞的症状应为患者久病气血瘀滞，由虚转实，瘀滞不通，瘀而化热所致。《金匮玉函经二注》云：“血之干燥凝着者，非润燥荡涤不能去也。芍药、枳实不能治，须用大黄荡逐之。桃仁润燥，缓中破结；䗪虫下血。”蒲黄与五灵脂共组失笑散，以祛瘀止痛；红花，其性温味辛，有活血祛瘀，通经的功效，缓解患者的痛经和月经色黑的症状。二诊时患者的腹痛症状已经有所减轻，但患者的根本问题仍未解决，故在下瘀血汤的基础上加制川乌和桂枝以温阳散寒，加元胡以活血散瘀、理气止痛，以达治病求本，标本兼顾之效。

腹痛三

姓名：李某　性别：女　年龄：43岁

初诊：2013年4月8日

主诉：腹痛10年。

现病史：患者腹痛10余年，在外院初按阑尾炎、结石等治疗，效不显，后检查排除。现：每食生冷，辛辣，生气后会出现腹痛、腹胀，甚时呕吐黑水，时有左肋部痛，腹痛以下腹为重，纳一般，眠可，时有腹泻，且大便有排不尽感，小便可，月经提前10余天，量少，色暗。舌质暗红，苔薄白，脉：沉滞。

理化检查：2012年11月9日子宫后壁低回声结节（11mm×7mm）

处方：川芎10g　当归10g　生白芍30g　泽泻15g　炒白术12g　茯苓12g　丹参30g　檀香3g（后下）　砂仁3g（后下）　清半夏10g　五灵脂10g　蒲黄10g（包煎）

10付，日1付，水煎服

二诊：2013年5月20日

服上方20剂，腹痛好转。现：月经提前10天，量少色黑，经前乳胀痛。纳眠可，易腹泻，时有便秘。舌暗红，苔薄黄，脉沉滞。夏季易低热，午后热37.5℃左右。

处方：守上次方，续服。

20付，日1付，水煎服

三诊：2013年9月2日

患者以其他疾病来诊，诉自服上药后腹痛已愈。

按：患者腹痛，食生冷，辛辣，生气后会腹痛、胀甚，可辨为气郁湿阻，《黄帝内经》有肝足厥阴之脉经脉循行“上贯膈，布胁肋”，时有左肋部痛，则现肝气郁滞之象，肝木乖张，克伐脾土，则时有腹泻，肝疏泄失司故大便有排不尽感，患病10年，气滞已久，气滞则血瘀，不通则痛，故见月经量少，色暗。肝主少腹则腹痛以下腹为重。故处以当归芍药散，失笑散，丹参饮共奏补血，活血，化瘀，行气止痛之功。复诊腹痛好转，效不更方，以收全功。

腹痛四

姓名：吕某　性别：男　年龄：40岁

初诊：2013年8月2日

主诉：发作性上腹痛，伴发热半年余。

现病史：2007年，胆管吻合术，胆囊摘除术，2011年取石术（泥沙型结石），近半年来出现2次上腹痛，伴发热39℃以上，体检转氨酶高，肝内胆管结石。现：胃脘烧灼感，反酸，胃胀不适，嗳气，颈部憋胀感，大便偏干，不畅。舌胖大，苔黄厚腻，口苦，脉沉滞。

处方：柴胡10g　黄芩10g　清半夏10g　炒枳实12g　生白芍10g　大黄6g（后下）　金钱草30g　乌药10g　郁金12g

20付，日1付，水煎服

二诊：2013年8月23日

服上方20付，效佳，腹胀，便秘明显改善，现：胃脘烧灼感有反流，口腔不适，胃胀不甚，纳可，眠安，大便可，小便黄。舌质暗红，胖大，苔黄白略厚，脉沉滞。

处方：上方加炒王不留行20g，炒神曲10g，鸡内金10g，生黄芪30g，生姜3片，大枣4个（切开为引）。

25付，日1付，水煎服

三诊：2013年11月13日

服上药至今，自觉效佳，现：偶尔腹胀，胃脘烧灼感不明显。小便黄，大便不干。舌胖大暗淡，苔薄黄，脉沉滞。

处方：柴胡10g　黄芩10g　清半夏10g　炒枳实12g　生白芍30g　大黄6g

（后下） 金钱草30g 乌药10g 鸡内金10g 通草6g 郁金10g 连翘10g 生姜3片 大枣4个（切开为引）

20付，日1付，水煎服

按：人体气机本是浑圆周流，患者做胆囊摘除术，耗伤人体正气，肝、胆五行属木，调畅人体气机，气机不畅，疏泄失司，胆汁疏泄受阻，日久瘀塞胆道则成结石，肝气上郁出现颈部憋胀感。同时五行的生克制化是五脏之间协同发挥正常作用。木伤则木不疏土，则中焦土壅，胃失和降则胃胀不适，嗳气，中焦气机不运，不通则痛。土壅日久郁而化热，故出现发热，胃脘烧灼感等症状。大便干，病位在肠，本在脾胃。故方以大柴胡汤加味来疏肝泻胃，理木气之乖张，泻中土之壅滞。切中病机故方20付，腹胀便秘明显改善。效不更方，为加强脾胃运化之力并培补中气故又加神曲、鸡内金、生黄芪。加王不留行是增进上方中金钱草、郁金等排石之功。上药又服25付自觉效佳，偶有腹胀，小便黄，乃是土壅有化热之象，故又加连翘消脾胃郁热，以收全功。

腹痛五

姓名：张某 性别：女 年龄：33岁

初诊：2013年5月6日

主诉：脘腹痛2月余。

现病史：腹部隐痛，胃脘部按之痛甚，得温则减。早晨腹痛甚，腹痛欲便，大便溏，便后痛减，大便有解不尽感，月经血块多。舌暗红，点刺，苔薄黄，脉细。

处方：炒小茴10g 肉桂6g 枸杞子10g 当归10g 茯苓10g 乌药10g 木香10g 吴茱萸3g 干姜10g 制附子6g（先煎）

10付，日1付，水煎服

二诊：2013年6月17日

服上方10付，腹痛已基本消失，月经仍有血块。舌质红，苔黄厚腻，脉细滞。

处方：上方干姜改为6g，加山楂炭15g，木贼草10g，红花6g。

10付，日1付，水煎服

按：病者腹痛，按之痛甚，得温则解，是为实寒证。早上为少阳升发之时，此时痛甚则为肝木太寒，肝木克伐脾土，中土壅滞，则痛时欲便，便后痛减，故处以暖肝煎，暖肝温肾，行气止痛，痛甚故加吴茱萸、干姜、制附子加强温阳散寒之功。复诊患者眠差，且有眼周暗之表现，遂减干姜为6g，防其温燥太过，扰动睡眠，并加山楂炭、木贼草、红花以活血疏风，调和气血，以作善后。

腹泻一

姓名：杨某　性别：男　年龄：62岁

初诊：2009年3月11日

主诉：腹泻易发，加重4年。

现病史：患者平素易腹泻，常感腹下坠，时发时止，近4年加重，一般2次/日，甚则5～6次/日，如水样，小腹痛，泻后不减，与饮食无关有时不能吃冻食或剩食，但有时饮食正常亦腹泻，未做过检查，自服补脾益肠丸、胃肠康，自觉稍有效果。现：胃口灼热，时痛，饮食不慎则下午腹胀，小腹痛、坠、胀，小便多，夜尿频（2～3次/夜），大便偶带血，眠差，每晚1小时左右，易醒且不易再入睡，纳食可，腹泻下午甚，如水样。舌质淡，苔白薄，脉沉滞。

处方：炒山楂15g　生山楂15g　炒车前子15g（包煎）　葛根15g　黄芩10g　黄连3g　陈皮10g　生山药10g　防风3g　炒白术10g　羌活3g

10付，日1付，水煎服

二诊：2009年3月25日

服上药10付，患者自觉效可，大便已正常，腹稍胀，便前腹稍痛，胃反酸欲吐，胃稍痛，夜尿频缓解，偶起夜，眠仍差，不能入睡，易醒，再入睡难，纳食可。舌淡，苔白，脉乏力。

处方：上方加生山药15g，炒山药15g。

10付，日1付，水煎服

三诊：2009年4月8日

服上药10付，效可，但停药即腹痛，有下坠感，大便3～4次/日，胃反酸，胃口稍痛，停药小便亦多，眠仍差，入睡难，易醒，纳食可。舌淡红，苔薄白，脉细。

处方：葛根10g　黄芩10g　黄连3g　陈皮10g　生白芍10g　防风3g　炒白术10g　清半夏10g　干姜6g　党参10g

6付，日1付，水煎服

四诊：2009年4月22日

服上药6付，效可，大便已正常，1次/天。现：小腹胀，便后肛门下坠，肛周潮湿，纳眠可，二便调。舌淡红，苔薄白，脉细。

处方：上方加茯苓10g，炙甘草6g。

10付，日1付，水煎服

五诊：2009年5月6日

服上药10付，效可，大便正常，但仍觉下午小腹胀，大便后仍有下坠感，有解不尽感，肛周潮湿稍缓，纳眠可，小便正常。舌淡红，苔白，脉较前有力。

处方：党参10g　炒白术10g　茯苓10g　生山药30g　黄连3g　葛根10g　黄芩10g　炙甘草6g　大枣4个（切开为引）

10付，日1付，水煎服

按：对于腹泻一症，依据中医整体辨证观念，任何脏腑功能失调都可引起腹泻，而非仅仅脾胃本身的病变。观本案症状主要围绕脾胃系统，故而此病可从脾胃着手调理。患者虽久病但阴阳偏颇之象并不明显，故方选经验方之山车汤加减，取法燮理阴阳，以达升清降浊，恢复脾胃功能而泻自止之目的。患者胃口灼热，大便带血，眠差，此内有积热故也，故加入葛根芩连汤；因腹痛明显，加入痛泻要方，于土中泻木。《内经》云：“湿盛则濡泻。”佐入羌活、防风，取法风能胜湿。理法方药一线贯穿，故收效显著。复诊视病人服药后状态依证加减，而多年腹泻遂愈。

腹泻二

姓名：李某　性别：男　年龄：38岁

初诊：2013年4月10日

主诉：大便溏8年余。

现病史：大便溏，日1次，便前无腹痛，平时怕冷，食冷或油腻即溏泄。鼻窦炎5年，鼻头发红。易发火，心情抑郁，胆小声低，眠差多梦，早泄。舌暗红胖大，苔薄黄。

处方：党参10g　茯苓10g　炒山药30g　炒白扁豆10g　炒山楂15g　车前子15g（包煎）　炮干姜6g　炙甘草6g　芒硝3g（后下）　制附子6g（先煎）

15付，日1付，水煎服

二诊：2014年12月12日

服上方1月，大便好转，成形，日1次，后停药。现：大便不成形，日1次，腰痛，晨起时明显，腰不凉，偶有胃脘部跳痛，急躁易怒，纳可，眠差，入睡可，多梦，易疲劳，小便频。舌质红，苔薄白，脉细略数。

处方：党参10g　生黄芪30g　炒白术10g　当归6g　陈皮10g　升麻6g　柴胡6g　制附子6g（先煎）　黄连3g　灯心草3g　炙甘草6g　生山药15g　生姜3片　大枣3个（切开为引）

15付，日1付，水煎服

按：观本案患者之症状与胆小声低之神态可知其病机为脾肾阳虚，湿盛而有化热之象。治以温补脾肾阳气兼清利湿热。方选参苓白术散合四逆汤加减。需要说明的是，该患者甘油三酯偏高，且不能吃油腻食物，表明其痰浊较重，山楂化瘀祛浊之力较强。鼻头发红，舌暗红，则内有郁热，故以少量芒硝清其郁热。方药对证，故首诊即效。复诊视其中气较虚，故而以补中益气汤加入附子之温阳，黄连、灯心草之清心火，生山药之健脾养阴，姜枣为引以善后。

腹泻三

姓名：刘某　性别：女　年龄：74岁

初诊：2013年10月25日

主诉：腹泻，肠鸣2年余。

现病史：患者2年前无明显诱因出现腹泻，伴有肠鸣音亢进，偶有隐痛，喜温喜按，不能久行，久站，否则肛门下坠，大便失禁。曾服中药调理，但未治疗彻底。服药期间大便1～2次/日，不服药则3次/日。畏寒怕冷，手足凉，肚脐常冷。偶尔口苦，饮水一般。入睡困难，易惊醒。夜间小便1～2次。口干。舌淡红，苔薄白稍腻，脉沉弦。

既往史：血糖6.5mmol/L，血脂偏高，血压高。

处方：党参10g　炒白术10g　茯苓10g　生山药15g　炒山楂15g　生山楂15g　炒山药15g　黄连3g　干姜6g　炒车前子15g（包煎）　生车前子15g（包煎）　炙甘草3g

10付，日1付，水煎服

二诊：2013年11月13日

服上方15付，肠鸣音减，腹痛减轻，大便1次/日。现：肛周下坠，大便失禁，饭后肛周下坠明显，走路，活动后下坠明显。怕冷，手脚凉。舌淡红，苔薄白，脉沉弦。

处方：党参10g　炒白术10g　茯苓10g　生山药30g　干姜10g　砂仁3g（后下）　清半夏10g　炙甘草6g

10付，日1付，水煎服

另：生山药1000g　鸡内金30g

1付共为细面，每次30g，为粥食之，每早1次与饭同进。

三诊：2013年11月22日

服上方10付，效可。症状已较前明显减轻，腹痛已消失，肠鸣音亢进消失，余症减轻。现：大便不成形，1次/日，肛门下坠，纳眠可，小便可，血脂高。舌质暗红，胖大，苔薄黄腻，脉沉弦。

处方：党参10g　炒白术10g　茯苓10g　生山药30g　炮干姜10g　砂仁3g（后下）　清半夏10g　煨诃子10g　炒麦芽15g　炙甘草6g　炒山楂15g　生姜3片　大枣3个（切开为引）

10付，日1付，水煎服

按：《内经》云："清气在下，则生飧泄"阳气主升，阳虚不能升提，逆而下陷，出现腹泻，观本案患者症状神态属阴证无疑。然初诊以阴象不重，故治以燮理阴阳，处以山车汤化裁，冀阴阳升降有序而泻自止，佐入干姜、黄连与四君子汤，升降气机而兼平补阴阳。复诊效果明显，然阴寒之象愈加显著，故而调整治法，以健脾温阳为主，处之以砂半理中汤理气散寒，温胃止痛。又久泻伤阴，故另处之以生山药、鸡内金打粉冲服，健脾养阴而兼消食，效力平和而不伤正，缓图之。三诊疗效明显，遂在上方基础上加入诃子增强止泻止利，佐入消导之山楂、麦芽，健脾消食助脾胃之运化。纵观全局，方随证立、法随证变，临证辨治要注意动、和、平的原则。

腹泻四

姓名：韦某　性别：女　年龄：61岁

初诊：2013年12月25日

主诉：晨起腹泻3年，加重2月。

现病史：3年前出现晨起四五点钟腹泻，近2月又加肠鸣，服四神丸效可，停药后反复。平素怕冷，纳差，入睡困难，眠浅，多梦，每天五更腹泻1次。平时易急躁，焦虑，近期体重下降，每晚6点头懵，口不渴不苦。舌淡红，苔白，脉沉滞。

既往史：高血压病史，血压150/90mmHg。

处方：党参10g　炒白术10g　茯苓10g　生山药30g　破故纸10g　吴茱萸3g　煨肉豆蔻10g　五味子10g　炮干姜6g　制附子6g（先煎）　炒薏仁30g　羌活3g　防风3g　炙甘草6g　大枣3个（切开为引）

10付，日1付，水煎服

二诊：2014年1月13日

服上药15付，效可，腹泻好转，大便稍不成形，时间后错为5：30，吃饭好转，眠差好转，急躁，焦虑好转，有心脏早搏，平时易上火。舌红，苔黄厚腻，舌下脉瘀阻，脉沉弦细。

处方：党参10g　炒白术10g　茯苓10g　生山药30g　炒薏仁30g　炒白扁豆10g　炒莲肉15g　羌活3g　独活3g　黄连2g　炙甘草3g　小麦30g　大枣3个（切开为引）

10付，日1付，水煎服

三诊：2014年2月17日

服上方13付，腹泻已基本愈，现：每睡醒后（早晨4点钟左右）胃脘不适，腹内肠鸣，但已不腹泻，纳可，眠欠佳，小便可，大便可，1次/日。舌质红，苔黄略厚腻，脉细，觉舌上发黏，时有发麻感。

处方：清半夏10g　茯苓10g　佛手3g　玫瑰花6g　灯心草3g　小麦30g　炙甘草6g　大枣3个　小米一撮（包煎为引）

10付，日1付，水煎服

按：《内经》云：善诊者，察色按脉，先别阴阳。纵观本案病人平素怕冷，五更泻，且下午6点头懵，口不渴，脉沉细。知其为阴证无疑。阳虚气化无力，清阳不升，浊阴不化，故而泻作，结合脏腑特性，脾气主升，恶湿。脾阳虚而无力升举，清气不升，逆而下陷，故泻作。故泄泻多从脾论治，然亦有久病及肾，而致肾火不能温暖脾土、土不制水之脾肾同病。此时亦当考虑下焦肾阳，正所谓：诸厥固泄，皆属于下。法当温补脾肾为主。方选四君子汤、四神丸及四逆汤，稍佐羌活、防风之品，取风药之动性，大枣固护中焦，方药对证，故而效著。

腹泻五

姓名：吴某　性别：男　年龄：22岁

初诊：2010年10月8日

主诉：便溏2月。

现病史：近2月来，大便溏，黏腻、不成形，1～2次/日，饥饿时肠鸣音明显，口中有浊气，无腹胀，无腹痛，纳可，眠安，精神佳，冬季手足冰凉，查体见面色偏黄，背部有疖肿，平时易上火。舌质不红，苔中部白厚腻，边有齿痕，舌下脉络迂曲，脉细。

中医诊断：火旺阴伤

处方：葛根10g　黄芩10g　黄连6g　白扁豆10g　炒薏仁30g

10付，日1付，水煎服

二诊：2011年2月21日

服上方效佳，便溏已愈。平素易感冒，不发热，不出汗，见鼻塞、流黄稠涕，时咽痛。近2月感冒后鼻不闻香臭，无鼻塞，纳差，稍多食即腹胀，畏寒怕冷，手脚冰凉但又容易上火，眠可，小便可，时有大便带鲜血。舌淡胖，苔白厚腻，中有裂纹，边有齿痕，舌下脉络迂曲。

处方：上方加槐花20g，炒麦芽15g，炒神曲10g。

10付，日1付，水煎服

按：观本案患者大便黏腻，口中气浊，且背脊部起疖，平素易上火，可知为湿热体质。《内经》云：胃之清气，上出于口。今胃气不畅，口中气浊，知其胃肠内浊邪重。虽冬季手足冰凉，面色偏黄，然精神佳。结合舌象，知其为胃肠湿热之阳证无疑。方选葛根芩连汤去甘草之壅滞，加入白扁豆、炒薏仁以增强除湿浊之力。方药对证，故效佳。复诊虽患者诉便溏已愈，欲以易外感不识香臭为治，然见患者仍因胃肠积热未除，才酿此症，故治疗仍守前方为治，可谓异病同治。

腹泻六

姓名：郑某　性别：女　年龄：58岁

初诊：2010年1月11日

主诉：腹泻伴心悸怔忡9个月。

现病史：患者近9个月以来大便稀溏甚者可腹泻7～8次/日，吃干果水果蔬菜均腹泻，无腹痛，睡眠差，心悸，怔忡，纳可，现吃面汤不腹泻，吃其他食品均易腹泻。面色稍虚浮，双目昏花干涩，下肢时常抽筋。舌质略暗，苔薄白，脉沉弱。

中医诊断：脾肾阳虚

处方：党参12g　炒白术10g　茯苓10g　破故纸10g　煨肉豆蔻10g　煨诃子10g　五味子10g　制附子6g（先煎）　炮干姜6g　炙甘草6g　大枣4个（切开为引）

12付，日1付，水煎服

二诊：2010年1月29日

服上药12付，效佳，腹泻明显好转，现大便不成形，排便不顺畅，1次/日。眠差，入睡困难，食欲一般，双目昏花干涩，脚遇凉易抽筋。舌质暗红，苔薄白，脉沉偏弱。记忆力减退，注意力不集中，平时怕冷，手足冰凉。

处方：党参10g　炒白术10g　茯苓10g　炒山药30g　煨诃子10g　煨肉豆蔻10g　石榴皮30g（炒黄）　升麻6g　炙甘草6g　生姜3片　大枣4个（切开为引）

12付，日1付，水煎服

按：本案患者由于脾肾阳虚，水湿泛滥，土不制水故而腹泻，阳虚不能制水，水气上冲而有心悸、怔忡。阳虚气化不利，水湿内停而有面色虚浮。湿性趋下，阳虚水湿内停下流，阻碍津液荣养筋膜，故有下肢抽筋等症。治宜益火补土、培土制水，温补脾肾之阳佐以收涩。方选附子理中汤合四神丸加减，并以大枣为引固护中焦。方药对证，故效佳。复诊仍以此方为基础，并增收涩升提之力，以收全功。

腹泻七

姓名：秦某　性别：女　年龄：38岁

初诊：2010年8月6日

主诉：大便次数多3月。

现病史：患者3个月前生气后出现每晨起必腹痛欲便，无固定时间，白天饭后亦如此，甚至可见8次/日，体重未变化，但自觉虚胖；偶有心慌、胸闷，受凉后手胀僵硬，月经可，纳可，多梦，小便可。舌淡红，苔薄白，脉沉滞。

曾在当地按脾虚治疗（服藿香正气丸、健脾补肠丸）不效，现体重90kg。

既往史：高血压病史2年。风湿病史。“风心”病史。

中医诊断：郁胀

中医辨证：脾虚运化失常

治法：半补半疏法

处方：炒苍术10g　炒白术10g　炒白扁豆12g　生薏仁30g　茯苓10g　猪苓10g　青皮10g　陈皮10g　炒枳壳10g　炒枳实10g　泽泻10g　赤小豆30g　生甘草3g

15付，日1付，水煎服

二诊：2010年8月27日

服上方：3付后，腹泻止，大便2次/日，成形，服10付时因生气又见腹泻1天，次日即止，手胀硬明显减轻。现：晨起面部发胀，纳差，呃逆多，多梦，小便正常，自觉近4月来体重有增加。舌质红，苔薄白，舌下脉络迂曲，脉沉滞。

处方：上方加白蔻仁10g，姜黄6g。

10付，日1付，水煎服

三诊：2010年9月10日

服9付后，效可，手胀硬明显减轻。现：生气后小腹疼痛、腹泻，嗳气多，烧心，偶反酸，晨起眼胀，纳可，眠差多梦，小便可，月经可。舌淡红，苔薄白，脉沉滞。

处方：炒苍术6g　炒白术6g　炒白扁豆10g　生薏仁30g　茯苓10g　猪苓10g　青皮6g　陈皮6g　炒枳壳6g　炒枳实6g　泽泻10g　赤小豆30g　制香附6g　柴胡6g　生白芍6g

10付，日1付，水煎服

四诊：2010年9月24日

服上方效佳，手胀硬基本消失，大便正常。现：晨起眼睑郁胀，时有心悸，安静状态下明显，纳可，眠差多梦，小便可，月经周期可，量较少。舌淡红，苔薄白，脉沉滞。

处方：上方加桂枝6g，制附子6g（先煎），三棱10g，莪术10g。

20付，日1付，水煎服

五诊：2010年10月22日

服上方18付，效可，现：无明显不适，纳眠可，二便调。

处方：炒苍术6g　炒白术6g　炒白扁豆10g　生薏仁30g　茯苓10g　猪苓10g　青皮6g　陈皮6g　炒枳壳6g　炒枳实6g　泽泻10g　赤小豆30g　三棱10g　莪术10g　竹叶10g

10付，日1付，水煎服

按：《内经》云："湿盛则濡泻。"此证乃脾虚失于运化，致水湿阻滞，患者虽以便溏为主诉，实则为郁胀，处以自创疏利方，以疏补相兼，方中多用对药，用之巧寓意深，疗效佳而标本痊。

腹胀一

姓名：韩某　性别：女　年龄：66岁

初诊：2014年7月11日

主诉：腹胀嗳气1年余。

现病史：2013年转氨酶高予保肝治疗，现：腹胀嗳气，在外院服鳖甲软肝治疗，中药已服半月，有效，头晕胸闷，多汗，纳差，眠差，大便不成形，1～2次/日，硬黑，小便正常。舌质暗，苔黄腻厚，脉弦。

体格检查：理化检查：CT：肝损伤，脾大，肝左叶钙化，胆囊缺失（切除）Hp（+）。生化检查：谷丙转氨酶39U/L↑，谷草转氨酶111U/L↑，球蛋白33.6mg/L↑，总胆红素32.12μmol/L↑，直接胆红素20.41μmol/L↑，碱性磷酸酶186.0mmol/L↑，谷氨酰转肽酶202U/L↑。

中医诊断：脾虚肝热

处方：泽泻10g　炒白术10g　炒白扁豆10g　茵陈15g　郁金15g　炒神曲10g　干姜10g　冬瓜子30g　生薏仁30g　生甘草6g　滑石30g（包煎）　赤小豆30g　连翘10g　麻黄3g　桑白皮30g

20付，日1付，水煎服

二诊：2014年8月8日

服上方20付，效可，腹胀减，嗳气减少，矢气增多，时烧心，现：头晕，不影响行走，晨起双手指发硬，时有右下腹疼痛，纳食增加，时烧心，眠一般，醒较早，大便不成形，1～2次/日，小便可。舌红，苔黄腻，脉弦。

昨日查彩超示：肝实质回声增粗增强。

生化：谷丙转氨酶72U/L↑，谷草转氨酶82U/L↑，直接胆红素

8.5μmol/L ↑，碱性磷酸酶205mmol/L ↑，谷氨酰转肽酶58U/L ↑，总胆汁酸40.8μmol/l ↑。

处方：茵陈30g　栀子10g　连翘10g　赤小豆30g　滑石30g（包煎）　郁金15g　茯苓30g　泽泻10g　猪苓10g　生甘草6g

20付，日1付，水煎服

三诊：2014年9月17日

服上方30付，矢气减少，腹胀，嗳气稍减，大便1次/天，量少，略成形，色青，现：头晕严重，视物模糊，纳食量可，胃中泛酸，不恶心，烧心，自觉口中发满，心烦，叹气，晨起手指发硬，右下腹痛减轻，眠差易醒，醒较早，咳嗽咯白痰，下午腿胀，烘热，汗出，近2日自觉心慌。舌质紫暗，苔薄白腻，脉沉弱，夜尿2~3次，有尿不尽感。

生化：2014年9月15日：谷丙转氨酶62U/L ↑（7~40）U/L，谷草转氨酶79U/L ↑（13~35）U/L，直接胆红素8.70μmol/L ↑（0~6.84）μmol/L，碱性磷酸酶193mmol/L ↑（35~135）mmol/L，谷氨酰转肽酶56U/L ↑（7~45）U/L，总胆汁酸56.3μmol/L ↑（0~10）μmol/L

彩超示：肝实质回声稍粗糙；胆总管上段轻度扩张（内径约9mm）（2014年8月7日曾查内径约8mm）

方处：党参12g　炒白术10g　茯苓10g　炒山药30g　炒白扁豆10g　炒薏仁30g　炒莲肉10g　陈皮10g　砂仁3g（后下）　桔梗6g　郁金10g　蒲公英15g　炒神曲10g　炮干姜6g　炙甘草6g　通草6g

20付，日1付，水煎服

四诊：2014年11月12日

服上方20付，烘热汗出较前好转，现：仍口干涩，黏，眼昏，视物模糊，纳差，有食欲，纳后胃脘两胁胀满，嗳腐吞酸，烧心，眠差，每晚睡3~4小时，易醒，心烦，小便可，大便不顺畅，排便无力，大便不干不稀，1~2天一行，仍有下午腿胀，时有心慌。舌质暗红，有齿痕，苔白略厚，舌下脉略迂曲，脉沉弦。皮肤干痒。

2014年10月23日彩超：肝实质回声增厚。

肝功：谷丙转氨酶78U/L ↑，谷草转氨酶47U/L ↑，总蛋白62.2mg/L ↓，白蛋白36.8mg/L ↓，直接胆红素8.6μmol/L ↑碱性磷酸酶236.0mmol/L ↑，谷氨酰转肽酶88U/L ↑，总胆汁酸52.2μmol/l ↑。^{14}C呼气试验：HP（+），DPM：1563。

处方：川芎10g　炒苍术10g　炒神曲10g　制香附10g　栀子10g　柴胡10g　黄芩10g　党参10g　清半夏10g　蒲公英15g

20付，日1付，水煎服

五诊：2015年1月7日

服上方20付，胃脘、两胁胀满消失，口干涩，黏减轻，眼昏，视物模糊减轻，偶有烧心，眠差，易醒，心烦，大便1～2天1次，有解不净感，小便正常，刷牙时出血，易下牙痛，膝盖痛，双腿发软，无力，上下楼时喘气，心慌。未服西药。舌质暗红，苔腻略黄，舌下络瘀，脉沉滞。

2015年1月5日呼气实验示：幽门螺杆菌阳性DOB：15.0

肝功示：谷草转氨酶46U/L↑，直接胆红素8.1μmol/L↑，碱性磷酸酶147mmol/L↑（35～135）mmol/L，总胆汁酸20.3μmol/l↑。

处方：上方加白蔻10g（后下），赤小豆30g，金银花10g，藿香10g（后下），生姜3片。

30付，日1付，水煎服

按：本例患者腹胀嗳气，头晕胸闷，纳差，大便不成形，舌苔黄腻厚，脉弦。此为湿热邪气困阻中焦，脾胃健运失司，气机升降失常所致。湿热困脾，则腹胀，纳差；清气不升，则头晕，便溏；胃失和降，浊阴上犯则嗳气，胸闷。首诊处以二陈汤、四苓散、麻黄连翘赤豆汤加减，以运脾化湿，宣肺利水，加茵陈、郁金疏肝理气，条畅气机，使气行则湿化。二诊时腹胀嗳气减轻，以烧心，头晕，晨僵，右下腹痛，便溏为主要表现，此为气机畅达，湿邪缠绵未尽之征象，处以茵陈五苓散加减，清利湿热。药后1月，腹胀嗳气有减轻，大便已成形，然头晕严重，视物模糊，咳嗽咯白痰，脉沉弱，此为脾受湿困日久而不振，复为清利湿热之品所伤，故转用参苓白术散健脾益气，利湿化浊。药后烘热汗出减轻，增两胁胀满，嗳腐吞酸、烧心，脉转沉弦，为肝气犯胃，处以越鞠丸合小柴胡汤，疏肝解郁，和胃化浊。药后胃脘、两胁胀满消失，气机得以舒展，眠差、心烦，苔腻略黄，有化热之象，加金银花、赤小豆清热利湿，藿香、白蔻和胃化湿。西医的肝病多属中医脾胃的范畴，此案多以健脾化湿而获效。

腹胀二

姓名：孔某　性别：女　年龄：30岁

初诊：2013年10月25日

主诉：上腹部堵塞感2年余。

现病史：2年前因生气引起上腹部有气不顺感。现：上腹部有气不顺感，堵塞在上腹部，若运动气可排出，若不运动，气有向下至小腹感，牙经常发炎，充血，流血，近期常口腔溃疡，口腔、口唇有小溃疡，眼常干涩，怕冷，乏力，情绪稍有波动，气不顺感加重，纳可，月经可（气不顺时，不正常，不正常时有小腹痛，带下有血丝，乳房胀），眠可，梦多，平时易生气，婚后未孕。舌淡红，苔薄白，脉呈滞象。

中医诊断：肝胃郁火

处方：龙胆草6g　栀子10g　羌活3g　防风3g　当归10g　元参15g　黄连6g　赤芍10g　丹皮10g　大黄3g（后下）　生甘草6g

10付，日1付，水煎服

二诊：2013年11月27日

服上方13付，诸症悉减，现：上腹部仍有气不顺，牙龈发炎，充血，口腔溃疡已愈，但因食辛辣复发，易悲伤，易怒，情绪波动时，气不顺症状加重，服药后月经推迟10天，近日带下有血丝，纳可，梦多，二便可。

处方：柴胡12g　生白芍10g　当归10g　茯苓10g　薄荷6g（后下）　制香附10g　丹皮10g　栀子10g　蒲公英15g　生甘草3g

10付，日1付，分两次冲服

三诊：2013年12月20日

服上药10付，效可。近段因生气导致上腹部痞塞胀痛，按之痛，嗳气头晕。大便正常，月经正常。夜间流口水较前加重。舌暗红，苔薄黄，脉细滞。

处方：陈皮6g　青皮6g　炒枳实6g　炒枳壳6g　苏梗10g　砂仁3g（后下）　栀子10g　黄连3g　连翘10g

10付，日1付，水冲服

四诊：2014年1月20日

服上药10付，效可。现：上腹部略有不适，但久坐或情绪波动时症状加重，自觉气从胸口下行至小腹，甚则集聚成团块，揉按后稍有缓解，牙龈出血今日加重，左胁下偶有刺痛，纳可，不喜凉食，辛辣之品，多梦，大便2～3天一次，现正值经期，行经前两天量少，有血块，色暗红。舌淡红，苔薄白，脉细。

处方：上方加麦冬10g，丹皮10g。

10付，日1付，水冲服

五诊：2014年3月26日

服上方2月余，效可。上腹部气不顺消失，牙龈出血基本消失，但近日略有不适，现：情绪不佳时，小腹部有气窒感，平时则无，晨起牙龈出血，纳可，畏凉食，睡觉可，梦多，小便黄，大便可，但情绪不好时则腹痛，例假亦与情绪关系明显，月经7天净，量可，色可，有血块，白带可，心烦。舌边尖红，苔薄白，脉细。

处方：照12月20日方加桑叶10g，竹茹10g，丝瓜络10g（另包），制香附10g。

10付，日1付，水冲服

按："百病皆生于气"，喜怒忧思悲恐惊，七情乃人所皆有，七情过极，皆为病源。如恚怒伤肝，肝气不舒，化郁化火，轻则两胁饱胀闷滞，嗳气烦躁；重则火郁而发，郁极动风。本案即是如此，患者上腹部有气不顺感，牙经常发炎，充血，流血，常口腔溃疡，眼干涩，情绪差时诸症加重。为肝气不舒，化郁化火，兼有肝气犯胃之象。方选泻青丸加减。方中龙胆草大苦大寒，直泻肝火为主药；配大黄、栀子引导肝经实火从二便下行；肝火炽盛易耗伤阴血，故用当归、赤芍养血活血；肝有郁火，单持清肝泻火一法，其火难平，故配羌活、防风升散之品，取"火郁发之"之义，以疏散肝经郁火。二诊肝热渐减，须治其本，顺肝之性，养肝之体。选方用丹栀逍遥丸加减，方中薄荷一药，不可因其质轻量少而置之不用，如《素问·脏气法时论》中论及："肝欲散，急食辛以散之，用辛补之，酸泻之。"薄荷味辛，发散之力强，本身具有疏肝解郁之效，可助柴胡以增疏泄条达之力。本案病因情志而得，而任何人在社会和家庭中都不可避免地会遇到不如意的事，此时应多加疏导，调摄情志。给自己一个恬淡的心境，才能获得一个康健的身体。

腹胀三

姓名：银某　性别：男　年龄：31岁

初诊：2014年9月29日

主诉：腹胀便溏2年，加重1月。

现病史：患者2年前无原因出现转氨酶升高，服中药有下降。现：腹胀，入夜加重（晚10点），晨起肠鸣，无口干口苦，大便有时不成形，1~2次/日，小便黄，纳可（病发前有饮酒史，饮酒不多，不吸烟）。舌红，苔中后部偏白腻，脉缓弱，面色正常稍红。

化验检查：ALT 126U/L ↑（＜40），AST 62U/L ↑（＜38）。

中医诊断：脾虚湿盛，运化不及

处方：党参10g　炒白术10g　茯苓10g　清半夏10g　陈皮10g　砂仁4g（后下）　冬瓜子30g　生薏仁30g　郁金20g　连翘10g　赤小豆30g　羌活3g　独活3g　防风3g　炙甘草6g

10付，日1付，水煎服

二诊：2014年10月31日

服上方20付，10月30日化验：谷丙转氨酶43.0U/L ↑（＜40.0），谷草转氨酶28.1U/L（＜38.0）正常，现：腹微胀，肠鸣，大便干稀不调，小便黄。舌质红，中有裂纹，苔薄黄。

处方：党参12g　炒白术10g　茯苓10g　郁金20g　冬瓜子30g　生薏仁30g　车前子20g（包煎）　炒神曲10g　炒麦芽15g　炒山楂15g　竹叶10g　黄芩10g　白茅根30g　生甘草6g　茵陈15g　滑石30g（包煎）

10付，日1付，水煎服

按：转氨酶升高，非为中医病名，但确有很多病人因此来治疗。治疗时不能只盯西医病名而忽视中医四诊，反观该病人：腹胀，肠鸣，便溏，苔腻，脉缓。一派脾虚湿盛之象，故以六君子汤为主方，加清淡利湿之品，妙在加用羌活、独活、防风各3g，为宗东垣之学，重视脾胃升发以滋养元气，指出："元气之充足皆由脾胃之气无所伤，而后能滋养元气。"故在治疗内伤脾胃病和其他杂病时，制方遣药注重配伍风药以助生长、升发之用。以风药天然具有的升发、向上、向外之特性，同调和脾胃药合用，以发挥升发脾胃生生之气，条达肝木之郁滞，疏散肌表之邪气，宣通以升阳散火，引诸药上行头面，和清阳出上窍等诸多功效。常用方如：补中益气汤、升阳益胃汤、升阳散火汤、益气聪明汤等诸方，皆收到了良好的临床疗效。

腹胀四

姓名：张某　性别：女　年龄：46岁

初诊：2013年8月14日

主诉：腹胀半年。

现病史：经常腹胀，空腹时嗳气，矢气多，能食但不消化。右肩酸沉，左腿无力、酸。月经不规律，7天，色红，量多，经后头晕，大便量多，偶尔干结，2次/日。舌暗淡，苔薄白，脉沉滞。

中医诊断：肝胃不和

处方：柴胡10g　陈皮10g　川芎6g　生白芍10g　炒枳实10g　制香附10g　炒麦芽15g　炒山楂15g　炒神曲10g　决明子10g　生甘草3g

10付，日1付，水煎服

二诊：2013年10月21日

服上药10付，效果明显，打嗝消失，腹胀明显好转，矢气多明显好转，不消化好转。现：脱发，便秘，免疫力差，易外感，皮肤干燥，四肢发凉，末次月经：9月12日至今未至。四肢酸沉，膝盖发凉，感冒时胃口痞满，怕冷，口干，小便多，起夜3～4次，纳一般，饭后小腹胀，有过敏性鼻炎，流清鼻涕。舌质淡红，苔薄白，脉沉滞。

处方：炒神曲10g　炒麦芽15g　炒山楂15g　炒鸡内金10g

10付，日1付，水煎服

按：本案患者为中年妇女，将近七七之年，腹胀、嗳气，能食但消化差，为胃气失和之象，月经不规律，经后头晕，为肝气不舒，血海失养之证，病之机要在于肝胃，女子以肝为先天，脾胃为后天之本，抓住女子先天后天这两个要点，则诸妇科疾患，可以了然于胸。故处以柴胡疏肝散，加焦三仙以和胃消食，二诊诸症已消，改治脱发，便秘，处消食导滞，养血活血之法来治疗。

口苦

姓名：韩某　性别：男　年龄：67岁

初诊：2013年6月14日

主诉：口苦4年。

现病史：口苦，晨起吐黄色黏液。胃脘不适，按之痛，不胀，知饥能食，口渴，饮水多，大便不顺畅。舌质红，苔白厚，脉沉滞。

方名：达原饮加味

处方：厚朴10g　槟榔10g　黄芩10g　草果6g　知母10g　生白芍10g　栀子10g　柴胡10g

7付，日1付，水煎服

二诊：2013年6月21日

服上方5付，效可，口苦减轻。现：口干苦，胃脘不适，喜长出气，打哈欠，饮水少，大便不顺畅，1次/日，小便可。舌质红，苔黄厚，脉沉滞。

处方：柴胡10g　黄芩10g　清半夏10g　党参10g　炒白扁豆12g　生薏仁15g　黄连3g

7付，日1付，水煎服

三诊：2013年6月26日

服药后口苦续减，现：胃中不适，食后觉烦躁，欲长出气，打呵欠，困乏，腰困，心口至肚脐觉不适，纳一般，眠可，大便稍不顺畅，小便可。舌质红，苔薄黄，脉沉滞。

处方：柴胡10g　黄芩10g　清半夏10g　金银花10g　连翘10g　金钱草30g　炒枳实10g　生甘草6g

10付，日1付，水煎服

四诊：2013年8月19日

服上方20付，效佳，口苦愈，现：觉口酸，口渴，饮水不多，经常喝冰饮，二便调。舌红，苔白腻，脉细。

处方：清半夏10g　茯苓10g　炒枳实10g　竹茹15g　黄连3g　天花粉10g　甘草6g

10付，日1付，水煎服

按：口苦一症，多从胆热上炎考虑，今患者年过花甲，口苦4年余，吐黄色黏液，胃脘不适，口渴，饮水多，舌质红，苔白厚，一派浊邪伏于膜原之象，故用达原饮加减，复诊效可，口干苦，喜长出气，故从少阳考虑，选用小柴胡加减，复诊效佳，故守方加减治疗获效。

纳呆

姓名：徐某　性别：男　年龄：34岁

初诊：2008年6月23日

主诉：不欲食，多食痞满7年。

现病史：7年前因饮食不节出现不欲食，多食胃脘痞满不适，偶有烧心。曾查胃镜示：无明显异常。现：纳差，多食则胃脘痞满，口苦，时有口淡乏味。右胁隐痛。小便黄，睡眠一般，大便正常。舌质暗红，苔厚微黄褐，脉沉滞偏弱。

处方：柴胡10g 黄芩10g 党参10g 清半夏10g 八月札6g 枇杷叶6g（炒黄） 炒麦芽15g 佛手3g 车前草15g 生甘草6g 生姜3片 大枣3个（切）

15付，日1付，水煎服

二诊：2008年9月20日

服上药20余付，胃部痞满症状消失。现：不欲食，肝胆部位隐隐灼痛（用脑时加重）时隐时现，心烦时加重，口苦，牙龈时有流血，眠差，大便正常，小便黄。舌质红，苔白腻，脉沉有力。

方名：清暑益气汤加减

处方：党参10g 生黄芪15g 麦冬10g 五味子10g 青皮6g 陈皮6g 炒神曲10g 炒白术6g 炒苍术6g 葛根15g 升麻3g 泽泻10g 黄连3g 竹叶10g 川楝子3g 元胡6g 车前子15g（包煎） 生甘草3g

10付，日1付，水煎服

按：该患者纳差、胃脘痞满伴口苦、右胁隐痛，属于伤寒论所讲少阳病，“伤寒中风，有柴胡证，但见一证便是，不必悉具”，口苦为少阳病主症之一，胁部为少阳所部，少阳疏泄失司，肝木乘脾土，故有条文中的“默默不欲饮食”，胃气以顺为降，肝胆之气不舒则胃气不降，故胃脘痞满、纳差，肝胆湿热下注则小便发黄，舌苔厚黄亦是湿热为患，故用少阳病主方小柴胡汤，小柴胡汤和解枢机，疏肝胆调脾胃，上焦得通，津液得下，胃气因和。八月札、佛手疏肝和胃，枇杷叶清热和胃降逆，车前草清利湿热，全方共奏扶正祛邪之功，故服药后痞满症状消失。二诊时湿热之象仍在，脉象沉而无力，故用李东垣的清暑益气汤健脾除湿益气。王氏清暑益气汤，与王氏之方名同实异，由黄芪、人参、白术、苍术、茯神、橘皮、青皮、葛根、泽泻、神曲、五味子、黄柏、麦冬、炙甘草、当归等组成，“虽有清暑之名，而无清暑之实”，该方重在益气、健脾、除湿，主治脾胃素虚、复感暑湿，或湿热内蕴之内伤杂证，临床宜区别而用。“饮食自倍，肠胃乃伤”，患者痞满之症因7年前饮食不节而引起，可见“食饮有节”对于身体是非常重要的，生活中不可贪多过食。

呕吐一

姓名：孙某 性别：男 年龄：79岁

初诊：2013年5月6日

代诉：恶心呕吐，水米不进1周。

现病史：患者3月余前出现发烧等症，按感冒治疗效不显，后逐渐出现恶心呕吐、乏力、纳差等症，后检查诊断为“食管癌”。2013年4月23日欲行手术治疗，但麻醉后出现心律不齐症状，未行手术，现：食物入口即吐，水米不进，口干，恶心，乏力，卧床不起，检查左侧肌间静脉血栓形成，眠可，小便可，大便稀（4~5天一行）。

理化检查：食管癌，慢性浅表性胃炎，病理：（食管）中分化腺癌。左侧小腿肌间静脉血栓形成。心电图：频发房性早搏。

处方：党参30g　炒白术10g　生黄芪30g　当归10g　清半夏10g　粳米一撮（包煎为引）

6付，日1付，水煎服

按：《内经》云：“人以水谷为本，故人绝水谷则死。”亦曰：“平人之常气禀于胃，胃者平人之常气也，人无胃气曰逆，逆者死。”今患者食入即吐，水米不进，卧床不起，谷气不充而胃气大虚，危在旦夕。治宜大补中气，先留人为要，冀能挽回万一。切不可因为肿瘤患者即处以抗癌为重，盲目药物堆砌，皮之不存毛将焉附，若病人性命不保，再谈抗癌何用？故处以参、芪、术大补元气，健脾；当归活血补血；半夏止呕；粳米为引，入中焦脾胃。全方共奏补元气，固中焦之效。

呕吐二

姓名：翟某　性别：女　年龄：47岁

初诊：2008年3月8日

主诉：食后即呕吐4个月。

现病史：患者4月前因胆囊结石住院，经微创外科行胆囊切除术，术后即出现不欲食，食后呕吐、口苦身体日瘦，诸药无效。该科大夫说是特殊情况，术后也罕见这种情况。患者形体消瘦，舌质偏淡，苔薄微黄，脉乏力。

处方：柴胡10g　黄芩10g　清半夏12g　党参10g　大黄3g（后下）　炒麦芽15g　炙甘草6g　生姜3片　大枣6个（切）

6付，日1付，水煎服

二诊：2008年4月13日

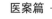

上方共服30余剂，效果很好。当服第1剂后进食即不呕吐，口已不苦，直到现在未发生食后呕吐，纳食增加，体重增加1.5kg。大便1次/日。唯觉口干上火内热大。

处方：上方加陈皮10g，竹茹30g，麦冬15g，生石膏30g。

10付，日1付，水煎服

三诊：2008年5月24日

电话访问，告曰：一直服用上方，胃纳正常。

四诊：2008年11月11日

电话访问，至今正常。

按：《伤寒论》云："伤寒中风，有柴胡证，但见一证便是，不必悉具。"今病人不欲食，口苦，皆为小柴胡汤证是矣。处以小柴胡汤加减。疏泄肝胆气机，加入少量大黄以化瘀泻热，以助消导，炒麦芽健脾消食导滞，方药对证，故获奇效，数月之患，一付而止，不可不拍手称绝也。

呕吐三

姓名：朱某　性别：男　年龄：48岁

初诊：2011年1月14日

主诉：饭后即吐20余年。

现病史：近20年无明显原因出现饭后即吐，吐出胃中食物，饭渣等。曾诊断为反流性胃炎，神经性呕吐，曾多次中西药治疗（具体不详）无效。近半年体重下降15kg，恶心，偶胃中灼热，纳可，食欲可，肠内灼热，矢气多，大便1～2天1次，质可，小便可，色黄，精神差。舌红，苔黄腻，舌下脉络迂紫，脉沉滞。

既往史：抑郁症15年余，现仍服抗抑郁药。轻度脂肪肝。吸烟一天一包。

中医诊断：胃气上逆

处方：大黄15g（后下）　生甘草6g

5付，日1付，水煎服

二诊：2011年1月19日

服上药5付，服第1付时未吐，后4付期间如前，饭后即吐，不吃饭时也恶心，胃内隐隐作痛，偶有灼心，矢气多。纳可，眠可，二便调。舌质红，苔黄，脉沉滞。

处方：当归10g　生地15g　桃仁12g　红花10g　赤芍15g　柴胡3g　川芎3g　桔梗3g　炒枳壳3g　炒牛膝10g　制半夏10g　生甘草6g

15付，日1付，水煎服

三诊：2011年2月21日

服上方29付，饭后即吐，量及次数均较前稍减少，胃部不适，隐痛已基本消失，体重下降快，食欲可，眠安，大便可，近2天大便稀，日2次，偶小便偏黄热，唇暗。舌质红，苔黄厚燥，舌底脉络迂曲，脉沉滞，平时饮茶水较多。检查显示：①反流性糜烂性食管炎；②慢性浅表性胃窦炎HP（-）。病理：（距门齿30cm）黏膜慢性炎症，伴乳头瘤样增生，未见癌。证属胃气上逆（胃口尤热）。

处方：清半夏15g　茯苓10g　炒枳实10g　黄连6g　石莲子10g

10付，日1付，水煎服

二诊：2011年3月7日

服上方10付，效可，饭后即吐次数较前稍减，精神气色较前好，食欲较前稍差，眠可，二便调，时小便偏黄，有热感，唇暗。舌质红，苔黄厚燥，舌底脉络迂曲，脉沉滞。

处方：柴胡10g　党参10g　清半夏12g　炒枳实12g　生白芍15g　大黄3g（后下）　竹茹30g　陈皮10g　生姜3片　大枣3片（为引）

10付，日1付，水煎服

按：《金匮要略》云：食已即吐者，大黄甘草汤主之。今患者食后即吐，且有胃肠灼热，诊为内有瘀热。故首诊处方大黄甘草汤。二诊时述初服有效，再服病证如前，且胃内隐痛，因思其舌下脉络迂紫，恐体内有瘀血为患，况古人亦云久病多瘀，遂处方血府逐瘀汤加半夏，活血化瘀而降其胃气。三诊腹内隐痛基本消失，患者呕吐次数减少。此时血分问题已去十之七八，气分问题凸显，于是改弦易辙，处方以降逆止呕，调节升降为主而获效。四诊胃病既久，土壅木郁，治当肝胃同调，疏肝降胃，处之大柴胡汤合橘皮竹茹汤加减。

痞证一

姓名：樊某　性别：男　年龄：75岁

初诊：2013年7月17日

主诉：胃脘灼热1周。

现病史：患者1周前因腹泻4天，口服诺氟沙星，泻止。但之后出现胃脘灼热不适，隐痛，口腔有异味，口苦，晚上口干，纳可。眠差，服安定20余年，近1月眠差，多梦，时噩梦。舌淡暗，苔薄黄，脉细。

既往史：冠心病史20余年，高血压病20余年，脑梗史，口腔溃疡反复发作13年。

处方：炒神曲10g　炒麦芽15g　炒山楂15g　砂仁3g（后下）　炒白扁豆10g　黄连3g

6付，日1付，水煎服

二诊：2013年7月22日

服上药6付，胃不适（灼热）已愈，现欲就高血压、冠心病进行调理。

按：患者首先因为腹泻，服西药腹泻止而增胃脘灼热，缘由外邪未尽，胃气未和之故，故治疗时用焦三仙消导和胃，扁豆淡渗健脾化湿，砂仁和胃理气，黄连泻热厚肠胃，故方小而效佳。

痞证二

姓名：徐某　性别：男　年龄：41岁

初诊：2013年7月5日

主诉：胃脘部胀满半年。

现病史：近半年经常饭前胀满不适，不痛，腰两侧痛，酸胀。现：胃脘胀满，酒后易吐酸水。面部易起痤疮，易上火，易背部起湿疹，不痒，易口腔溃疡。大便正常。舌红嫩，苔黄厚，脉沉滞。

处方：清半夏10g　陈皮10g　茯苓10g　炒苍术10g　桑柏10g　藿香10g（后下）　黄芩10g　连翘10g　炒神曲10g　生甘草3g

10付，日1付，水煎服

二诊：2013年11月15日

服上方20剂，效佳，胃胀满明显减轻，行胃镜检查：轻微浅表性萎缩性胃炎，目前仍有胃胀满，不痛，饭后明显，无烧心，泛酸等不适，纳可，眠可，大便干，有痔疮，易便中带血（肠镜：未见明显异常）小便正常。

处方：炒神曲10g　炒麦芽15g　炒山楂15g　藿香10g（后下）　茯苓10g　槐角30g　槐花30g　生甘草3g

15付，日1付，水煎服

按：患者胃脘胀满伴痤疮，背部湿疹，易口腔溃疡，舌红苔黄厚是脾胃湿热所致，湿热上熏则面部出痤疮、容易上火，故用二陈汤加减，和胃化湿，加苍术、桑柏燥湿，藿香和胃化湿，黄芩、连翘清热，炒神曲健脾。服药后湿热渐去，胃气和顺，则胃脘胀满减轻，故二诊时用焦三仙健脾和胃，扶助正气以此善后，加槐角、槐花善清泻大肠之火热而止血，对于下部血热所致的痔血、便血最为适宜。脾与胃以膜相连，二者阴阳相济，升降相因，脾喜燥而恶湿，湿热蕴结中焦，影响脾气的升清，胃气的和降，故当清热化湿，健脾和胃。故本方中虽寥寥数味，剂量轻微，却疗效显著。脾胃疾病是临床中的常见病，多和饮食不节有关，《内经》中讲“饮食自倍，肠胃乃伤”，“膏粱之变，足生大疔”，所以脾胃疾病平时应注意饮食节制，多养多调。

痞证三

姓名：杨某　性别：女　年龄：60岁

初诊：2013年7月3日

主诉：头紧伴胃脘处不适3月余。

现病史：患者多年前曾有幻想症，幻听，头不自觉抖动，说胡话。曾在某医院诊断为轻度抑郁症。现：头发紧如戴帽，胃脘不适，不知饥或饥不欲食，不欲言语，乏力，眠差，心烦，嗜睡，甚者须被他人唤才能醒，吞咽不顺，咽部有异物感。口干，不欲饮，烘热汗出，喜长出气，大便可。舌质淡红，苔厚腻，稍黄，脉沉滞。

理化检查：CT：脑萎缩，考虑双侧基底节区，双侧脑室旁腔隙性脑梗死。

中医诊断：木土壅郁（郁滞）

方名：小柴胡汤合越鞠丸

处方：川芎10g　炒苍术10g　炒神曲10g　制香附10g　栀子10g　柴胡10g　黄芩10g　清半夏10g　小麦30g　桑叶10g　生甘草3g

10付，日1付，水煎服

二诊：2013年7月29日

服上药20余付，效佳，头不自主摇动已消失，头如戴帽消失，但仍觉头两侧不舒服，仍气短，胃不适好转，纳差好转，心烦躁则出汗多，身如针扎样痛，睡醒后颈部发硬，总觉睡不醒，咽部不适好转。二便可。舌质红，苔黄白厚腻，脉沉滞。

处方：清半夏10g　茯苓12g　陈皮10g　炒枳实12g　竹茹30g　黄连6g　生龙牡各30g（先煎）　郁金10g　生甘草6g

15付，日1付，水煎服

三诊：2013年8月26日

服上方15付，后又继服首方6付，效可，现：觉头两侧发木，不舒适，颈背强硬不适，睡醒后手发麻，觉牙龈发麻不适，时有口苦口干，饮水不多，时有喉咙发紧不适，时有烘热汗出，时有气短心烦。纳可，时有胃脘满闷不适，眠可，时有眠差，大便可，小便频。舌质红，苔白略黄厚腻，脉沉滞。

处方：谷精草30g　青葙子15g　决明子6g　蝉蜕6g　薄荷10g（后下）　菊花10g（后下）　蔓荆子10g　酒黄芩10g　川芎12g　竹叶10g　炒神曲10g　炒麦芽15g　生甘草6g

10付，日1付，水煎服

四诊：2013年10月21日

服上药20付，效可，头双侧麻木减轻，如有物感消失，现：头双侧麻木偶有，目珠疼痛，视物不清，每烦躁时则觉全身如针刺样疼痛，胃中嘈杂不适，时有右肋不适，口干、口苦，纳可，眠差，多梦，眠中易醒，二便可。舌红，苔薄黄乏津，脉沉滞。

处方：柴胡10g　生白芍15g　当归10g　炒白术6g　薄荷3g（后下）　茯苓10g　丹皮10g　栀子6g　小麦30g　黄芩6g　制香附6g　生甘草6g　夏枯草15g

10付，日1付，水煎服

五诊：2013年11月11日

服上方20付，效不明显，现：右侧头时有跳痛，左眼珠痛，干涩，心烦躁时，浑身发热，有针刺感，不出汗，胃部时闷胀，幻想发作时，浑身僵硬，双手颤抖，头脑清醒，言语不利，双下肢按压时出现青痕，腿站立时，僵硬无力，多梦，口时有干苦，不欲饮，口淡乏味，大便时成形时不成形，1～2次/天。舌淡红，苔腻，稍黄，脉沉滞。

处方：川芎10g　炒苍术10g　炒神曲10g　制香附10g　栀子10g　柴胡10g　黄芩10g　清半夏10g　党参10g　桑叶10g　竹茹10g　丝瓜络10g（另包）

20付，日1付，水煎服

六诊：2013年12月11日

服上方20付，胃部闷胀时有好转，仍头跳，有虫行感。口齿发紧，不想张嘴，时阵阵心烦，无力，发热，烦躁时身上如针扎感，时右胁下痛。久站则下肢僵，困痛，时胸闷喜太息，弯腰加重，周身时憋胀痛。时口干口苦，不喜饮水，眼昏，疼痛，易流泪。幻想时发。近1月发作2次：语言不利，头摇，四肢僵，每次2分钟左右。纳可，眠可梦多，大便时成形时不成形，小便频。舌红，苔薄黄腻，脉沉滞。

处方：连翘10g　莲子心3g　麦冬20g　竹叶10g　玄参15g　黄连6g　生龙牡各30g（先煎）　郁金10g　栀子10g　胆南星6g　天竺黄6g　夏枯草15g

20付，日1付，水煎服

按：本例患者症状繁多，分析颇为复杂，然概而言之主要包括脾胃运化失常与情志异常两类表现。观其情志抑郁，不想说话，不欲饮食，颇似伤寒少阳证“默默不欲饮食”。肝司疏泄，条畅气机，一有怫郁则诸症蜂起，患者幻想，幻听，头发紧感并不自主抖动，与肝气失调关系密切。肝胆火热上炎则见口干、心烦、眠差。肝胆气盛易凌脾土，脾胃失于健运，故见胃脘不适，不欲饮食，乏力懒言。气郁痰凝，故有咽部异物感。舌苔厚腻微黄，痰湿有化热之势，脉沉滞，为气机郁滞之象。方选小柴胡汤合越鞠丸加减，以疏肝解郁，条畅气机，加小麦、桑叶养阴敛汗，为烘热汗出而设。药后头部异常感觉消失，已不自主摇动，胃脘舒适，食欲好转，此为肝胆之气已畅，脾胃运化渐复。患者复以心烦汗出，身如针扎，颈部发硬，睡眠不佳为主要表现，观其舌质红，苔黄白厚腻，脉沉滞，断为痰热壅盛，气机阻滞，故以黄连温胆汤加味，以清痰热、畅气机、安神志。此后数次复诊，根据辨证，又处以谷青汤、逍遥散、清宫汤等，方药总以疏肝清热解郁为治。

痞证四

姓名：李某　性别：女　年龄：55岁

初诊：2013年8月19日

主诉：胃脘不适半年余。

现病史：患者胃脘胀满，反酸，打嗝，气短，烧心，口苦，口干，饮水可，不知饥，眠较差，大小便可。舌质淡红，苔白厚腻黄，脉细。

理化检查：胃镜示：隆起糜烂性胃炎，病理：符合（胃窦黏膜）慢性炎症，部分腺体轻度不典型增生，部分腺体肠型化生。

处方：炒麦芽10g　炒谷芽10g　佛手3g　玫瑰花6g　桑叶10g　竹茹10g　丝瓜络10g（另包）　石斛10g　麦冬10g　蒲公英15g　白蔻3g（后下）　生甘草3g

10付，日1付，水煎服

二诊：2013年9月23日

服上方30付，效可。现：胃胀好转，打嗝消失，口苦已不明显，烧心，反酸减轻，口稍干，口淡乏味，饮水可，手心热，胸部有热感，食欲差，眠可，大便2～3天1次，质可，小便可。舌淡红，苔白腻，脉细。

处方：上方加知母10g，决明子20g，鸡内金6g。

15付，日1付，水煎服

三诊：2013年11月1日

上方服30付，效可，胸部热感消失。现：多食后胃胀，短气，食欲较前好，大便2～3天1次，手热，脚凉。舌淡红，稍歪，苔白腻，脉细。

处方：藿香6g（后下）　炒谷芽15g　佛手4g　茯苓12g　玫瑰花6g　大黄6g（后下）　炒山楂15g　蒲公英15g　桑叶10g　竹茹10g　丝瓜络10g（另包）　生甘草3g

15付，日1付，水煎服

四诊：2013年11月29日

服上方25付，效可，胃胀愈，烧心愈，现：稍有胃酸，饥饿或饱甚则吐酸水，口淡无味，食欲可，大便1次/日，手热，脚凉好转。舌淡红，苔白腻，脉沉细。

处方：上方去桑叶、竹茹、丝瓜络，加煅瓦楞子20g，黄连3g，鸡内金6g，大贝6g。

15付，日1付，水煎服

五诊：2014年2月10日

服上方20付，效佳，胃胀，泛酸，已愈，现：口淡苦，口干（糖尿病1年），喜叹气，纳可，眠可，二便可。舌质红，苔黄厚腻，脉细。

治法：仍以疏肝、和胃、化瘀、清热为治

处方：苏梗10g　玫瑰花6g　蚤休10g　血竭3g（吞服）　蒲公英15g　制香附6g　炒麦芽10g　炒谷芽10g　大贝6g

15付，日1付，水煎服

按：观此病人，当为肝失疏泄，横克脾土而出现口苦、脘痞，内有湿热，故反酸、舌苔黄腻，脉细为阴伤之象，故治疗当疏调肝气，祛湿热，养胃阴为主。然胃阴已伤，不宜苦寒败胃。因肝木克脾，故疏肝之时勿忘实脾，当运通中焦，以佛手、玫瑰花疏肝解郁，桑叶、竹茹、丝瓜络养血柔肝兼以清热。蒲公英甘寒，泻胃火但不损脾土。白蔻醒脾化湿，麦冬、石斛清养胃阴，麦芽、谷芽消食行气，使诸药补而不滞。二诊诸症明显减轻，稍加对症之品。三诊稍食则胃胀，为脾气不运，继加藿香以醒脾，大黄通腑气。后因胃酸加制胃酸之品，前后共服百余付，胃胀泛酸痊愈。脾气渐壮，肝气稍郁，喜叹息，故以疏肝和胃，以苏梗、玫瑰花、香附疏肝解郁，麦芽、谷芽应春生发之气，和胃之时兼又疏肝，因病久入络，稍加血竭活血化瘀，蚤休、大贝清热、散结消肿，总以疏肝、和胃、化瘀、清热法治之以巩固疗效。

胃痛一

姓名：苏某　性别：男　年龄：24岁

初诊：2011年3月9日

主诉：反复胃痛5年。

现病史：患者近5年每食生冷，硬饭，饭后行走会出现胃脘疼痛，每天早上3～6时烧心，疼痛，胃疼时按之加重，每食油腻，辛辣时会出现烧心泛酸，食欲可，眠可，大便不成形，日次数不规律，小便可，平时服用胃必治等治疗。曾服大柴胡汤加减20余付，胃痛有减轻，但大便状况未改善，平时喜热饮较多。舌质淡红，舌苔黄厚边有齿痕，舌底脉络迂曲，脉细滞。

理化检查：钡餐检查：胃轻度下垂。

中医诊断：寒瘀阻滞

处方：高良姜10g　制香附10g　五灵脂10g　蒲黄10g（包煎）　煅瓦楞子30g

10付，日1付，水煎服

二诊：2011年4月8日

服上方20付，效可，胃隐痛较前减，现偶有饮食不慎出现胃痛，烧心，食欲可，眠可，二便调，胃痛时按之加重。舌质淡红，舌尖红，苔黄，舌底脉络迂曲，脉细弱。

处方：上方去瓦楞子，良姜改为6g，制香附改为6g，加入炮干姜6g，炒神曲10g，丹参30g，檀香3g（后下），砂仁3g（后下）。

15付，日1付，水煎服

按：患者近5年每食生冷，硬饭，饭后行走会出现胃痛，平时多喜热饮，大便次数多，便稀，胃部水湿寒冷之气较重，用良附丸温胃阳，阳气生则阴霾散，合失笑散祛瘀止痛显奇功，瓦楞子也有制酸止痛的作用。二诊胃部不适明显减轻，后加入干姜使得温阳作用加强，神曲固护后天之本，增加消食导滞的作用，用丹参饮以调气活血，气血调达则病痛减。

胃痛二

姓名：夏某　性别：女　年龄：37岁

初诊：2009年1月12日

主诉：胃痛2年余。

现病史：患者2年前因饮食不规律引起胃痛，饭前、饭后加重，生气时、食辛辣刺激过酸的食物亦加重，饮食规律且少食则症状减轻。现：胃痛，纳可，不能多食。眠差，入睡难，眠质差，一夜眠5～6小时，二便调，月经可，色暗，量少，无血块，白带正常。舌质红，苔薄白，脉细。

理化检查：2008年7月11日，胃镜：①十二指肠球部溃疡；②胃溃疡；③慢性浅表性胃炎。B超：卵巢小囊肿。

方名：愈溃汤加味

处方：蚤休10g　白及10g　炒枳实10g　石斛15g　生黄芪15g　煅乌贼骨10g　元胡10g　炒麦芽10g　炒谷芽10g　玫瑰花6g　生甘草3g

25付，日1付，水煎服

二诊：2010年10月27日

服上方25付，检查发现溃疡已愈合，唯余散在性糜烂性胃炎，胃部不适基本消失。现：左侧小腹酸，月经提前3～4天，量可，色暗，经前偶有腹痛，经前乳房胀痛，平时亦有腰酸背痛。纳可，眠差，醒后再入睡慢，二便调，白带可。舌质暗红，苔薄白腻，脉细滞。体检发现：附件囊肿及子宫肌瘤。

处方：茯苓10g　猪苓10g　泽泻10g　炒白术10g　陈皮10g　冬瓜子30g　生薏仁30g　制附子6g（先煎）　败酱草30g　丹皮10g　生甘草3g

25付，日1付，水煎服

按：愈溃汤为余临床经验方，原方组成为：白及10g，蚤休10g，炒枳实10g，煅乌贼骨15g，五灵脂10g，蒲黄10g（包煎），生黄芪30g，炒神曲10g。

每日1剂水煎服，早晚各一次，饭后服。治上腹痛，饥则痛重，得食则减，胃镜检查为十二指肠球部溃疡。若大便干，加大黄，易乌贼骨为瓦楞子，或二者兼用；若腹胀明显，加香橼10g，或佛手3g，或甘松3g；若便干不重者，不用大黄，加杏仁10g，或元胡10g。可根据病情随症加减疗效确切。该患者二诊胃部症状基本消失，溃疡也愈合，又以他症来诊。

胃胀一

姓名：崔某　性别：男　年龄：46岁

初诊：2008年5月21日

代诉：胃胀，纳少3个月。

现病史：患者有胃炎，十二指肠溃疡病史。今年春节时胃胀，遇寒后胃痛剧烈，至医院诊为“胃穿孔”，随即做手术。术后一直胃胀，纳少。现：服奥美拉唑胶囊、硫糖铝片、法莫替丁等。

理化检查：胃镜：胆汁反流性胃炎，糜烂性十二指肠球炎。

处方：白及10g　蚤休10g　生黄芪15g　煅乌贼骨20g　炒枳实10g　元胡10g　佛手3g　砂仁3g（后下）

10付，日1付，水煎服

二诊：2008年7月21日

服上方30付，胃胀基本消失，现：觉安静状态下气短，活动后消失，纳少，夜眠安，二便正常。舌质暗，苔白微厚，脉沉滞。

处方：党参10g　炒白术10g　茯苓10g　柴胡10g　白芍10g　炒枳实10g　炒麦芽15g　炙甘草6g　生姜3片　大枣3个（切开为引）

10付，日1付，水煎服

按：患者胃脘胀痛，受寒加重，且有胃炎、十二指肠溃疡、胃穿孔病史，术后气血耗伤，胃胀痛不适，虽受寒加重，但胃气已弱，只能缓图，不可峻攻，轻而取之，往往能取得很好的疗效，否则药过于病，有“治胃反伤胃”之弊。用药对证合拍，不在方剂大小，不在药量多少，“仁义之师，无敌于天下”。诸如久病困顿，脾胃大伤，多因“饮食劳倦”而得，脾胃一弱，百病自生，稍食即胀，温则觉热，凉则觉寒，此时，过量的用药本身又加重了脾胃的负担，另外，冰冻三尺，非一日之寒，脾胃的慢性疾患，乃日积月累，留而不去所得，焉能一蹴而就？故必须以小量药扶持，中正和平，斡旋中土，假以时日，自然水到渠成，胃气来复，方可痊愈。故首诊取理气和胃之品，小量调治，俾胃气来复，方可见功，故首诊用枳实、佛手、砂仁理气和胃，元胡、乌贼骨制酸止痛，白及，《神农本草经》中记载："主痈肿、恶疮、败疽，伤阴死肌，胃中邪气"，同蚤休合用，共奏消肿生肌之效。服至月余，诸症明显好转，续用四君子汤合四逆散以善后。

胃胀二

姓名：李某　性别：男　年龄：47岁

初诊：2013年12月13日

主诉：胃胀10余年，加重1月余。

现病史：胃胀不痛，烧心，反酸，有憋胀感，口干，口苦，饮水多，纳一般，饮食多时胃胀明显，大便时不成形，1次/日，小便可，眠差，梦多，眠浅，易惊醒。舌质淡，苔薄白，中有裂纹，脉沉滞。

理化检查：幽门螺杆菌阳性。

中医诊断：木土壅郁（土气敦阜）

处方：川芎10g　炒苍术10g　炒神曲10g　制香附10g　栀子10g　炒枳实12g　竹茹30g　黄芩10g　草果10g　知母10g　蒲公英15g

10付，日1付，水煎服

二诊：2013年12月27日

服上药10付，胃胀明显减轻，食欲可，现：停药后，又觉胃胀，但较前减轻，口干，不欲饮，食后不消化，眠差，入睡难，大便不成形。舌胖大，苔薄黄，脉沉滞。

此为胃中痞塞上下不通。

处方：川芎6g　炒苍术10g　炒神曲10g　制香附10g　栀子10g　柴胡10g　清半夏10g　黄芩10g　蒲公英15g　草果6g

15付，日1付，水煎服

三诊：2014年1月17日

服上方15付，现：腹胀基本消失，入睡难，易醒，稍有心烦，大便成形，但排不净感，查幽门螺杆菌阴性。舌胖大，苔薄，脉沉细滞。

处方：上方加大黄6g（后下），炒牵牛子6g。

25付，日1付，水煎服

按：胃者，中医所谓后天之本，水谷之海，多气多血之腑，与人们的日常饮食息息相关，胃病在临床亦多见，观此病人：“胃胀，烧心，反酸，有憋胀感，口干，口苦”，一派木强乘土之象，且“饮食多时胃胀明显，大便时不成形”为内里食积、湿聚、气滞的表现，胃不和则卧不安，故患者眠差、梦多、眠浅、易惊醒。综合患者的诸多症状，思其气滞宜畅、食积宜消、湿邪宜祛，处以素有解六般郁功效的越鞠丸加减，以畅气机、消食积、清湿邪，患者服药后诸症好转而停药，殊不知夙病非一时而能解，停药后诸症反复再来就诊，因服前药效可故遵前法而治，且缓病缓治求其本，故加柴胡、半夏同黄芩引药入少阳以调达木气、解土壅滞，以收为全。

胃胀三

姓名：秦某　性别：女　年龄：56岁

初诊：2008年6月23日

主诉：间断性胃脘胀闷1年。

现病史：1年前无明显原因出现胃脘胀闷，曾检查提示“胃炎”，服药后症状消失。10余天前因服治鼻炎、咳嗽的中药3付后又出现胃脘胀闷、胸闷、心慌。曾查心电图未见明显异常。现：有时胃脘胀闷，阵发性心慌。干咳，咽喉痒，纳眠可，平素易便秘，1次/日，小便正常。舌质略暗，苔黄厚，脉沉滞。

既往史：过敏性鼻炎，鼻窦炎3年。

处方：清半夏10g　陈皮10g　茯苓10g　炒枳实10g　竹茹30g　炒卜子10g　黄连3g　炒神曲10g　栀子10g　制香附10g　生甘草6g

10付，日1付，水煎服

二诊：2008年10月15日

服上方30付，胃胀消失、咽喉痒消失，干咳偶发。大便正常。现：晨起打嗝，饮凉水后自觉胃痞塞，气不通畅。自服上药以来，心慌未作。舌质淡红，苔根部黄，脉沉取则弦。

处方：砂仁3g（后下）　丹参15g　茯苓10g　荷叶10g　郁金10g　陈皮10g　炒枳壳10g　黄芩10g　生甘草3g　炒麦芽15g

10付，日1付，水煎服

按：该患者胃脘胀闷1年余，经服药症状消失，看似疾病痊愈，但病因未得到真正解决。此时当调整脾胃升降，脾升胃降则脏腑和顺。经整体辨证，当为痰热郁于胃腑，阻碍气机升降，浊阴不降，蕴于中焦则胃脘胀闷，痰热扰心，心神不守，故见心慌。因肺经起于中焦，中焦气机壅塞不通，影响肺经运行则见咳嗽、咽痒，故此时当清化痰浊兼行气导滞，方选黄连温胆汤合越鞠丸，去川芎、白术使该方偏于疏导，加炒莱菔子降肺通肠。药服30付，诸证已不明显，苔腻已化，舌根见黄，此时当健脾和胃，兼以清养，以丹参饮去辛窜檀香，加郁金清养胃阴，陈皮、枳壳行气化痰，黄芩轻清，无黄连之味重，除中焦之热，荷叶、麦芽主生发脾胃之气，以巩固之。

胃胀四

姓名：祝某　性别：女　年龄：28岁

初诊：2013年5月3日

主诉：胃脘胀5月余。

现病史：胃胀，脘腹亦胀，饥饿时减，食后加重，按揉亦不缓解，纳可，多梦，易醒，夜间上腭易干，面部起疹多，大便干结，1次/日，月经后推7～15天，经期7天，量可，色暗，有血块，白带可。舌暗红，胖大，有齿痕，苔薄黄，脉沉滞。自诉服用人参健脾丸则上火。

方名：半夏泻心汤加减

处方：清半夏10g　党参10g　干姜6g　黄芩10g　黄连6g　厚朴10g　大黄6g（后下）

10付，日1付，水煎服

二诊：2013年6月14日

服上方20付，效显，服药半月月经来潮，持续16天方净，量少，色暗，无乳房胀，无腹痛（既往月经经行7天，经前乳胀，腹痛），服药期间胃脘胀消失，停药后又觉胃部不适，泛酸，脚趾易抽筋，纳佳，眠多梦，大便偏干，1次/日，小便可。舌质暗红，苔黄略厚，脉细。

处方：熟地10g　当归10g　生白芍10g　川芎6g　木瓜30g　制香附10g　生薏仁30g　连翘10g　黄芩10g　藿香10g（后下）

10付，日1付，水煎服

按：胃脘胀一症，虚实皆可见之。本例患者胃脘发胀，饥饿时轻，食后则重，按揉不能缓解，此为实证可知，且服用人参健脾丸后出现上火表现，正犯“实实”之戒。观其面部多疹，上腭易干，大便干结，苔薄黄，脉沉滞，可知本病为阳明湿热内盛，壅滞气机所致，胃不和则卧不安，故睡眠不佳。方选半夏泻心汤合小承气汤加减，以运脾化湿，行气通腑。药后胃脘胀消失，然停药后又有反复，大便干，多梦，脚趾抽筋，苔黄厚，脉细，为阴血不足，湿热内蕴之象，故以四物汤养血活血，木瓜、薏仁疏通经络，和胃化湿，连翘、黄芩、藿香清热利湿，香附理气以助气化。

胃胀五

姓名：卜某　性别：女　年龄：30岁

初诊：2008年8月29日

主诉：胃脘部胀痛3月余。

现病史：胃脘部隐痛，食后明显，按之亦明显，大便稀溏，1次/日，时腹痛，胃痛以来伴头痛，失眠，多梦，易惊醒，体重下降5kg，心烦躁，纳食量可，小便正常，月经正常。舌苔薄白，舌质正红，脉细。

理化检查：胃镜：糜烂性胃炎。

处方：丹参30g　檀香3g（后下）　砂仁3g（后下）　五灵脂10g　蒲黄10g（包煎）　焦栀子6g　羌活3g　独活3g　煅瓦楞子20g

10付，日1付，水煎服

二诊：2008年11月14日

服上方10付，胃脘部隐痛基本消失。后停药近2个月，胃脘隐痛稍反复。烧心，食凉食及甜食后易作，食后胃稍胀，眠浅，矢气时小腹坠痛。大便前也有小腹坠痛，近2月经量减少，1天即净，天凉后怕冷，时有心烦。舌质淡红，苔薄白，脉细。

处方：柴胡10g　生白芍15g　当归10g　茯苓10g　薄荷3g（后下）　制香附10g　桃仁10g　红花6g　丹参30g　檀香3g（后下）　砂仁3g（后下）　焦栀子6g　丹皮10g　麦冬10g

20付，日1付，水煎服

按：忧思恼怒，伤肝损脾，肝失疏泄，横逆犯胃，脾失健运，胃气阻滞，均为胃失和降，而发为胃疼，气滞日久或久痛入络，可致血瘀。如《临证指南医案》说：“胃痛久而屡发，必有凝痰聚瘀”。患者胃部疼痛食后明显，入夜尤甚，符合瘀血停胃之证，当治以化瘀通络，理气和胃，本方丹参饮合失笑散加减，共奏行气活血，化瘀止痛之功，丹参、蒲黄、五灵脂活血化瘀止痛，檀香、砂仁行气和胃。加入煅瓦楞子制酸止痛，先去瘀血，而后疏理肝气。二诊患者胃部不适基本消失，因病未尽而又未继续服药致病情有所反复，但此时病症较前已有变化，故处以丹栀逍遥散合丹参饮加减，既守前方活血化瘀祛其余邪，又兼疏肝清热以收全效以达长治久安，可谓“效不更方”，亦可谓“效亦更方”。更不更方要随“病机”而灵活变通。

胁痛一

姓名：李某　性别：女　年龄：50岁

初诊：2008年6月4日

主诉：右胁不适20年。

现病史：右胁不适，偶痛，晨起口气大并常欲吐清水，余时如常。食欲差，脘腹胀，大便不成形，1～2次/日，小便可，视物模糊较甚，口干，月经紊乱1年，偶有经血至。舌苔少，舌质暗红，瘀象明显，脉细。

既往史：乙肝“大三阳”病史20年，未规律治疗。

理化检查：2008年4月7日，肝功能正常，HBv-DNA＜5.010IU/ml（＜5.010IV/ml）。2007年10月11日　B超：肝实质弥漫性改变，胆囊壁毛粗，胰脾未见异常。

治法：柔肝活络，清热健脾

处方：生地10g　生白芍15g　麦冬10g　北沙参10g　当归10g　赤芍10g　丹皮10g　红花6g　郁金15g　桃仁10g　金银花6g　连翘10g　炒山药15g　炒白扁豆15g　生麦芽15g　生甘草6g

15付，日1付，水煎服

二诊：2008年7月14日

服上方20剂，食欲改善，口干腹胀满症状消失，口臭，晨起口吐清涎症状明显减轻，纳眠可，二便可。舌质暗，苔薄白，脉细。

处方：北沙参10g　生地10g　麦冬10g　当归身6g　枸杞子10g　川楝子3g　生白芍10g　丹皮10g　赤芍10g　郁金10g　金银花10g　连翘10g　生麦芽15g　生甘草6g　丝瓜络15g（另包）　炒山药15g　炒白扁豆10g

15付，日1付，水煎服

三诊：2008年9月18日

服上方40付，服药期间肝区轻松舒适，不痛，停药后右胁不适，尤其是感冒后右胁痛，不感冒时右胁不痛，纳眠可，时有烘热汗出，二便可。舌质红，略暗，苔薄黄，脉细。

处方：北沙参15g 生地6g 麦冬10g 当归身6g 枸杞子10g 郁金10g 元胡10g 丹皮10g 炒山药15g 麦芽炭15g（另包） 菊花炭10g（另包） 生白芍15g 柴胡3g 小麦30g 生甘草6g 大枣5个（为引）

20付，日1付，水煎服

四诊：2008年11月20日

服上药30付，右胁轻松舒适，疼痛未再出现，烘热汗出减少，口唇干，纳眠一般，二便可。舌紫暗，苔薄黄，脉细。

处方：北沙参15g 生地6g 麦冬10g 当归身6g 枸杞子10g 郁金10g 元胡10g 丹皮10g 赤芍10g 生山药15g 土元6g 麦芽炭15g（另包） 菊花炭10g（另包） 柴胡3g 小麦30g 生甘草6g 大枣5个（切为引）

20付，日1付，水煎服

五诊：2008年12月31日

服上药30付，症状进一步减轻，守方续服10付。

按：余在临床上治疗慢性肝病，包括乙肝大三阳、小三阳等，多以柔肝养肝、健脾活络为主，因肝为刚脏，然过刚则易折，故以柔肝为则，多以白芍、麦冬、沙参、生地为主药为治；因见肝之病，当先实脾，故多辅以山药、白扁豆等药以健脾治肝；生麦芽既可以健脾胃又可以疏肝理气，在此类疾病中为一味妙药，另亦可据病情加入炭类药物，取其治肝“助用焦苦”之意。

胁痛二

姓名：齐某 性别：男 年龄：41岁

初诊：2013年7月19日

主诉：左胁部胀痛8月余，加重3月余。

现病史：患者平时饮食不规律，初饥饿时出现左胁下疼痛，近3月加重，持续性发胀，稍多食即胀重，疼痛可及后背部，食欲佳，眠安，大便干结如栗，量少，5日一行，小便可，色黄。舌质红，苔白略厚腻，脉沉滞。

理化检查：2013年7月5日胃镜：①食管正常；②慢性浅表性胃炎；③十二指肠球炎。超声：胆囊壁厚，毛糙，脾稍大。

处方：柴胡10g　黄芩10g　清半夏10g　炒枳实12g　生白芍10g　大黄10g（后下）川楝子10g　醋元胡10g　炒神曲10g

10付，日1付，水煎服

二诊：2013年7月31日

服上药10付后，效佳，胃胀痛减轻，现：右偏上腹隐痛，后背肩胛骨痛，纳增，眠可，大便可，小便晨黄。舌尖红，苔白腻，脉沉滞。

处方：上方去神曲加郁金10g，杏仁10g，连翘10g。

15付，日1付，水煎服

按：肝胆经脉布于胁肋，胁肋不适多与肝胆气机瘀滞不畅有关。本例患者左肋胀痛，牵及后背，脉沉滞，此为肝胆气机郁滞日久，影响血液运行，气血运行不畅之症。患者食欲可，大便干结，为阳明燥热内结，腑气不通。方选大柴胡汤疏泄肝胆，泻热通腑，合金铃子散疏肝行气，活血止痛。二诊时疼痛减轻，小便黄，舌尖红，邪有化热之势，苔白腻，气郁导致水液运行不利，停聚为湿，上方加郁金调畅气血，杏仁宣畅上焦，以利水湿得化，连翘清泻上焦热邪，诸药合用，共奏行气活血止痛，宣畅气机通利湿热之功。

胁痛三

姓名：张某　性别：男　年龄：10个月

初诊：2013年4月17日

主诉：胆道闭锁术后7个月。

现病史：患儿早产38天，剖宫产，产后即发现身黄，住院23天，治疗后黄退，出院后10余天身黄再现，产后80天，在北京某儿童医院，腹腔镜示：胆道闭锁（肝外闭锁），并行胆管部分切除。出汗多，夜间加重，又述以往汗出较少，服他医中药后致全天出汗，尿少，脾大。

处方：生黄芪10g　鸡内金3g　醋元胡3g　浮小麦10g　牡蛎6g（先煎）生山药6g

7付，日1付，水煎服

二诊：2013年5月8日

服上药17付，觉效好，现：纳佳，精神可，二便可，脾脏缩小。

处方：生薏仁3g　炒白扁豆3g　生山药3g　生黄芪6g　鸡内金2g　黄芩2g　浮小麦10g　元胡3g　生甘草1g

25付，日1付，水煎服

三诊：2013年6月24日

服上方40余付，效可，现：易出汗，鼻上小疹时隐时现，肉色如粟样大小，纳较前好，眠可，大便可，时有发绿，小便可。

处方：鸡内金3g　炒麦芽6g　醋玄胡3g　浮小麦10g　生山药6g　黄芩2g　生甘草1g　生黄芪4g　大枣2个（切开为引）

20付，日1付，水煎服

按：患者现症全天汗出明显，身发黄，尿少。经云"汗出、而小便不利、渴饮水浆者，此为瘀热在里，身必黄"。患者为新生儿为稚阴稚阳之体，当先顾护胃气，敛汗固阴，以牡蛎散为主加入鸡内金、山药使得汗止胃气生，脾胃为后天之本，有胃气则生，无胃气则亡，小儿当先顾护胃气。二诊效可，小儿纳可，在上方的基础之上加入清热化湿之药黄芩、炒白扁豆、生薏仁，但是量小，足见爱护小儿娇嫩之体。三诊效可，湿已减少，去炒白扁豆、生薏仁，加入炒麦芽，使得胃气渐生，余邪自去。

噫气

姓名：王某　性别：女　年龄：73岁　主诉：噫气30年。

初诊：2005年3月24日

现病史：噫气时轻时重近30年，曾服中西药不效。近几天噫气较频，发作时全身乏力，口出热气，吸入凉气觉舒，胃纳可，肠鸣，腹胀，小腹两侧疼，按之痛减，大便不干，但不畅，数日一次，口干不苦，不吐酸。曾做各种检查，各项指标均正常。舌质偏淡，苔薄少而微黄，脉细。

处方：制半夏12g　党参15g　旋覆花10g（包煎）　代赭石15g（包煎）　丁香6g　柿蒂30g　破故纸10g　刀豆子30g　炙甘草10g　生姜3片　大枣6个（切）

4付，日1付，水煎服

二诊：2005年4月3日

噫气减轻，昨至今日发作较少，舌脉同上。

处方：上方加麦冬30g，黄芩10g，黄连6g，炒枳实10g。

3付，日1付，水煎服

按：本案中，患者噫气30年，西医各种检查未见异常，言其无病，其实乃中医胃气上逆之证，胃气者宜降不宜升，患者顽固性嗳气30年，伴全身乏力，口出热气得凉则舒，本方以旋覆代赭汤降逆化痰，益气和胃，丁香柿蒂汤，刀豆散合方组成，理气和中，和胃降逆，下气消痰，用于治疗胃虚痰阻，气逆不降之证，病久及肾故又加入破故纸（补骨脂）、刀豆子，温阳补肾，纳气降逆。二诊嗳气减轻，发作甚少，加入麦冬、黄芩、黄连养阴清热，在前方补气的基础之上加入枳实理气之品使得气机得畅，胃气得降，嗳气得除。

淋证

姓名：姜某　性别：女　年龄：31岁

初诊：2008年5月30日

主诉：尿频2月余。

现病史：2月前不明原因出现尿频，无尿热，尿痛，曾行妇科及尿液检查未见异常，曾服补中益气丸、桂附地黄丸、知柏地黄丸等效不佳。现：尿频，不分昼夜，腰酸困不适，纳食欠佳，夜眠欠佳（有小孩2岁）。怕冷，小腹坠胀，无尿热及尿痛，大便偏干，3～4日一行。月经提前4～5日，量较前减少，行经2～3天，有少量血块，行经前乳房微胀痛。小便日间1小时数次如厕，夜间3次，若晚上喝水小便5次，影响睡眠。舌质淡红，苔薄微黄，脉沉细。

处方：炒火麻仁30g　杏仁15g　炒枳实15g　生白芍15g　厚朴12g　大黄10g（后下）

6付，日1付，水煎服

二诊：2008年6月18日

服上方6付，腰酸症状消失，尿频症状改善，日间1小时如厕1次，喝水多时1小时小便2次，大便仍干结如栗，1次/日，纳眠一般。舌质红，苔薄黄，脉细。

处方：上方生白芍改成30g，加当归15g，生地30g。

12付，日1付，水煎服

按：此患者主诉为尿频，且伴大便干，3～4天一行，此为《伤寒论》所讲的“脾约”证，即胃肠燥热，脾约大便秘结，小便频数，本病的病机特点为胃强脾弱约束津液以致肠燥便秘，故曰脾约。《内经》云：“饮入于胃，游溢精气，上输于脾，脾气散精，上归于肺，通调水道，下输膀胱，水精四布，五经并行。”又说：“是脾主为胃行其津液者也。”今胃强脾弱，约束津液不得四布，但输膀胱，致小便数大便硬，膀胱经循行过腰，膀胱输布津液不利则导致腰疼，处方麻子仁丸，根据“燥者润之”“留者攻之”的原则，润肠药与泻下药同用，纵观本方，一则取质润多脂之麻仁、杏仁、芍药等，麻仁大量，益阴增液以润肠通便；二则取大黄、厚朴、枳实即小承气汤，用量较小承气减轻，泻下通便，故服药后尿频改善，腰酸消失。继加养肝肾阴血之品当归、生地以善后。

癃闭

姓名：刘某　性别：男　年龄：81岁

初诊：2013年5月8日

主诉：小腹胀，小便不通20余天。

现病史：突然尿闭，小腹憋胀，现：一直用导尿管。心脏起搏器已装6年，高血压30年，血糖偏高，大便不干，1次/日，B超前列腺轻度肥大。舌暗红，苔薄黄，脉沉滞。中医诊断：癃闭。

处方：麻黄4g　杏仁10g　柴胡10g　升麻6g　怀牛膝15g　干地龙10g　琥珀3g（另包）　冬葵子30g　生白芍30g　乌药6g　生甘草6g

6付，日1付，水煎服

（服药后5分钟左右，探吐以助气化）

按：小便不出、小腹胀属于中医“癃闭”范畴，导尿为住院常规治疗方法之一。方中麻黄、杏仁开其上窍，因肺为水之上源，上窍开则下窍利；柴胡、升麻升提中气；牛膝、地龙、琥珀、冬葵子皆可利尿；乌药温肾助膀胱气化。服药后5分钟探吐可助气化，朱丹溪对此有详解，并将探吐一法譬之滴水之器，闭其上窍则下窍不通，开其上窍则下窍必利，乃提壶揭盖之意，后回访述6付未尽诸症尽消。

小便频数

姓名：朱某　性别：男　年龄：11岁

初诊：2009年1月21日

主诉：饮水后小便频半年。

现病史：患者从上5年级开始，饮水后（半小时内）即急如厕，首尿量多，但解后又急，次数、量减少，无痛无热，素喜挑食，喜甜食，眠可，大便不干，时便秘，或5～6天或3～4天或2～3天1次，近1年易咳，喜清嗓子，好动。舌淡红，苔薄白，脉正常。

处方：炒火麻仁15g　杏仁6g　炒枳实6g　生白芍6g　大黄3g（后下）　厚朴6g　白果6g　桑螵蛸10g

10付，日1付，水煎服

另：桔梗4g　木蝴蝶3g　麦冬6g　桑叶6g　杏仁6g　前胡4g　炙麻黄2g　黄芩6g　生甘草3g

6付，日1付，水煎服

二诊：2009年4月22日

服上方16付，效可，诸症减轻，现：纳差明显，喜挑食（喜酸食），大便黏腻，少则2天多则6天不解，饮水后仍尿频急（半小时左右），咽仍喜清嗓，不咳，但较前缓解（吃凉菜时明显）。舌淡红，苔薄白腻，脉细。

治法：助消化利喉咙

处方：炒麦芽10g　炒山楂10g　炒神曲6g　炒卜子6g　陈皮6g　连翘6g　鸡内金6g　牛蒡子6g　桔梗6g　杏仁6g　决明子10g　威灵仙6g　生甘草3g

10付，日1付，水煎服

按：饮水后小便多频，伴便秘5～6天或3～4天或2～3天1次，此为《伤寒论》所讲的“脾约”证，即胃肠燥热，脾约便秘，脾不能为胃行其津液，脾津不足，则纳差喜甜食。《内经》中讲到“饮入于胃，游溢精气，上输于脾，脾气散精，上归于肺，通调水道，下输膀胱，水精四布，五经并行。”“是脾主为胃行其津液者也。”患者现在“脾气散精”的功能失常，影响了肺通调水道的功能，另一方面肺与大肠相表里，胃肠燥热，上迫于肺，则肺失宣降，近1年容易咳嗽清嗓子说明肺中有痰气，阻塞咽喉，故处方麻子仁丸润肠泄热通便，白果、桑螵蛸收涩缩尿；另处6付宣肺利咽止咳化痰之剂以除其新病易咳、喜清嗓子之患。二诊诸症减轻，实热之邪渐去，纳差明显，虽仍有便秘数日不行，但不可再用攻下之法，因患者本有纳差，攻下伐伤正气，首方麻子仁丸已含攻下之意。故二诊时用消食药缓消结聚，积滞易于阻气、生湿，故以陈皮理气化湿，连翘味苦微寒，既可散结以助消积，又可清解积滞所生之热，桔梗、杏仁宣肺利咽畅下。

水肿一

姓名：郭某　性别：女　年龄：80岁

初诊：2013年7月26日

主诉：水肿8年，反复1年。

现病史：患者8年前确诊为肾病综合征，经治疗后好转平稳，持续3年，去年病情反复，出现周身水肿，发胀，尿蛋白（+++），水肿晨轻晚重，纳差，无食欲，口不渴，胃脘胀满，眠较差，大便可，小便量较少，现服利尿药，指凹性水肿，平时怕冷，脚凉，浮肿较甚，手如馒。舌质淡，苔白厚腻，脉沉滞。既往史：高血压病史，冠心病病史。理化检查：2013年7月22日：总蛋白48.7g/L↓，白蛋白15.9g/L↓，腺苷脱氨酶19.0U/L↑，总胆固醇10mmol/L↑，甘油三酯1.95mmol/L↑，低密度脂蛋白6.98mmol/L↑，载脂蛋白B2.1mg/L↑，钠132↓，C-反应蛋白10.0g/L↑

中医诊断：阳虚水寒，失于输化

处方：制附子30g（先煎2小时）　茯苓30g　炒白术10g　生白芍10g　干姜10g　桂枝10g

6付，日1付，水煎服

二诊：2013年8月5日

服上方6付，觉饭量增加，肿稍退。现：恶心，咳嗽时欲吐，口干渴。后服利尿药，大便稀3～4天1次，手浮肿，稍动则心跳90次/分，心慌。舌红，苔干黄，脉沉弦。

处方：制附子20g（先煎2小时）　茯苓30g　炒白术6g　生薏仁30g　大黄10g（后下）　生白芍10g

10付，日1付，水煎服

三诊：2013年8月14日

服上方9付，咳愈，大便稀，1～2次/日，自行抬高肢体，手浮肿渐消，小便不适，灼热，现：恶心，呕吐，不能食。舌暗，苔黄褐色厚，脉沉弱。

处方：制附子20g（先煎）　大黄6g（后下）　党参30g　玉米须100g　瞿麦30g

先煎玉米须代水煎服

10付，日1付，水煎服

四诊：2013年8月28日

服上方14付，效明显，大便不稀，1～2次/日，小便1天尿量不到400ml，饮水少，手自行抬高肢体浮肿，腿部比以前稍硬，腿部有憋胀感，呕吐减少，纳差，不能食，背部痒。舌暗，苔黄褐色厚，脉沉滞。

处方：制附子30g（先煎） 炮干姜10g 肉桂6g 党参15g 生黄芪30g 茯苓30g 防己10g 炙甘草6g 大黄6g（后下）10付，日1付，水煎服

按："察色按脉，先别阴阳"，观此病人已入耄耋之年，平素畏寒怕冷手脚凉，精神不振，又兼患肾病综合征此等大证8年，周身水肿，舌质淡苔白厚腻脉沉滞，此为阴证。周身水肿晨轻暮重，因白天人体可借助自然界阳气温化水湿，晚上阴气较重，水湿凝聚；纳差，胃脘胀满为阳气虚弱，水湿阻滞中焦，不能运化水谷；小便量少为阳虚气化功能失司。故六经辨证此为少阴病阳虚水泛证，投以真武汤加减温阳利水。二诊加入大黄以降上逆的胃气，且久病多瘀，血水相互影响，血不利则为水，同时方中大黄、附子同用，一凉一热，一攻一补，对于蕴郁结聚之邪，自能推陈出新，曲尽其用。四诊加入防己、黄芪，取《金匮要略》防己黄芪汤之意，益气去水。此患者病程较长，年老体衰，阳气虚弱，故病情容易反复迁延，然病机总不出阳虚水泛，故前后用方思路一贯，古云"王道无近功"，故需要连续长时间服药。

水肿二

姓名：胡某 性别：女 年龄：44岁

初诊：2008年5月9日

主诉：双下肢水肿20年。

现病史：20年前怀孕后期出现双下肢水肿，曾间断治疗，未明确诊断，服中药治疗有效，停药后症状同前。手足心热，肿甚则热甚，天热时尤为加重。现：双下肢指凹性水肿，晨轻暮重，经前及经期尤甚。寐梦多，二便调。舌质略暗，苔白略厚，脉沉滞。

治法：疏利法

处方：木瓜30g 生薏仁30g 柴胡10g 生白芍10g 当归10g 茯苓30g 制香附30g 赤小豆30g 丝瓜络30g（另包） 忍冬藤30g 生甘草6g

12付，日1付，水煎服

二诊：2008年6月16日

服上方30付，双下肢水肿明显减轻，晨起水肿不显，久坐后双下肢水肿，较前轻。月经量较前增多，经期双下肢酸痛。纳眠可，二便调。舌略暗，苔白略厚腻，脉沉滞。

处方：上方茯苓改为15g，加地骨皮15g，知母10g，丹皮10g，红花6g。

15付，日1付，水煎服

三诊：2008年8月6日

服上方30付，双下肢水肿基本消失，久坐后会出现。经前及经期双下肢水肿加重，经前及经期乳房胀明显。经行时身痛及腹胀，月经量少，行经6天，色暗。胃脘痞塞胀，嘈杂。纳眠可，二便正常，口有异味。舌质正红，舌体胖，苔薄白，脉沉滞。

处方：柴胡10g　生白芍15g　当归10g　炒白术6g　茯苓10g　薄荷3g（后下）　生薏仁30g　木瓜30g　制香附12g　丹皮10g　栀子10g　生甘草3g

15付，日1付，水煎服

按：此案乃“疏利法”之应用，女子之病，多责之于肝，从肝论治，此病水肿乃为气郁导致水停。当先疏利气机为主，佐以淡渗利湿之法而获效。

水肿三

姓名：吴某　性别：女　年龄：51岁

初诊：2013年11月13日

主诉：右下肢肿胀1年余。

现病史：2年前左下肢肿胀疼痛，输消炎药后症消。1年前又出现右下肢肿，皮肤发红，热，胀，疼，用消炎药后，症消。但反复发作，时好时坏，活动后肿胀加重，肿前发热，体温39℃，休息后稍好。纳眠可，大便易干，难排，面部粉刺样斑点较多。舌淡胖，苔薄白，脉沉滞。

既往史：几年前颈椎受损（车祸），去年脾切除（脾大）（因腿一直肿胀，当地医生建议切除），2012年断经。

理化检查：2013年3月19日超声提示：下肢静脉未见明显异常。血压、血糖正常。

中医诊断：脚气（湿热下注）

方名：鸡鸣散、三妙散加味

处方：木瓜30g　吴茱萸10g　苏叶12g（后下）　橘红12g　桔梗12g　槟榔12g　炒苍术15g　黄柏10g　生薏仁30g　海桐皮30g　生姜10g（为引）

15付，日1付，水煎服

二诊：2014年2月28日

服上方5付后，自述服上方未再发生红热现象，肿消退如正常，发热明显减轻。后又有反复，现：双下肢肿胀，按之不凹陷，时有发痒，休息后肿胀消失，纳可，大便干结，排解困难，3～7天1次，眠可。（未绝经前素来月经量多，淋漓半月之久）舌淡红，苔中根部白厚腻，脉沉有力。

处方：木瓜30g　吴茱萸10g　橘红12g　苏叶12g（后下）　槟榔12g　防己12g　生薏仁30g　赤小豆30g　大黄10g（后下）　通草6g　生姜3片（为引）

20付，日1付，水煎服

三诊：2014年4月28日

服上药20付，症状续减，现：双下肢肿胀，自觉灼热，发痒，右半侧身体自觉发凉，下肢更著，纳可，眠佳，大便干，1～2天1次，小便可。舌淡红，苔薄白，舌下络稍瘀，脉沉有力。自诉有摔伤病史，当时下肢未肿，亦未出现凉感。

处方：木瓜30g　吴茱萸3g　苏叶12g（后下）　橘红12g　桔梗12g　槟榔12g　炒苍术15g　黄柏10g　生薏仁30g　海桐皮30g　赤芍30g　大黄10g（后下）　生姜3片（为引）

30付，日1付，水煎服

按：患者以下肢肿胀痛求诊，观其面色较暗，下肢肿胀，皮肤发红，问及怕冷，右半侧肢体发凉，查舌淡胖，苔白脉沉滞，四诊合参，可判为阴证。患者已近中年，又连遇车祸、手术，正气受损。《内经》有云："阳气者，精则养神，柔则养筋"，阳气不足，不能运化气血水湿，湿气下注，阻滞气机而使气机郁滞不畅郁而化热。故而出现下肢肿胀热痛。病因病机已明，故处方鸡鸣散行气化浊，化湿通络，合三妙散以加强化湿之力，更妙在海桐皮一味，药性苦、辛、平，能祛湿通经络，而不伤正，对风湿痹证不论寒热均可使用。因辨证准确，故服后效佳，腿肿已不明显，故守原方加减，以观后效。本案患者虽有红热胀疼，仍辨为寒湿下注，因寒湿阻滞局部气机，亦可有局部体温升高，故而临床不可拘泥于此。应当四诊合参，整体分析，方可抓住疾病的本质。

水肿四

姓名：肖某　性别：女　年龄：28岁

初诊：2008年6月13日

主诉：双膝以下浮肿3年。

现病史：3年前无明显原因出现双踝浮肿，每夏季发作，曾查尿常规无异常。在当地服中药治疗效不佳。后症状逐渐加重，久立后尤为明显。今年出现双膝以下浮肿，沉困，足趾麻木，时胸闷、气短、四肢无力，头懵。现：双膝以下浮肿，沉困，足趾麻木，怕冷（尤怕吹空调），时胸闷、气短、四肢无力，头懵，纳眠可。大便易干，月经正常，行经前乳房微胀（曾有乳腺小叶增生）。舌质偏红，苔薄白，脉细。

既往史：乙肝"小三阳"发现4年，原为乙肝"大三阳"。

处方：木瓜30g　生薏仁30g　通草6g　苏叶6g（后下）　丝瓜络30g（另包）　忍冬藤30g　赤小豆30g　车前草30g

10付，日1付，水煎服

二诊：2008年7月4日

服上方10付，双膝以下浮肿基本消失，头懵减轻，久站后微肿，双小腿困痛、无力，每上楼或受凉时尤为明显，行经时双下肢肿加重，时胸闷气短，纳眠可，偶有恶心，二便正常，平素易上火。舌质淡红，舌尖红，苔白微厚，脉沉滞。

治法：上症已轻，今从乙肝治之（防患于未然）

处方：生地10g　生白芍15g　丹皮10g　赤芍10g　女贞子15g　旱莲草30g　丝瓜络15g（另包）　忍冬藤15g　赤小豆30g　生甘草6g　砂仁3g（后下）　黄芩6g

10付，日1付，水煎服

按：水肿一病，有心源性、肾源性、肝源性等，然一些特发性水肿，西医检查并无明显异常，本案患者即是如此。患者每年夏季水肿发作，并伴有胸闷、气短、乏力，然饮食、二便可，可见正气尚可，知其为气机郁滞，水湿不化，湿为阴邪，易流于下焦，导致下肢水肿，阻滞气机，则身体困重、肢体麻木、胸闷乏力，故处方以木瓜、生薏仁为君，化气行湿，且木瓜善走下焦，为下焦水湿痹证之专药，臣以忍冬藤清热通络、丝瓜络凉血通络、使经络之邪荡然无存，更以通草宣通气机，苏叶宽胸理气，佐以赤小豆、车前草使水湿从下焦而出，给邪气以出路，诸药合用，共奏疏通气机，分利水湿之功，此即“疏利法”，为余临证治疗内科杂病八法之一，具有广泛的临床应用价值，可用于各种内科疾病。

水肿五

姓名：徐某　性别：女　年龄：74岁

初诊：2008年6月20日

主诉：间断性左侧面部肿胀、疼痛3年，发作3日。

现病史：3年前不明原因出现左侧面部肿胀、疼痛。至某医院诊为“三叉神经痛”，后至多家医院诊治，服中西药治疗，有效。但近年发作频繁，3日前再次出现。现：左侧面部肿胀、疼痛，夜间11点后开始疼痛，晨起痛止，白天不痛，无麻木及灼热感，纳可，眠可，二便正常。舌质淡红，苔薄白，脉沉弦。

既往史：高血压10余年，现服降压药稳定。1月前因鼻窦炎行手术治疗。半年前患中耳炎。

处方：生白芍30g　生甘草20g　桃仁10g　红花10g　炒白芥子3g　制川乌3g（先煎）　蜈蚣1g（打粉吞服）当归尾10g

10付，日1付，水煎服

二诊：2008年7月7日

服上方10付，左侧面部肿胀减轻，疼痛发作次数减少，共发作3次。疼痛程度减轻，仍夜间12点后开始痛，晨起痛止。纳眠可，二便调。夏季皮肤瘙痒，舌质淡红，苔少，脉沉有力。

处方：上方加丹皮10g，元胡10g，防风10g，炒白芥子改为6g，蜈蚣改为2g。

10付，日1付，水煎服

按：三叉神经痛是一种在面部三叉神经分布区内反复发作的阵发性剧烈性痛，是世界公认的疑难杂病之一。中医认为其病机主要有风寒外袭，肝阳上亢，气滞血瘀，风痰阻络等。本案患者面部肿胀疼痛反复发作，无恶寒，脉浮之症，可排除表证。纳可，二便可，可排除里证，故以杂病辨证论治。芍药甘草汤源于《伤寒论》29条，治疗“脚挛急”之症，具有较强的柔肝缓急之功，可用于各种拘急性疼痛，正与本案患者相合。又患者疼痛夜间明显，因夜间气血运行缓慢，气血凝涩症状加重为瘀血为患。故方中加入活血化瘀之桃仁、红花、当归，促进局部气血运行，又加入大辛大热的川乌、白芥子，以搜经络间顽痰，贼风，诸药合用，共奏化痰活血，缓急止痛之功，故初服即明显见效。

遗尿

姓名：王某　性别：女　年龄：63岁

初诊：2013年12月18日

主诉：小便不固3月余。

现病史：3月前因咽炎，咳嗽服西药治疗，当时咳嗽或打喷嚏时小便失禁，近来在外院服12付中药（具体中药不详）后，咳减，但小便失禁现象仍存在。现：喑哑，痰量少，稍咳，小便自出，大便不干，咽部紫暗。舌淡，苔薄白，花剥，脉沉弱。

中医诊断：肺肾气虚（咳则遗尿）

处方：炮干姜10g　炙甘草10g　乌药10g　益智仁10g　生山药30g　菟丝子30g　山萸肉10g　生黄芪30g　党参10g　制附子6g（先煎）

10付，日1付，水煎服

二诊：2014年1月10日

服上药20付，效不显，现：每咳则小便失禁，眠可，喜温热饮食，食凉则喑哑，大便不成形，1次/日。舌红，苔花剥，脉细。

处方：炮干姜6g　炙甘草12g　乌药10g　益智仁10g　生山药30g　菟丝子10g　山萸肉10g　生黄芪20g　党参10g　桂皮3g　制附子3g（先煎）　熟地10g

15付，日1付，水煎服

三诊：2014年3月7日

服上药30付，效可，咳则遗尿较前减轻，大便已成形，晨起咳痰消失，每日早晨5点左右汗出，无恶寒发热，纳可，眠佳，大便1次/日，咳则遗尿。舌淡暗，苔剥落，脉细弱。

处方：炮干姜6g　炙甘草12g　白果10g　菟丝子30g　党参10g　五味子10g　生黄芪30g　生山药30g　枸杞子10g

10付共为细面，制水丸，每次服6g，早晚各1次

（从脾肾入手，甘草干姜汤，上虚不能制下）

四诊：2014年9月3日

服上方至今，效可，咳嗽时遗尿量明显减少，现：咳则少量尿液出，睡觉时易手麻，晨起5点左右汗出改善，纳可，眠可，大便1次/日，成形，偏黏，小便正常。舌质暗红，苔花剥，黄腻，脉细。自觉小腿肚疼，受凉后加重，抽筋。

处方：炮干姜6g　炙甘草12g　党参30g　山萸肉15g　菟丝子30g　煅牡蛎30g　木瓜30g　益智仁10g　生山药30g　乌药6g

10付共为细面，制水丸，每次服6g，早晚各1次

按：患者小便不固于3月前咳嗽打喷嚏时出现，咳嗽打喷嚏为外感风寒，寒邪束肺所致，寒主收引，肺气郁闭，肺主行水，肺为水之上源，肾为水之下源，肺失宣降，影响小便正常排泄。来诊时仍有咳嗽有痰喑哑等寒邪未尽之表现，故用甘草干姜汤温上焦。然小小外感人人皆会出现，1周左右即可获愈，何以该患者却从此得小便不固？患者为老年人，平素体质欠佳，故知其本有下元不固，外感为其诱发因素，故用缩泉丸（益智仁、乌药、山药）温肾止尿，效果不显。二诊时加桂皮、附子、熟地加重温暖肾阳之力，服药后大便成形，咳痰消失，此为寒气去的表现。三诊时基本思路不变，仍从脾肾入手，药物加以调整，改汤为丸，服药后遗尿明显减少，仍守原方思路，长期服用。甘草干姜汤在《金匮要略》中用于虚寒性肺痿，明确提出小便数的原因为“上虚不能制下”，与此患者相同。方中出现的黄芪、山药同用，健脾益气，为张锡纯老先生善用的对药。本案整体病机为上焦阳虚，脾肾不足，治以温上与补脾肾并重。虽然前面效果不甚理想，但仍守首次思路，稍微调整。可知临证之中应谨守病机，处方用药把握“效不一定不更方，不效不一定更方”之理。

不寐一

姓名：崔某　性别：男　年龄：25岁

初诊：2013年7月26日

主诉：眠差6年。

现病史：患者入睡可，眠浅，烦躁甚，晨起仍精神差，做梦不多，有强迫

症症状，稍活动即汗出较多，口渴饮水较多，纳可，二便调。舌质红，边有齿痕，苔薄白腻。

治法：法宜清心安神和胃

处方：竹叶10g　灯心3g　茯苓10g　金银花10g　炒神曲10g　白蔻6g（后下）　合欢皮30g　郁金10g　生甘草6g

10付，日1付，水煎服

二诊：2013年9月2日

服上药10付，效佳，诉睡眠烦躁甚等症明显改善，强迫症状稍有改善，睡觉有磨牙情况，梦多，饮水多，汗出减少，偶尔夜里易惊醒，眠不深。舌淡，边有齿痕，苔薄白腻，脉沉细滞。

治则：清胃和胃

处方：生石膏30g　知母10g　黄连3g　竹叶10g　槐花30g　生薏仁30g

10付，日1付，水煎服

按：失眠一证，临床常见，患者正值青壮年，其失眠多有心脾积热或心肝脾火旺所致，本案病人眠浅精神差，为心神失于潜藏，故选方用药以入心经，清热安神为主，因胃不和则卧不安，故又加和胃消食解郁之品。

不寐二

姓名：高某　性别：女　年龄：57岁

初诊：2013年12月20日

主诉：眠差5年。

现病史：5年前断经后开始出现失眠，烘热汗出，汗后身凉，后服中西药（米氮平，乌灵胶囊，解郁丸，氟伐他汀钠缓释片，百令胶囊，激素药）等多种药物，时好时坏，现：失眠，甚则彻夜失眠，烘热汗出，汗后身凉，面部粉刺样斑点较多，纳差，二便可。舌胖大，苔黄厚，干，脉沉滞。

中医诊断：不寐（痰火扰心）

处方：清半夏10g　陈皮10g　茯苓10g　炒枳实10g　竹茹30g　黄连6g　胆星6g　夏枯草10g　怀牛膝10g　桑叶15g　生白芍15g　浮小麦30g

15付，日1付，水煎服

二诊：2014年1月6日

服上药15付，效不显，现：眠差，整夜几乎难眠，出汗多，白天晚上均多，身烘热汗出，上半身热汗，下半身冷汗，纳差，胃痛（有溃疡病史），二便可。舌质暗红，苔黄厚腻，脉略数。

处方：桑叶10g　竹茹10g　丝瓜络10g（另包）　小麦30g　茯苓10g　茯神10g　生百合30g　清半夏10g　生甘草6g　灯心3g　小米一撮（包煎）为引

10付，日1付，水煎服

三诊：2014年1月27日

服上方效可，出汗多，失眠均较前好转，但现：出现胃痛，胃不胀，有胃溃疡病史，饥饿时，饱餐后均不适，隐痛，无食欲，口咽干，不欲饮，二便可。舌质暗红，苔白厚腻，脉沉滞。

处方：柴胡10g　炒枳实10g　生白芍10g　清半夏10g　厚朴花6g　玳玳花6g　玫瑰花6g　甘松6g　栀子10g　知母15g　桑叶10g　生甘草6g　竹叶10g

10付，日1付，水煎服

四诊：2014年4月25日

服上方10余付，睡眠改善，但胃部疼痛，现：胃脘部疼痛，不胀，白天重，今年春节后，他院诊断为“红斑性胃窦炎”，食硬物后疼，饥饿时疼，口干，小便夜间3～4次，头懵，头胀，不欲睁眼，眠浅，近日瘦10kg。舌淡红，苔白腻，脉沉滞。

处方：丹参30g　檀香3g（后下）　砂仁3g（后下）　生百合30g　乌药10g

7付，日1付，水煎服

五诊：2014年5月5日

服上方，胃痛已止，但仍有不适感，已不服安眠药，睡眠可，口干。仍为肝胃失和之候。

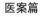

处方：清半夏10g　陈皮10g　茯苓10g　炒卜子10g　炒麦芽15g　炒神曲10g　炒山楂15g　草果6g　知母10g　玫瑰花6g　连翘10g　焦栀子10g　生甘草6g　小米一撮（包煎）为引

15付，日1付，水煎服

按：疾病的治疗过程是一个复杂的过程，需要医者对疾病有正确的认识，本案即是如此，本案眠差6年，烘热汗出，苔黄腻，故首诊从痰火治疗，处以黄连温胆汤原方治疗，而服后无效。进而考虑烘热汗出脉略数，或为心神失养，阴虚火旺所致，故二诊调整思路，以清热养心安神为治，后睡眠改善，胃脘不适成主要矛盾，故又随症以四逆散、丹百汤加减治疗，至五诊时已不用服安眠药。余常讲：效不更方，需辨证看待，有时效亦更方，不效亦不更方，关键在于见证知机，方可圆法在心。

不寐三

姓名：何某　性别：女　年龄：55岁

初诊：2009年11月4日

主诉：失眠5年余，耳鸣、耳聋2月。

现病史：患者失眠5年余，多梦、易醒，最多睡3个小时，耳鸣、头懵，不清醒，听力下降，并在他院诊断为“突发性耳聋”。耳聋后查出血压偏高，胃酸，不能食生冷，口苦，口干、黏，平素怕热，受热易头晕，易牙龈出血。纳可，二便正常。舌质红，苔薄前无，脉弦细。

既往史：高脂血症。

处方：清半夏10g　陈皮10g　茯苓10g　炒枳实10g　竹茹30g　黄连3g　丹皮10g　生石膏30g　夏枯草10g　生甘草6g

10付，日1付，两煎两服

二诊：2009年11月20日

服上药后睡眠明显好转，梦少许多，上火症状减轻许多。现：耳鸣甚，听力下降，偶有头晕，胃酸，晨起口苦，咳嗽，咳黄痰，血压高：169/91mmHg，血脂偏高，纳可，平素喜甜食，二便可。舌暗红，苔根部略黄，前部少苔，脉沉弦。

中医辨证：阴虚火旺阳亢。

处方：谷精草30g　青葙子15g　决明子10g　蝉蜕6g　薄荷10g（后下）　菊花10g（后下）　酒黄芩10g　蔓荆子10g　生龙牡各30g（先煎）　槐花30g　丹皮10g　清半夏10g　茯苓10g　炒神曲10g　生甘草3g

10付，日1付，水煎服

按：患者失眠、耳聋、血脂高、血压高，怕热，当从痰火着眼，方选黄连温胆汤，黄连温胆汤为余临床常用处方，系由温胆汤衍化而出。温胆汤源于《集验方》，始见于药王孙思邈的《备急千金要方》，“治大病后，虚烦不得眠，此胆寒故也，宜服温胆汤方：半夏、竹茹、枳实各二两，橘皮三两，生姜四两，甘草一两”。宋代医家陈言在《三因极一病证方论》中加入茯苓一两半，大枣一个，而将生姜减为五片，清代陆廷珍在《六因条辨》中又去大枣而加黄连，使其具有“清热化痰，调畅气机”之功。果服后效佳，睡眠明显好转，再以耳鸣、耳聋为主治之，处以谷青汤清利上焦。

不寐四

姓名：黄某　性别：女　年龄：60岁

初诊：2013年4月12日

主诉：眠差40余年。

现病史：经常入睡困难，易醒，醒后再难入睡，常睡3~5个小时，心烦，头昏不清，脑CT无异常，常胃酸，腹胀，矢气多，大便不干，1次/2日，平素胃弱。舌暗红，苔薄黄，舌下脉紫瘀，脉细。

方名：眠安汤化裁

处方：炒枣仁30g　茯苓10g　茯神10g　川芎3g　知母6g　清半夏10g　麦冬15g　苏梗10g　小麦30g　生甘草6g　小米一撮（包煎）为引

15付，日1付，水煎服

二诊：2013年11月11日

服上方15付，睡眠好转，已好入睡，唯有睡眠质量差，心不烦，休息不好时左侧头跳痛，时头晕，不恶心，胃酸有好转，纳可，二便可。舌红，苔薄黄，舌下脉稍瘀阻，脉细。

处方：炒枣仁30g　茯苓10g　茯神10g　川芎3g　知母6g　熟地10g　当归10g　生白芍10g　小麦30g　麦冬15g　清半夏10g　炙甘草3g　党参6g　小米一撮（包煎）为引

15付，日1付，水煎服

按：《内经》有云“人卧则血归于肝”，“肝藏血，血舍魂”，该患者一夜仅睡3~5个小时，眠差持续40余年之久，可知其阴血暗耗，肝血不足则魂不守舍，“肝体阴而用阳”，故肝疏泄失司，肝木克脾土，脾胃升降失常，脾不升清则头昏不清，胃不顺降则胀气，故用眠安汤为主方，方中酸枣仁大量，养血安神，茯苓、茯神并用，麦冬、小麦均可增安神之功，因肝血不足心神亦得不到充分的濡养。半夏、小米有半夏秫米汤之意，此方见于《灵枢·邪客》篇，调和胃气，加苏梗理气宽中，因“胃不和则卧不安”，故肠胃安和后可让人安然入眠。二诊时患者头晕，此为血虚头痛，故加熟地、当归、白芍，整个方中又有四物汤之意，养血补血，又可活血，以善后调理。

不寐五

姓名：孔某　性别：男　年龄：48岁

初诊：2010年1月6日

主诉：失眠多梦30年余。

现病史：以多梦为主，半夜醒后入睡困难，便秘日行一次，干结便血，平时吃知柏地黄丸、虫草等药物，纳食可，腹胀，耳鸣，时有眼花。腰酸，全身乏力，无精神。能入睡但梦多，应酬多。舌质淡红，苔黄腻，脉沉有力。面色发黄，神志清，精神可。

既往史：脂肪肝。

方名：酸枣仁汤加味

治法：清心肝，安神

处方：炒枣仁30g　茯苓10g　茯神10g　小麦30g　琥珀3g（另包冲服）　夏枯草15g　黄芩10g　竹叶10g　生甘草3g

10付，日1付，水煎服

二诊：2010年6月9日

服上方后失眠好转，现：睡眠时间可，每晚6～7小时，但睡眠质量差，入睡即做梦，每晚如此，已30余年，源于当时用脑思虑过度。醒后觉眼胀，耳鸣眼花消失，纳可，二便正常，时有大便一天两次，以前曾服雪莲果致胃凉，现食凉易致腹中不适，腹胀，故不敢食凉。舌质红，苔白厚稍腻，脉细。近期颈部发硬不适，查颈椎片有颈椎病。

治法：治以健脾、清心、安神

处方：炒山药30g　炒白术10g　良姜3g　茯神10g　茯苓10g　小麦30g　生龙齿30g　琥珀3g（另包冲）　灯心3g　生甘草3g

15付，日1付，水煎服

二诊：2010年6月28日

服上药14付，效可，眠明显好转，但仍眠时梦多，余无明显不适，纳可，大便1天2次，不成形，小便可。舌红，苔微黄，脉细。

处方：上方加炒白扁豆15g，黄连3g。

15付，日1付，水煎服

按：本患者思虑过度，伤精耗神，阴精肝血亏虚，肝不藏魂，心不藏神，则眠差梦多，血虚肠道失于濡养，则大便干结，血虚清窍失去濡养，则耳鸣眼花，肝肾同源故腰酸乏力，舌苔黄腻为体内亦有热，故选用酸枣仁汤加味，养血除烦安神，加琥珀重镇安神，夏枯草清肝火明目，竹叶清心，黄芩清热除烦。用药得当，故服药后失眠好转。二诊时得知患者曾久服雪莲果，其性寒凉损伤脾胃阳气，脾虚易生湿，"脏寒生满病"，故腹胀不适，不喜凉食，苔白厚腻，"胃不和则卧不安"，脾胃失调导致失眠，方中炒山药、炒白术健脾燥湿，良姜温中驱寒。三诊之时脾胃寒湿渐去，舌苔微黄，提示体内微有热象，故又随证加白扁豆和胃化湿，黄连清心除烦。《灵枢·大惑论》："神劳则魂魄散，志意乱。"张锡纯也说"魂魄者，心神之左辅右弼。"《素问·八正神明论》："血气者，人之神，不可不谨养。"所以我们应注意不可过劳，保精养神，调养血气，以使形神不惫。

不寐六

姓名：翟某　性别：女　年龄：30岁

初诊：2009年11月13日

主诉：失眠5年。

现病史：自述5年前因心情不佳导致眠差，入睡困难，易醒梦少，眠浅，不能闻及声响，平素急躁，畏寒乏力，喜热食但食冷饮无碍；口干、易上火、饮水多；左侧腰部不适并有足跟痛。月经正常，经前有小腹坠胀、疼痛，经期乳房胀痛，白带正常。舌偏红，苔薄白，脉沉滞。

中医辨证：心肝火旺

处方：①生地15g　竹叶10g　灯心3g　麦冬30g　连翘10g　玄参15g　生甘草6g

10付，日1付，水煎服

②生白芍30g　当归10g　元胡15g　制香附10g　五灵脂10g　蒲黄10g（包煎）　红花6g　生甘草15g

5付，日1付，水煎服

二诊：2010年1月11日

服①后，失眠有所改善，但睡眠质量不佳，晨起仍困，眠浅易醒，心情焦虑时失眠加重，全身困乏，服药期间体重下降。

服②后，小腹坠胀减轻。

舌质淡暗，苔薄白，脉细。

处方：生地10g　竹叶10g　灯心3g　莲子心3g　麦冬30g　连翘10g　小麦30g　炒枣仁30g　茯神10g　茯苓10g　当归10g　生甘草3g

10付，日1付，水煎服

三诊：2010年2月3日

服药后，感觉不如第1次好，现：见眠差，自觉整夜都未进入睡眠状态，头脑不清醒，胡思乱想；胃脘痞满，食后欲便，大便正常；晨起口中异味，口干多饮；急躁易怒，经前明显加重。舌红苔白，脉细数。

处方：连翘10g　莲子心3g　栀子6g　淡豆豉30g　黄芩10g　竹叶10g　麦冬30g　胆星6g　天竺黄10g　玄参15g　生甘草6g

6付，日1付，水煎服

四诊：2010年8月20日

服上药配合适当运动，睡眠基本正常，现：有怕冷、乏力，但易上火，咽痛；纳可，二便调，月经可，经前有腹痛，经前无乳胀，小便黄，现正值经期。舌暗红，苔薄黄，脉细。

处方：生地15g　山萸肉10g　生山药30g　泽泻10g　丹皮10g　茯苓10g　知母10g　黄柏6g　车前草30g

10付，日1付，水煎服

按："肝喜条达而恶抑郁"，患者因心情不佳加之平素急躁导致肝气郁结，肝火上炎，扰乱心神，则失眠，心火上炎则口干、饮水多，此乃心肝火旺之证，故处以清宫汤化裁，以清心肝之火，竹叶、连翘、灯心入心经清心火，火热之邪易伤阴耗津动血，故用生地、麦冬、玄参养阴生津凉血。此外患者经前有小腹坠胀、疼痛，乳房偶隐痛，此属气滞血瘀，故②方中另处芍胡汤化裁以止其痛经之苦。二诊时观其舌质暗红苔薄白脉细，觉其热势大减，故在首方思路基础上加酸枣仁汤养血除烦。三诊时其效反不佳，且诸症如前，热势反重，去枣仁继续清其余热，正如叶天士所云"清凉到十分之六七，往往热退身寒者，不可就云虚寒，而投补剂，恐炉烟虽熄，灰中有火也，须细察精详，方少少与之，慎不可直率而往也。"故三诊时加入栀子豉汤、莲子心、黄芩清热。1周后复诊效果佳，后用知柏地黄丸调理善后。

不寐七

姓名：张某　性别：女　年龄：72岁

初诊：2013年11月8日

主诉：失眠2年。

现病史：患者2年前情绪紧张后出现入睡难，不服安眠药则不能入睡，现：每晚服1片氯硝西泮，睡5小时，早起时头昏沉，纳可，二便调，耳鸣6年，口不干苦。舌质红，苔黄厚，脉细。

既往史：焦虑症。

中医诊断：不寐（心肝血虚）

处方：熟地10g　当归10g　生白芍10g　川芎6g　炒枣仁30g　茯神10g　茯苓10g　小麦30g　丹参15g　怀牛膝10g　通草6g　生龙牡各30g（先煎）　生甘草3g

15付，日1付，水煎服

二诊：2013年12月4日

服上方后，睡眠明显好转，近期因生气腹胀，嗳气，两胁胀痛满，饮食一般，二便正常。舌质红，脉细滞。

处方：上方加苏梗10g，清半夏10g，丹参改为30g，小米一撮（包煎为引）

10付，日1付，水煎服

按：失眠，中医称为“不寐”，关于其病因病机，《景岳全书·不寐》中论：“不寐证虽病由不一，然唯知邪正二字则尽之矣。盖寐本乎阴，神其主也，神安则寐，神不安则不寐；其所以不安者，一由邪气之扰，一由营气之不足耳。”可见造成失眠的原因虽多，但总不外虚实两端。此患者已经72岁高龄，耳鸣6年，观其精神气色、问其症状，无明显热证，虽舌红苔黄，可舍舌象从证。清代《冯氏锦囊秘录》亦提出“壮年人肾阴强盛，则睡沉熟而长，老年人阴气衰弱，则睡轻微易知。”老年人阴气衰弱，加之患者发病前情绪紧张，神魂不安，引发失眠，正常人睡醒后应头脑清醒，而患者晨起后反而头脑昏沉，故为虚证，多为血不养神，故用四物汤加酸枣仁汤加减养血安神，去苦寒的知母，加丹参、怀牛膝可补肝肾，龙骨牡蛎收涩安神，方证相应，故药后症状明显好转，复诊时因生气两胁胀痛腹胀嗳气，故随证加苏梗宽中理气，半夏、小米取半夏秫米汤之意，和胃气交接阴阳，胃气得和，睡眠则安。

心悸

姓名：马某　性别：女　年龄：26岁

初诊：2010年1月11日

主诉：心悸气短乏力2年，盗汗半月，畏寒怕冷2月。

现病史：患者阵发性心悸怔忡，胸部闷塞短气，全身困倦乏力2年，自产后上症加重，曾在外院住院中用黄芪、当归之类药有效。前胸盗汗多，近2月畏寒怕冷，心慌气短时纳量少，二便可，月经量少，白带适中，心电图检查均未见异常。舌质淡胖苔薄白，脉较软。

中医诊断：大气虚陷

处方：党参15g　生黄芪30g　知母15g　桔梗6g　升麻6g　柴胡6g　山萸肉10g　浮小麦30g　桑叶10g　炙甘草6g

10付，日1付，水煎服

二诊：2010年2月1日

服上药20付，效佳，现：仍觉提劲后心慌，胸闷，盗汗，畏寒症状已消失，手脚仍凉，纳差，无食欲，食后有时胀满，眠差半月，脾气差，入睡困难，多梦。月经期：量可，痛经，色暗。舌质淡胖，苔白，脉沉弱。

处方：柴胡10g　陈皮10g　川芎6g　生白芍10g　炒枳壳10g　制香附10g　炒麦芽15g　炒山楂15g　炒神曲10g　生甘草3g

10付，日1付，水煎服

按：心悸是由外感或内伤，致气血阴阳亏虚，心失所养；或痰饮瘀血阻滞，心脉不畅的一种病症，《内经》虽无心悸或惊悸、怔忡之病名，但有类似症状记载，如《素问·举痛论》："惊则心无所依，神无所归，虑无所定，故气乱矣。"本案患者产后血虚，心血不足，心脉失养，则出现心悸胸闷等症；"气为血之帅，血为气之母"，血少则气无生化之源，故而又出现明显乏力、全身困倦、恶寒等明显的气虚表现，再结合患者舌脉情况，更佐证了患者的气血亏虚之证。故处方以张锡纯之"升陷汤"，其意在"有形之血不能速生，无形之气所当急固"，大补脾肺之气，以资化源，使气旺血生，加山萸肉以收敛气分之耗散，浮小麦养血安神以止汗。服药20付，诸证明显减轻，但未消失，详细问之，诉平素易怒，故处方调为柴胡疏肝散加减，宽胸理气，以从本源治之，方可使气血充足，心脉得养，可见情志与疾病关系密切，日常生活中要调畅情志，如此方能"恬淡虚无，真气从之，精神内守，病安从来"！

第二章　男女科病

月经不调一

姓名：韦某　性别：女　年龄：26岁

初诊：2008年6月25日

主诉：月经不调10余年。

现病史：患者月经从未来潮，未予治疗。1年半前婚后予以重视，服雌二酮及用黄体酮后月经亦未至。后服中药半年，行经5次，量极少，点滴即净。停服中药后，月经即停，预期本月20日应该经至，现仍未至。平素易两太阳穴处痛，身上起紫癜，纳可，时有眠时易惊，二便可。经前两胁痛，经前两乳房微痛不胀。舌质红，苔厚腻微黄，脉沉滞。

理化检查：2008年4月15日　B超：①子宫体积小；②双侧附件区声像图未见明显异常。

处方：柴胡3g　生白芍40g　当归10g　茯苓10g　薄荷3g（后下）　制香附3g　急性子15g　川牛膝10g　红花10g　生甘草10g

15付，日1付，水煎服

二诊：2008年7月16日

服上方15付，效不显，上月月经未至。仍觉两太阳穴痛，双下肢起紫癜，有数块，腰酸痛伴胀感，经前两胁痛及两乳房胀痛，白带量不多，如豆腐渣样。服上药后口干，舌质淡红，苔腻微黄，脉沉滞。

处方：当归10g　熟地10g　桃仁12g　红花10g　赤芍15g　柴胡10g　川芎6g　桔梗6g　炒枳壳6g　怀牛膝15g　制香附15g　生甘草3g

15付，日1付，水煎服

三诊：2008年8月4日

服上方15付，月经仍未至。仍有小腹痛，生气后两太阳穴痛。后半夜常畏寒。舌质红，苔薄白，脉沉滞。

治法：养肝血、温宫寒、佐以活血化瘀

处方：熟地15g　酒白芍10g　当归10g　川芎6g　桃仁10g　红花10g　桂枝10g　紫石英30g　乌药10g　炒小茴10g

15付，日1付，水煎服

四诊：2008年8月25日

服上方15付，8月5日经至，量少，色可，血块不多，月经1天即净。经前左小腹痛。平素腰酸，小腹胀。白带量不多，如豆腐渣样。生气及闻异味后头痛。舌质红，苔白稍厚，脉细。

处方：上方加丹参30g，淫羊藿10g。

15付，日1付，水煎服

五诊：2008年9月10日

服上方15付，9月4日经至，月经量仍少，2天即净，色暗，血块不多。腰酸痛稍减，小腹两侧隐痛，白带量不多，质地稍改善，仍全身畏寒，太阳穴处隐痛，未服黄体酮。舌质红，苔黄厚，脉细。

处方：熟地12g　酒白芍15g　当归10g　川芎6g　桃仁10g　红花10g　制香附3g　桂枝10g　紫石英30g　炒小茴6g　蔓荆子10g　炒枣仁15g

15付，日1付，水煎服

六诊：2008年10月6日

服上方15付，停药1周，月经未至（应5日至）。现：畏寒怕冷，时有太阳穴处痛，腰酸较前减轻。白带量一般，饮食可，二便调。舌尖红，苔黄厚，脉细弱。

处方：熟地10g　当归10g　生白芍10g　川芎6g　桂枝10g　炒小茴10g　枸杞子10g　茯苓10g　乌药10g　木香10g　紫石英30g　淫羊藿10g　红花6g　急性子15g

15付，日1付，水煎服

七诊：2008年10月29日

服上方效可，8日月经至，量少，1天干净，色偏暗，无血块，带下多稍黄有异味，畏寒肢冷，腰稍酸痛。纳可，眠安，二便调。两侧太阳穴轻微疼痛，经前1周腹痛，右侧乳房胀痛。舌质淡，舌尖红，苔薄白。

处方：生地20g　山萸肉10g　茯苓15g　丹皮10g　生山药30g　泽泻10g　苍术10g　黄柏10g　川牛膝20g　桃仁10g　冬瓜仁30g　鹿角霜30g

10付，日1付，水煎服

八诊：2008年11月7日

处方：上方去苍术、黄柏加卷柏15g，水蛭10g，益母草30g。

5付，日1付，水煎服

九诊：2008年11月17日

月经量少，1天即净，色暗，有少量血块，经前乳房胀痛、腹痛，经期腹痛、头痛。白带正常。纳少，眠可，二便正常。舌质红，苔薄白，脉沉细。

处方：柴胡10g　生白芍15g　当归10g　茯苓10g　炒白术6g　制香附10g　红花6g　熟地10g　生甘草6g

15付，日1付，水煎服

十诊：2008年12月8日

服上方15付，11月30日经至，量多色鲜。1天即净。月经周期仍不规律。纳眠可，二便调。有时两太阳穴痛，此次月经量多较畅，头痛未作，偶两乳房痛，白带多色黄，腰酸。舌质红略暗，苔黄腻稍厚，脉偏细。

处方：柴胡10g　生白芍20g　当归10g　制香附10g　红花6g　熟地10g　川芎6g　麦冬15g　地骨皮10g　白蔹10g　生甘草6g　薄荷3g（后下）

15付，日1付，水煎服

十一诊：2009年1月5日

服上方15付，纳食好转，头痛好转。现：右侧小腹隐痛，月经周期不规律，量少，有血块，1天即净。经前乳房胀痛，白带量多，色可，有异味，两太阳穴痛减轻，腰酸麻。舌质红，苔薄白，脉沉滞。

处方：柴胡10g　生白芍15g　当归10g　川芎10g　桃仁10g　红花10g　桂枝10g　急性子10g

10付，日1付，水煎服

十二诊：2009年1月19日

服上方10付，近2天经至，1天半即净，量少色可。（上次月经11月30日至）小腹右侧微痛，腰痛明显减轻，此次经前未腹痛。经前乳房胀痛（右侧明显）。易紧张，上下楼时心慌、头晕。晨起也易心慌、头晕。纳眠及二便可，易生闷气，因工作关系常熬夜。舌质红，苔黄，脉细。

处方：熟地10g　当归10g　生白芍15g　川芎6g　制首乌20g　川牛膝10g　柏子仁10g　川断10g　泽兰15g（后下）　麦冬15g　炒枣仁15g

15付，日1付，水煎服

十三诊：2009年2月18日

月经昨日至，量少，经前乳房胀，咽部有异物感。舌尖红，苔薄微黄，脉细滞。

处方：熟地15g　当归10g　生白芍20g　制首乌20g　炒枣仁20g　制香附10g　川芎6g　路路通10g　红花6g　柴胡10g　麦冬15g

15付，日1付，水煎服

十四诊：2009年4月27日

服上方15付，效可。因未挂上号停药1月。现：本月月经错后3天，上月月经量少，1天即净，经前腰酸，小腹痛，乳胀，经期腹痛，白带可，二便可。舌质红，苔薄黄，脉沉滞。

处方：柴胡10g　生白芍15g　当归10g　茯苓10g　制香附15g　薄荷3g（后下）　桃仁10g　红花10g　川牛膝10g　生甘草6g　急性子10g

10付，日1付，水煎服

按：本案病人月经从未来潮，属先天性闭经，故而治疗难度较大，女子月经正常来潮，与肝脾肾三脏功能的正常发挥有密切关系，初诊之时，症见两胁痛，两乳房微痛，平素易两太阳穴处痛，此乃肝郁气滞之象，故立疏肝健脾之法，予逍遥散加味治疗，加牛膝以引血下行；二诊之时，月经仍未至，双下肢起紫癜数块，此瘀血之象，故加重活血化瘀之力量，予血府逐瘀汤；三诊月经仍未至，仍以活血化瘀为大法，予桃红四物汤，因患者有小腹疼痛，故加乌药、小茴香等以温经止痛；四诊之时，月经始至，印证之前辨证确系无误，然经血量少，中医素有“一味丹参饮，功同四物汤”之说，故加丹参一味补血活血，淫羊藿温肾填精，服药后月经如期而至，经血量虽少，但较前已有增多，效不更方，故五诊、六诊仍守桃红四物汤加味治疗；服药后月经至，量仍偏少，因患者伴有腰酸痛，故立补肾填精为大法，给予六味地黄丸和三妙散，其后加卷柏15g，水蛭10g，益母草30g等以加重活血化瘀之力，后因患者经前乳房胀痛、腹痛，经期腹痛，月经量仍偏少，故仍以疏肝健脾为治疗大法，处逍遥散加味；服药后月经至，经血量多，然经期仍不规律，因量多色鲜明，故加清热凉血之品；十一诊纳食头痛均见好转，但仍有经前乳房胀痛，故仍以逍遥丸加减，服药后腰痛明显好转，月经如期而至，但量仍偏少，兼见心慌头晕，此心肝血虚，故以四物汤加养血安神之品治之，服药后月经至，量仍偏少，故仍守上方思路治疗，后因未能挂上号而停药1月，月经亦如期而至，本月月经后错，然大局已定，故仍以逍遥散加味治疗以巩固疗效。本案先天闭经，治疗难度较大，然贵在识证，坚持治疗，治法既立，应守法不变，灵活加减，终能降服顽疾。

月经不调二

姓名：闫某　性别：女　年龄：40岁

初诊：2011年2月25日

主诉：月经量少6个月。

现病史：半年前在酒店上班，常熬夜，因事与同事吵架后发烧3天，此后出现月经量少，7天干净，色暗，无痛经，经前3～4天乳房胀痛，上次月经1月20日，纳可，眠差伴晨头昏沉，易头疼，时有胸闷，目干，大便干结，3～4天一次，小便可。面色黄。舌边有齿痕，舌淡红，苔薄白，脉细滞。

处方：柴胡10g　生白芍15g　当归15g　薄荷3g（后下）　茯苓10g　制香附10g　红花6g　熟地15g　怀牛膝10g　柏子仁10g　制首乌15g　生甘草6g

10付，日1付，水煎服

二诊：2011年3月9日

服上方10付，效佳，服药间行经1次，量较前增多，色暗较前好转，就坐后出现胸闷气短较前减轻，现：怕冷，头晕头懵，纳可，梦多，项强痛，二便调。舌质红，边有齿痕，苔薄白，脉沉滞。

处方：上方加麦冬20g，知母15g，通草6g。

10付，水煎服，日1付

三诊：2011年3月23日

服上药10付，效可，头晕头懵基本愈，胸闷气短已明显减轻，口干渴较前减轻，余无明显不适。舌质淡，尖红，苔薄，脉细。

处方：上方续服。

15付，日1付，水煎服

按：女子月经正常来潮与肝脾肾三脏关系密切，本案病人与同事吵架在先，而致肝气郁结，故时有胸闷，兼有面色萎黄，大便干结，此为肝脾不调，故处以逍遥散加减治疗。因其脉象细滞，此乃肝肾不足气滞血瘀之象，故加香附、红花行气活血，熟地、制首乌、怀牛膝等滋补肝肾。加柏子仁一味，一则因大便干结，本药有润肠通便之功；二则可补心安神，以助其肝气舒展；因药证相符，故病人服药后，经量明显增多，色暗较前好转，效不更方，二诊仍守前方治疗，加麦冬进一步滋阴补血，知母清热安神，通草通经下血。三诊之时，疗效明显，故守方治疗以巩固疗效，后电话随访，病告痊愈。纵观本案的治疗，紧抓病因，辨证施治，以舒肝健脾为大法，佐以滋补肝肾活血化瘀，疏通而不耗伤气血，滋补而无壅滞之弊，故能药到病除。

月经不调三

姓名：张某　性别：女　年龄：41岁

初诊：2013年5月3日

主诉：月经量大9年余。

现病史：诉因上环而出现月经量大，经期长，淋漓不尽，随后将环取出，上症状未消失，现：月经周期可，经期8~9天，量大，色可，有少量血块，经行后，仍淋漓5天左右，觉胃中有气，按揉后即嗳气，腰酸困痛，每行经则加重甚，不能坐，平素易疲劳，怕冷，心烦，急躁，易怒，纳眠可，大便黏滞不畅，小便可。舌红，苔薄黄，脉沉细。

理化检查：子宫无肌瘤。

处方：熟地炭30g　荆芥炭10g　制首乌30g　茜草炭10g　煅乌贼骨30g　川断10g　阿胶珠10g　生黄芪30g　干姜炭10g　山萸肉12g　炙甘草6g

10付，日1付，水煎服

二诊：2013年7月17日

服上方10付后，月经量明显减少，经期缩短2天。未继服。现：继续调经，乏力，经期、经后易口腔溃疡，大便正常，性欲冷淡。自上环后，月经即不正常。舌淡，苔薄黄，脉细。

处方：党参15g　麦冬10g　五味子10g　山萸肉10g　生黄芪30g　淫羊藿10g　肉桂6g　炙甘草6g　佛手4g　茜草炭10g　煅乌贼骨20g

15付，日1付，水煎服

按：本案病人月经量大9年余，辨证为肾气不足，封藏不固，冲任失摄。久病之体，气血两虚，故首诊多用炭药，除有补血养血之效外，更兼止血之能。煅乌贼骨固冲止血，阿胶补血止血。以川断、山萸肉补肝肾，大量生黄芪补中益气，健脾摄血，服上方后月经量明显减少，经期缩短2天，可见药证相符。病人因种种原因，未能继服，复诊之时，经期前后易发口腔溃疡，舌淡、苔薄黄，此乃气阴两虚，虚火上行，故以生脉饮加味治之。因病人性欲冷淡，故加肉桂、淫羊藿以补肾助阳，加少量佛手以利其肝气调达。临证中应正确把握病人的病情、病程，谨守病机，知常达变，方能取得满意的效果。

月经不调四

姓名：彭某　性别：女　年龄：24岁

初诊：2009年3月16日

主诉：月经量少10年。

现病史：患者诉，自初潮开始月经均量少，经期2～3天，色暗，有血块，周期正常，白带正常。腰酸（小学时曾患肾盂肾炎），经前乳房胀，经前、经期均腹痛，右侧乳房硬块，服逍遥丸药效不佳。纳可，眠可（经常晚上12点后睡觉），二便正常，近视。舌质红，苔薄白，脉细滞。

既往史："乳腺增生"史半年。

处方：熟地10g　当归10g　生白芍20g　桃仁20g　红花10g　制香附10g　麦冬15g　知母10g　大贝10g　茯苓10g　冬瓜仁30g

15付，日1付，水煎服

二诊：2009年4月17日

服上方15付，效可，乳房硬块明显缩小，4月2日经至，量增多，色可，3天后经尽。原夜眠前饮水，晨起眼郁肿，自服上药以来无此症状。舌质红，苔薄，脉细。

处方：上方加石斛15g，元参15g，生薏仁30g。

15付，日1付，水煎服

后电话回访，告服药后月经量已正常，乳腺增生亦消失！

按：本案病人月经量少兼右侧乳腺增生，二者看似为两个不同的病，其病因实则相同，清·叶天士《临证指南·淋带案》曰："女子以肝为先天。"肝为情志之官，七情伤肝，直接影响肝之条达。情志不遂，肝气郁结，或受到精神刺激，忧思恼怒均可导致气机阻滞，蕴结于乳房，则乳络经脉阻塞不通，不通则痛而引起乳房疼痛；肝气久郁而易于化热，热灼精血，加之气血运行不通即形成乳房肿块。患者多于经前出现乳房胀，此正为肝气郁结，经血瘀滞不下所致，脉象细滞正佐证了这点，因此其月经量少，实则有两方面的原因，一为血虚，不能为经血提供来源；二则为血瘀不能下，故以补血活血为治疗大法，处桃红四物汤，并佐以麦冬、知母等清热养阴之品，同时以大贝散结，以茯苓、冬瓜仁等荡涤其体内浊邪，患者服药15付乳房硬块即明显缩小，且月经量明显增多，效不更方，仍守方治疗并加石斛、元参以增加其清热养阴之功，加生薏仁以增强其荡涤浊邪之力，因辨证精准，用药得当，故能在较短时间内得以祛除顽疾！

痛经一

姓名：崔某　性别：女　年龄：43岁

初诊：2009年1月9日

主诉：痛经2个月。

现病史：2个月前无明显原因出现经期小腹疼痛，经量大，血块多（现正潮），色稍暗，纳食一般，眠可，二便正常。经前乳房胀不明显，平素白带多。舌质淡红，苔薄白，脉细滞。

理化检查：B超：双侧卵巢囊肿。西医建议手术治疗。2008年12月19日　胃镜：慢性红斑性胃窦炎。CT示：胰腺体积大。

处方：生白芍30g　元胡15g　蒲黄炭10g（包煎）　五灵脂10g　山楂炭15g　炒小茴香10g　乌药10g　炙甘草10g

5付，日1付，水煎服。

二诊：2009年1月14日

服上方5付，感觉效可，服第1付即见效，第2付吃完疼痛即止。已无不适。

按："痛经"一证，为妇科常见病，多发病，妇人多为所苦，但是求诊患者并不多，很多人把这当成一种正常现象，不以为是病，更有甚者自月经初潮开始即有痛经，直至绝经，均为其所苦，此证有轻重之分，轻者可忍受，重者甚至经前半月、1周即开始疼痛，痛甚则难以承受，曾有一患者求治于余，诉每次痛经可达半月之久，且剧痛不能忍受，针药不效，因惧怕行经，便以西药强行干预，使月经停止，年近40，仍膝下无子，身为医者，感慨颇深。本例病案，所用处方为自拟经验方芍胡汤，治疗气滞寒凝型痛经，疗效显著。痛经临床上以实证居多，并多为寒凝气滞血瘀，因经期饮冷受寒，寒客胞中，气失温运，瘀血内留，致胞脉受阻，不通而痛，故多以温经活血、理气止痛为治疗原则，辨证用药。

痛经二

姓名：宋某　性别：女　年龄：45岁

初诊：2008年6月23日

主诉：经行腹痛18年。现病史：18年前剖腹产后无明显原因出现行经腹痛，疼痛剧烈难忍，月经周期45天～60天，经行9天左右，量多，色红，有血块，在宁波某医院诊为“子宫内膜异位症”，曾服镇痛药乏效。近10年每次行经注射杜冷丁100mg。现：行经腹痛剧烈，月经量多，血块亦多，时感头晕，头痛。纳可，入睡难，梦多，睡眠浅，二便可，白带正常，行经前乳房胀痛，腰痛不甚。舌质淡，苔黄略厚，脉沉弱而滞。

既往史：发现“十二指肠球部溃疡”30年。“心肌缺血”“早搏”10余年。“偏头痛”30年。

理化检查：2008年6月5日　外院B超：子宫体大（考虑腺肌症）。

处方：生白芍60g　乌药10g　制香附12g　元胡15g　当归10g　五灵脂10g　蒲黄10g（包煎）炙甘草30g

5付，日1付，水煎服（月经期间服）

二诊：2008年7月28日

服上方此次痛经大减，只配服止痛片2片痛即止，行经5日干净，无血块，然净后5日又出现小腹痛。

处方：守上方去五灵脂、蒲黄，生白芍改为30g，加熟地10g，川芎6g。

二诊：2008年9月12日

处方：抄1方，5付，2方不去五灵脂、蒲黄。

三诊：2008年10月10日

自首诊来，按月经周期服方3次，痛经大减。现：经期腹隐痛，已不用打杜冷丁，服数片止痛药便可度过经期。自觉首诊方效佳。月经量较前减少。行经天数由9天减至7天，血块减少，但较正常仍多。月经色泽转鲜亮。每经期服药后头稍晕。经期小腹凉。舌质淡红，苔微黄稍厚，脉细滞。

辨证：寒瘀结于少腹

处方：生白芍40g　当归10g　川芎10g　炒小茴香10g　乌药10g　元胡15g　五灵脂10g　蒲黄10g（包煎）　山楂炭15g　炮干姜6g　肉桂6g　炙甘草20g

8付，日1付，水煎服

四诊：2009年1月12日

服上方至今，服药后行经已不痛，上方续服10付，巩固疗效，后电话回访，病告痊愈。

按：本案病人痛经因手术伤及局部，病邪积于胞宫，凝滞不通，此当为痛经之因，故仍用芍胡汤，加量运用生白芍60g，大补其血兼活血化瘀，缓急止痛，此一药而兼具三功。以香附、乌药、元胡温经行气，以当归、蒲黄、五灵脂活血化瘀。因药证相符，故而服药后痛经明显减轻，经期量色均正常，后据证加减，以收全功，近20年之疼痛煎熬得除。

产后身痛

姓名：闻某　性别：女　年龄：40岁

初诊：2013年5月20日

主诉：产后周身疼痛11个月。

现病史：患者因产后调护不当，吹空调后，引起周身痛，曾服中药调理8月，效不显，现：周身关节，肌肉痛，怕冷，下雨天加重。已断乳，月经已至，正常，大便正常。舌质淡胖，苔薄白略黄，脉沉。

既往史：乙肝小三阳。

方名：黄芪桂枝五物汤加减

处方：黄芪30g　生白芍15g　桂枝15g　当归10g　通草6g　知母15g　生甘草6g　大枣6个（切开为引）

20付，日1付，水煎服

二诊：2013年6月21日

服上药20余付，效佳，觉身上较前轻松，背沉困痛好转。现：见凉吹风加重，腰以下发沉，项强痛，手指尖、脚跟痛好转，纳可，眠可，二便调。舌质暗红，胖大，苔薄白，脉沉细。

处方：上方加制附子15g（先煎），生薏仁30g，葛根30g。

20付，日1付，水煎服

三诊：2013年7月26日

服上方20付，效佳，症状续减。现：周身觉肌肉酸痛，腰背明显，左手关节硬，恶风寒，膝盖痛，月经量少，色黑，纳可，眠差，二便调。舌质暗红，舌体胖大，苔薄白，脉偏细。

处方：黄芪15g　生白芍10g　桂枝10g　当归10g　通草6g　细辛3g　制川乌10g（先煎）　木贼草10g　制香附10g　生姜3片　大枣6个（切开为引）

20付，日1付，水煎服

按：妇人产后多虚多瘀，虚是产后身痛的主要病理因素，产后百脉空虚，腠理不密，风寒湿邪入侵致使气血运行不畅，不通则痛；产妇失血过多，耗伤精血，筋脉关节失于濡养，不荣则痛。《妇人大全良方》“产后百节开张，血脉流走，遇气弱则经络分肉之间，血多流滞；累日不散，则骨节不利。”本案患者产后血虚，失于调养，过早受风寒，风寒邪气乘虚而入，留着肢体、关节，引起周身疼痛，正与《金匮要略》所言“夫尊荣人，骨弱肌肤盛，重因疲劳汗出，卧不时动摇，加被微风，遂得之。”故处方以黄芪桂枝五物汤加减，益气通经，和营通痹，服药后明显轻松。二诊时加入附子、薏仁加强温阳止痛之功，加葛根走颈项，为引经药，疾病进一步好转。三诊因受凉后有所反复，合当归四逆，加制川乌散寒止痛，以巩固疗效。

产后畏寒

姓名：牛某　性别：女　年龄：52岁

初诊：2011年2月28日

主诉：遇冷头项沉重，紧硬不适20余年。

现病史：患者20余年前坐月子期间受凉，自此一遇凉就出现头项强痛，腰部，四肢手指疼痛，天气转暖或活动后转舒，冬季经常感冒，怕风，纳眠可，二便调。舌质淡红，苔白厚，脉沉滞。38岁绝经。

既往史：腰椎间盘突出7年，肩周炎3年。

处方：桂枝10g　生白芍10g　葛根30g　细辛3g　通草3g　全蝎3g　当归10g　炙甘草6g　生姜3片　大枣3个（切开）

15付，日1付，水煎服

二诊：2011年3月18日

服上药15付，效佳，头项沉重，强痛消失，偶受凉后头痛。近5年每春天出现腰部及腘窝部痒，不起疹，现有抓痕，夜前睡前明显，鼻衄，纳眠可，二便可。舌质淡，苔白厚腻，脉细。

处方：生地15g　丹皮10g　赤芍15g　水牛角30g（包煎）　栀子10g　白茅根30g　防风10g　白僵蚕10g　蝉蜕6g　生甘草6g

15付，日1付，水煎服

按：头痛一证，六经皆可有之，须根据患者之体质状况，四诊合参，方可明确判断。患者之头痛遇冷加重，怕冷、易外感，并伴有颈肩腰痛，可知其为阴证，又因病为月子受凉所得，手指疼痛，病史已20载，确为沉寒痼冷之证。《伤寒论》

有云："手足厥寒，脉细欲厥者，当归四逆汤主之"，桂林古本《伤寒杂病论》则有"少阴病，脉微而涩，身痛如掣者，此荣卫不和也，当归四逆汤主之"。本案患者产后血虚，受寒引起经脉受阻，则周身疼痛，寒邪久客不去，则疼痛时发时止，缠绵难愈。故以当归四逆汤温经散寒，通络止痛，加葛根以走颈项，全蝎以搜风止痛，药服15付，头痛、项强消失，经方辨证得当，则20年之沉疴转瞬即愈！

精血证

姓名：王某　性别：男　年龄：32岁

初诊：2013年7月5日

主诉：发现精液带血1年。

现病史：扁桃体经常发炎，发炎时阴囊发炎，精液带血，射精疼，时愈时止。现：扁桃体发炎，化脓好转，但精液带血，隐痛，已半月。晨起口唇黏，口苦，大便干稀不调，小便黄，血压高4年，服药控制可，高血压家族史。舌胖大，苔黄厚腻，脉细。

中医诊断：精血证

处方：生地炭30g　山萸肉10g　生山药30g　泽泻10g　丹皮10g　茯苓10g　知母15g　黄柏10g　地骨皮30g　萹蓄15g　瞿麦15g　桑白皮15g　生甘草6g　黑栀子10g

10付，日1付，水煎服

二诊：2013年7月31日

诉服药后，精液中带血量较前明显减少，仅有几个针尖样大的出血点，现：扁桃体发炎化脓，咽痛不甚，未发热，晨起口稍苦，纳眠可，二便可。舌质暗淡，边尖瘀点，苔薄白，脉沉细。

处方：生地30g　竹叶10g　通草6g　桔梗10g　金银花10g　玄参30g　知母10g　黄柏10g　黑栀子10g　萹蓄15g　瞿麦15g　生甘草6g

10付，日1付，水煎服

三诊：2013年8月28日

服上方15付，服后精液中出血量明显减少，颜色变暗，扁桃体不痛，偶有脓点，不发烧，咽不痛，晨起口黏，稍苦，纳眠可，服药后大便现黑色，小便可。舌质红，苔黄厚腻，脉细滞。

处方：萹蓄30g　瞿麦30g　滑石30g（包煎）　栀子10g　白茅根30g　丹

皮10g　茯苓10g　藿香10g（后下）　竹叶10g　生甘草3g

10付，日1付，水煎服

四诊：2013年9月16日

服上方15付，精液中带血现象消失，服药期间大便稀，时成形时不成形，一天两次，晨起口苦明显，稍黏，口干，饮水正常，余无明显不适，大便颜色黑，小便可，眠可。舌红，苔黄厚腻，脉细。

处方：生地炭30g　山萸肉10g　生山药30g　泽泻10g　丹皮10g　茯苓10g　瞿麦30g　萹蓄30g　车前草30g　桑叶15g　竹茹10g　丝瓜络10g（另包）

10付，日1付，水煎服

五诊：2013年11月22日

服上方15付，效可，现：不适症状基本消失，欲服药巩固，晨起口黏，稍苦，欲饮水，但饮水不多，前胸后背起有红色小疹，不痛不痒，二便调，眠可。舌淡红，苔黄厚腻，脉沉有力。

处方：生地炭30g　生山萸肉10g　生山药30g　泽泻10g　丹皮10g　茯苓10g　竹叶10g　车前草30g　瞿麦30g　萹蓄30g　栀子炭10g　知母10g　桑白皮10g　地骨皮10g

10付，日1付，水煎服

按：中医认为肾主藏精，故本案精血一证，当从肾进行论治，病人兼见咽喉肿痛，口苦，小便黄，脉细，此为阴虚火旺而迫血妄行，导致精液带血，故初诊时予知柏地黄丸加味，滋阴降火，且改生地为生地炭以凉血止血，《金匮要略》言：血不利则为水，反而推之，水不利亦可为血，故另加萹蓄、瞿麦等清热利湿，服药后精液中带血量较前明显减少，二诊之时，仍守滋阴清火大法不变，因病人咽喉肿痛明显，故易方为清营汤加味，方中用黑栀子，栀子本有清热凉血的功效，炒黑之后更具止血之功，服后精液中出血量明显减少，颜色变暗，扁桃体已不痛，此大局已控，但病人晨起口黏，稍苦，法随证出，重定清利湿热之法，乃予八正散加味治之，药证相符，故服药后精液中出血现象消失，治病求本，为巩固疗效，乃以六味地黄丸加清热利湿之品合用之，守方加减巩固，而收全功。

遗精

姓名：黄某　性别：男　年龄：31岁

初诊：2009年3月20日

主诉：遗精10余年。

现病史：自述10余年前曾有不良习惯，后渐出现梦遗，如盖被子重，侧卧睡及有尿意时精自出。小便有解不净感，有尿意即有性欲，夜间梦多，大便时尿道会出现白浊，梦遗后腰酸胀，会阴左侧酸胀，小便已阴痛。白天身困乏力，饮食不慎易腹泻，大便正常，有时胸部不适，胆怯，头晕。有前列腺炎6年。舌质淡胖，苔薄白，脉较空泛。

处方：桂枝10g　生白芍10g　生龙牡各30g（包煎）　党参10g　麦冬10g　五味子10g　金樱子10g　芡实30g　炙甘草6g　生姜3片　大枣4个（切开）

10付，日1付，水煎服

二诊：2009年6月19日

服上药至今，遗精大减（3月内仅3次）。现：排尿无力，尿淋沥不净，遗精后左腰胀，会阴酸胀，视物眼涩，流泪，心烦，眠差，梦多，白天易困乏，血压低，有全身怯冷汗出现象，时耳塞耳鸣，易腹泻。舌红体胖，苔薄黄，脉较空泛。

处方：桂枝10g　生白芍10g　生龙牡各30g（包煎）　泽泻10g　黄柏6g　炙甘草6g　生姜3片　大枣4个（切开）

10付，日1付，水煎服

三诊：2009年10月14日

服上药25付，服药后腹泻，腹胀，现：遗精次数明显好转，排尿无力，尿淋沥不尽，遗精后尿道痛，左腰胀，左侧腹股沟痛，左耳鸣，眠差，白天易困乏，纳差，两眼干涩，右侧为甚，头晕眼花，背部易发凉，右臀部发麻，胸闷，心前区疼痛。舌红，苔微黄，脉偏弱。

处方：上方加砂仁3g（后下），炒神曲10g，竹叶10g，车前草15g。

15付，日1付，水煎服

四诊：2009年11月6日

服上药15付，效不显，遗精次数又增多，大便时尿道会出现白浊，遗精后左腰胀小腹痛，会阴酸胀，眠差，白天精神差，左耳鸣，眼涩，腹胀，左胸闷。舌红绛，苔白，脉偏弱。

处方：熟地10g　生山药10g　山萸肉12g　枸杞子10g　炒杜仲10g　当归10g　菟丝子10g　金樱子10g　五味子10g　党参10g

15付，日1付，水煎服

五诊：2009年12月2日

服上药25付，胸闷减轻，但觉腹胀，遗精近半月出现2次，小便频，尿不尽感，左耳鸣，眠差，两眼干涩，头晕，遗精后腰胀，小腹痛，会阴部酸胀。白天精神差，乏力。舌光红，少苔，脉沉有力。

处方：生地10g　竹叶10g　泽泻10g　麦冬15g　夏枯草10g　菊花10g（后下）　莲须10g　石斛15g　五味子10g　生甘草6g

15付，日1付，水煎服

六诊：2009年12月23日

服上药10付，仍有遗精（半月内1次），尿不尽感，尿道不适，右腰胀，时有左侧腹股沟痛，会阴部酸胀。梦多易醒，视物眼涩，流泪，左耳鸣，鼻塞，纳差，时胸闷。舌红，苔微黄，脉空泛。

处方：熟地10g　山萸肉10g　生山药30g　枸杞子10g　炒杜仲10g　当归6g　菟丝子12g　楮实子10g　党参10g　五味子10g　麦冬10g　芡实30g

15付，日1付，水煎服

七诊：2010年1月10日

服上药15付，效佳，遗精消失。梦多易醒，白天精神差，乏力，左腰部胀，左侧腹股沟偶酸痛，肛门灼热感，小便频，尿不尽感。易腹泻，左鼻孔不通畅，左耳耳鸣，两眼干涩，打嗝时有胸痛。舌质红，苔薄白，脉细。

处方：上方去麦冬，加白扁豆10g，炒莲肉10g，炒麦芽15g。

15付，日1付，水煎服

按：患者10年前曾染不良习惯，脉见空泛，此属《金匮要略》所谓“失精家”，即肾精久耗而致肾阴不足，肾失封藏，故发为遗精，大便时尿道出现白浊、梦遗后腰酸胀等表现正是肾精亏虚，肾失封藏的表现，肾主骨生髓通于脑，肾精不足，不能上濡养于脑，故有头晕出现，《金匮要略》论曰：“夫失精家，少腹弦急，阴头寒，目眩，发落，脉极虚芤迟，为清谷，亡血失精。脉得诸芤动微紧，男子失精，女子梦交，桂枝加龙骨牡蛎汤主之。”故以桂枝加龙骨牡蛎汤为主，合以生脉饮以补气养心，另加水陆二仙丹以加强收敛固涩之力，药后效佳，然此病日久，伤及先天，肾水不足，伤及心阳，故见心虚胆怯，四诊时以补心肾为主，然却不效，虑其内有瘀热，故补中又兼清泻肝胆之郁火，后又以补益为主以收全效，整个治疗中思路明确，虽病程较长，但却环环相扣，而使得顽疾尽去，辨证之要，不可不察也。

第三章　外科病

痤痱

姓名：周某　性别：女　年龄：22岁

初诊：2010年10月10日

主诉：面部起疹3年。

现病史：患者3年前开始出现面部多疖，初起红硬痛，前胸后背亦有，月经前较重，手脚凉，畏寒怕冷。晚上睡觉时觉背上有凉风，纳一般，眠差，小便深黄，大便头干，1～3天一行，月经期可，量偏少，3天即净，经期小腹、腰部、关节凉痛，经前乳胀痛，曾服中药，自述服清热药时面疹可减轻，但胃部不适。手脚心热多汗。舌质紫暗，苔白厚，脉沉有力。

处方：黄芩10g　黄连6g　牛蒡子10g　玄参15g　桔梗10g　板蓝根30g　升麻10g　马勃10g　连翘10g　陈皮10g　白僵蚕10g　薄荷10g（后下）　生薏仁30g　白芷10g　赤芍10g　白蔻10g（后下）　生甘草10g

10付，日1付，水煎服

二诊：2010年10月29日

服上方16付，效可，服药时大便正常，头晕、面部疹较前减轻。现：面部起疹，头晕，额头发热，夜间背凉明显，手脚冰凉，怕冷，前胸后背有暗红色丘疹，无特殊感觉，喜太息，纳差，恶心欲吐，眠差多梦，大便可，1～3天一行，小便偏黄。月经期可，量不多，腰腹凉重，不痛，有血块，出虚汗。时觉心痛。舌质暗红，苔薄白，脉沉滞。

处方：生地15g　当归15g　赤芍15g　川芎10g　柴胡10g　炒枳实15g　酒黄芩10g　白芷10g　桃仁10g　丹皮10g　决明子30g　生甘草6g

10付，日1付，水煎服

按：痤疮始见于《素问·生气通天论》，曰："汗出见湿，乃生痤痱……劳汗当风，寒薄为皶，郁乃痤。”《黄帝内经素问直解》注释为：“若夏月汗出，而见水湿之气，则皮肤湿热，生疖如痤，生疹如痱……若劳碌汗出当风，寒薄于皮肤而上行，则为粉刺。”痤疮的发生与遗传体质、饮食习惯、生活方式、胃肠功能紊乱、内分泌紊乱及精神因素等诸多因素有关。从临床实践看，病因主要有湿、热、痰、瘀等，与肺胃等脏腑关系密切。本案中处以经验方平痤汤，本方源于普济消毒饮，用于治疗痤疮证属热毒炽盛者，有清热解毒、疏散风热、消肿散结之功。二诊，痤疮减轻，继之用疏肝凉血、活血祛风之法以善后。前后二诊，处方紧扣病机，有条有理，故收效甚佳。

痒疹一

姓名：陈某　性别：女　年龄：67岁

初诊：2008年6月2日

主诉：全身皮疹，瘙痒10余年，加重1年。

现病史：10余年前无明显原因出现全身皮疹，大小如豆，突出皮面，色暗红，瘙痒，冬重夏轻。他院诊为“神经性皮炎”予外用药及中药治疗乏效，今年加重。现：全身皮疹，色暗红，如豆，瘙痒脱屑，平素易上火。纳眠可，大便时干，1～2天一行，小便正常。舌质略红，苔薄白，脉细。

既往史：“类风湿”20余年，现关节变形，已不疼痛。脑梗病史。

中医诊断：风热结毒，血溢肌肤

处方：槐花30g　荆芥10g（炒黑）　防风10g　栀子10g　蒲公英30g　赤芍炭30g　丹皮10g　生地炭30g　白茅根30g　生甘草6g

10付，日1付，水煎服

二诊：2008年6月27日

服上方18付，痒疹减少并减轻，但仍有少量新起，大便正常。舌质红，有裂纹，舌苔薄，微黄，脉沉有力。

方名：犀角地黄汤加升麻葛根汤加减

处方：生地炭30g　丹皮10g　赤芍炭30g　升麻10g　葛根20g　荆芥10g（炒黑）　防风10g　白僵蚕10g　连翘30g　槐花30g　生甘草6g

10付，日1付，水煎服

三诊：2008年7月25日

服上方20付，症状减轻。现：瘙痒以肘以下、膝以下明显，但较前亦有减轻，目昏、目涩，咽痒但不痛，时干咳，以夜间为甚。纳眠可，夜间口干，二便正常。舌质红，有裂纹，苔薄微黄，脉有力。

处方：上方加制首乌15g，牛蒡子10g。

10付，日1付，水煎服

四诊：2008年8月22日

服上方20付，未再出新皮疹，原来皮疹逐渐消退，脱白色皮屑，皮肤瘙痒明显减轻，渐消失，空气潮湿或心情急躁时稍感痒，目昏目涩、咽痒干咳均消失，纳眠可，二便正常。舌质淡红，苔薄白，脉细。

处方：上方去牛蒡子，制首乌改为30g。

10付，日1付，水煎服

按：此案属中医之“牛皮癣”，为顽疾之一。是以阵发性皮肤瘙痒和皮肤苔藓化为特征的慢性皮肤病，且易反复发作，治疗方面煞是棘手。但中医治疗，讲究有是证用是药，辨证论治，处方开药。本例病人，便干火盛，全身皮疹，色暗红而瘙痒，乃为风热结毒，血溢肌肤之证，以凉血散血疏风为主，复诊继用犀角地黄汤加升麻葛根汤加减，终使顽疾得愈。

痒疹二

姓名：杨某　性别：女　年龄：82岁

初诊：2009年4月24日

主诉：周身痒，出红疹2年，两下肢肿1月余。

现病史：2年前出现周身发痒并见皮肤发红，出红疹，受热后加重，遇凉减轻，用外用药症状缓解，停药再发。1月前发现两下肢浮肿，休息后缓解，活动后加重。现：皮肤痒，起疖肿，皮疹遇热加重。两下肢浮肿。纳可，眠可，二便正常。舌暗红，左边有瘀斑，苔腻稍黄，舌下脉络瘀暗，脉较平缓。

中医诊断：血分、气分郁热

处方：生地20g　赤芍10g　丹皮10g　槐花30g　连翘10g　升麻10g　葛根30g　忍冬藤20g　荆芥10g（炒黑）　生石膏30g　生甘草6g

6付，日1付，水煎服

二诊：2009年5月4日

服上方6付，身痒、下肢肿、口苦均好转。纳可，眠一般，二便可。舌质暗红，苔白厚腻，脉较平缓。

处方：上方加白蒺藜10g，白茅根30g。10付，日1付，水煎服

三诊：2010年7月23日

服上方身痒明显减轻，已无红疹。

现：因脑梗出现左下肢乏力，右手不灵活，另行治疗。

按：患者周身发痒并见皮肤发红，出红疹，受热后加重，遇凉减轻，此为辨证要点，因血分有热，故遇凉诸证减轻，正如《金匮要略》中所述："夫诸病在脏，欲攻之，当随其所得而攻之，如渴者，与猪苓汤。余皆仿此。"同理，遇凉减轻，则多为偏热之体，此亦即"随其所得"之义。方用生地、赤芍、丹皮以凉血散血，石膏以清气分之热，加槐花、荆芥、升麻、忍冬藤等清凉透达之品，服后诸证渐愈。

痒疹三

姓名：赵某　性别：女　年龄：66岁

初诊：2008年5月5日

主诉：皮肤瘙痒，搔之起疹3年。

现病史：3年前无明显诱因出现皮肤瘙痒，搔之起疹，小则如米粒，大则如扁豆，色不红，曾诊断为"过敏性皮炎"、"荨麻疹"，曾服息斯敏乏效，多方治疗均无效。现：皮肤瘙痒甚，搔之起疹，疹色不红但皮肤色红，色白，夏天重（春末夏初最重），冬天轻。有膝关节疼痛，下楼困难（查骨质增生），纳眠可，二便调，曾去各大中西医院经多位大专家治疗效不著，为此还订了健康类报纸。舌质淡红，苔薄白，脉沉滞。

中医诊断：风伏肌肤、郁久化热、着而不去

处方：升麻10g　葛根30g　生白芍15g　赤芍15g　蝉蜕6g　白僵蚕10g　姜黄10g　大黄3g（后下）　连翘30g　槐花30g　生甘草6g

10付，日1付，水煎服

按：患者皮肤瘙痒，搔之起疹，此多为风邪外袭，郁于肌腠所致。正如《伤寒论》中所述："太阳病得之八九日，如疟状，发热恶寒，热多寒少，其人不呕，清便欲自可，一日二三度发，脉微缓者，为欲愈也，脉微而恶寒者，此阴阳俱虚，不可更发汗更下更吐也，面色反有热色者，未欲解也，以其不能得小汗出，身必痒"，明确指出，该病病机为风邪袭表，腠理闭塞，不得汗出。其在皮者，汗而发之，开腠理，散邪气为皮肤病治疗中的重要原则之一，而本

例病人病情春末夏初最重，冬天轻，乃因春夏季节阳气外张，邪欲出而不得，郁而化热所致。故主方用升麻葛根汤辛而达表，合升降散以调达三焦之气。加连翘、槐花凉血疏散。

脱发一

姓名：魏某　性别：男　年龄：25岁

初诊：2009年1月5日

主诉：脱发1年余。

现病史：患者1年前无明显原因渐出现脱发，头发干枯，较以前脱落近一半。现：脱发、头发干枯，纳眠可，二便正常。余无明显不适。舌质淡红，苔薄黄，有裂纹，脉沉滞细。

处方：当归10g　生地10g　桃仁10g　红花10g　赤芍15g　柴胡6g　川芎6g　桔梗6g　炒枳壳6g　怀牛膝10g　通草6g　生甘草6g

10付，日1付，水煎服

二诊：2009年2月2日

服上药20付，1月16日加菊花10g（后下），薄荷6g（后下）。无明显感觉，但脱发症状已不明显，仍头发干枯。纳眠可，二便调。舌淡红，苔薄黄，有裂纹，脉沉滞有力。

处方：照上方加制首乌15g，旱莲草15g，生白芍10g，陈皮10g。

10付，日1付，水煎服

三诊：2009年2月20日

服上药至今，头发较前润泽，脱发不明显，自觉头发较绒。纳眠可。二便调。舌质红，苔黄厚，中有裂纹，脉细。

处方：生地10g　生白芍10g　当归10g　川芎5g　制首乌15g　女贞子15g　旱莲草30g　桃仁10g　红花6g　薄荷3g（后下）　金银花15g

10付，日1付，水煎服

按：脱发一症，诸多医家有各种论述。在临床上治此症，多以活血化瘀为先，疗效显著。《血证论·瘀血》说“瘀血在上焦，或发脱不生”。《医林改错》说“头发脱落，各医书皆言伤血，不知皮里肉外血瘀，阻塞血路，新血不能养发，故发脱落”。《灵枢·经脉》有“脉不通则血不流，血不流则毛色不泽”。瘀血不去，新血不生，不能濡养毛发，而致脱落，故先用血府逐瘀汤，活血化瘀以疏通脉络，瘀血去，新血可生。“发为血之余”，根源于肾。后以滋养精血为继。每以四物汤加女贞子、墨旱莲、制首乌以善后。脉络疏通为先，补血养血继后，一先一后，条理分明，故脱发可愈。

脱发二

姓名：张某　性别：女　年龄：29岁

初诊：2008年6月23日

主诉：脱发3年。

现病史：3年前无明显原因出现斑秃，后在1月内头发完全脱完，曾至北京协和医院等医院做各项检查未见明显异常，曾服中药及外用擦洗治疗，3年期间头发曾长出1次，后又1月脱完。现：脱发，眉毛脱落。近3月睡眠差，入睡难，易醒多梦，头痛（左颞部），纳少，大便干2～3天一行。饮水少，尿少，形体消瘦。月经正常。白带多，色黄，有异味。常觉内热大，皮肤热。舌质淡红，苔薄黄，脉细滞。

处方：当归10g　生地15g　桃仁10g　红花10g　赤芍15g　柴胡6g　川芎6g　桔梗6g　炒枳壳6g　怀牛膝10g　薄荷3g（后下）　元参15g　生甘草6g　竹叶10g

10付，日1付，水煎服

二诊：2008年12月29日

服上药20付，后至昆明工作，停药，患者诉不治疗每年10月可长出头发，然后再脱落，近因未挂上号在外院服中药（紫河车10g　黄精20g　菟丝子30g　补骨脂10g　山萸肉18g　制首乌20g　云苓18g　陈皮9g　木瓜10g　桑椹15g　大枣8枚），服后觉身热，胸口烫，测体温36.9℃，停药后好转。现：脱发，手脚凉，出冷汗，怕冷，纳差，消化差，眠差，多梦，头两侧痛，入睡难，每晚睡6小时左右，醒后难以入睡，大便干，2～3天/次，有肛裂，排便不爽，小便正常，月经经后第1天痛经伴汗出，白带色黄绿，呈豆腐渣状。上症（除身热外）不治疗每年春季好转，冬季加重。每年春天头发开始生长，夏天不脱，至秋季开始脱落，冬季转甚，常觉内热大，身体发热。舌淡红，苔白，脉细数。辨证：阴虚于内，火浮于外，发既失其养，又被火灼，故脱而难生长。

处方：生地15g　元参15g　知母10g　黄柏6g　麦冬20g　金银花15g　赤芍12g　丹皮10g　生龙骨30g（先煎）　生牡蛎30g（先煎）　决明子20g　炒麦

芽15g　生甘草6g

15付，日1付，水煎服

治痛经方：生白芍30g　当归15g　制香附6g　元胡15g　生甘草10g

4付，水煎服（经期时服）

三诊：2009年2月2日

服上药共22付，效可，身体已不热，入睡亦安，但仍有少量脱发现象。春节停药后又不适，现：身热，手脚凉，纳差，恶心，眠差，不能入睡，头痛，又开始脱发，大便2天1次，不干，痛经未作但时小腹胀，白带仍如豆腐渣样色黄绿，小便正常（色黄）。舌淡红，有齿痕，苔薄白。

处方：熟地10g　生地10g　山萸肉10g　生山药15g　泽泻10g　茯苓10g　丹皮10g　知母10g　黄柏6g　决明子15g　炒麦芽15g　砂仁3g（后下）　白蒺藜15g

10付，日1付，水煎服

四诊：2009年9月4日

服上药2月，效可，最近觉要复发（每年此季发病），头皮发麻，身怯冷，有寒战，遂来调理。头后部有新发生如绒毛状，前部发少，脱落多（此症夏季甚），大便2~3天1次，偏干，腹不适，便不顺，眠差，入睡难，易醒，梦多，纳可，月经正常（有痛经）。身热，但体温正常。舌淡红，有齿痕，苔薄白，脉细。

处方：生地10g　熟地10g　山萸肉10g　生山药15g　泽泻10g　丹皮10g　茯苓10g　麦冬10g　天冬10g　当归10g　生白芍10g　女贞子10g　旱莲草15g　羌活3g　防风3g　红花3g　炒火麻仁30g　桑叶10g　元参15g　制首乌10g

15付，日1付，水煎服

五诊：2009年10月28日

服上药诸证均有好转，脱发也明显好转，但仍有脱发，仍有发作性头皮麻，有寒战，无汗，手足冰凉，时自觉夜卧时身体燥热，但体温不高，眠差，梦多，纳佳，二便可。舌质淡红，苔薄白，脉细。

处方：熟地10g　当归10g　生白芍10g　川芎6g　桃仁10g　红花6g　淫羊藿10g　炒枣仁15g　白蒺藜10g　荆芥6g　陈皮6g

15付，日1付，水煎服

六诊：2010年1月29日

上方服40余剂，有新发生出，但近期脱发又见增多，头顶两侧有2处几近脱尽，头皮稍有麻痛，仍手足冰凉，眠差，多梦，偶服安眠药方能入睡。常腰酸困，纳可，二便正常，月经正常，白带正常。舌质嫩红，边稍有齿痕，苔少，脉沉滞。

处方：当归10g　生地15g　桃仁10g　红花6g　赤芍10g　柴胡3g　川芎3g　桔梗3g　炒枳壳3g　怀牛膝10g　女贞子15g　旱莲草30g　炒麦芽15g　炒枣仁15g　生甘草6g

15付，日1付，水煎服

按：患者脱发3年，甚时头发脱尽，且随四季更替而生长消退，可谓奇证。治疗也颇为波折，初以血府逐瘀汤先去瘀结，以求去腐生新之效，治疗期间他医予温补肾阳之品，服后身热，胸口烫，结合初诊时便干，尿少，白带色黄之症，故断其病机应是阴虚于内，火浮于外，发既失其养，又被火灼，故脱而难生长，故治宜滋阴清热降火，处以增液汤加清热化瘀之品而获良效，后再以知柏地黄汤、归芍地黄汤为主治疗，且均以生地、熟地并用以取其滋阴清热、补肾益精之效，药后诸症好转。王清任在《医林改错》中曾言“无病脱发，亦是血瘀”，瘀血阻于头部血络，阻塞血路，瘀血不去，新血不生，发失所养，故为脱发。遂转理气活血之法，以治血瘀，故用血府逐瘀汤加减以巩固治疗。

痹证一

姓名：陈某　性别：男　年龄：46岁

初诊：2013年4月29日

主诉：左侧身体怕冷4年，加重2年。

现病史：患者4年前因左腿骨管瘤行手术，术后觉左半身凉未予在意，3前开始出现左半侧身体从头至脚怕冷明显，稍受凉即觉鼻塞，脸木，左侧肢体凉至脚跟，走路后觉脚掌痛，后枕部出汗多，口苦。纳少，眠差，入睡难，易醒，多梦，烦躁，每晚睡3～4小时，小便频，夜间明显，大便可。舌质暗胖大，苔白厚，苔中黄厚，脉沉滞。

既往史：患者2年前因工作压力大出现严重失眠烦躁，服抗抑郁药半年。高血压病史，现正服降压药。

中医诊断：阴阳失调，经脉失利

处方：桂枝10g　生白芍10g　当归10g　生龙牡各30g（先煎）　通草6g　鸡血藤30g　夜交藤30g　酒桑枝30g　竹叶10g　生甘草6g

生姜3片　大枣3个（切开为引）

15付，日1付，水煎服

二诊：2013年6月17日

服上方30付，效显，左侧身体怕冷较前已明显减轻，现：多汗明显，主要为枕部头部明显，失眠严重，入睡难，心烦躁，晚上服阿普唑仑片后可睡2～4小时，晨起口苦，纳可，二便可。舌质暗红，苔白厚腻，脉沉滞。

处方：生山药15g　生白芍10g　怀牛膝10g　桃仁10g　生地10g　代赭石15g（包煎）　龙牡各30g（先煎）　夏枯草10g　黄芩10g　茯苓10g　生薏仁30g　竹叶10g

15付，日1付，水煎服

按：治病当辨轻重缓急，此案中患者术后出现左侧身体从头至脚怕冷明显，稍受凉即鼻塞脸木，乃是阴阳失调、左右阴阳之气不相顺接，经脉不利，阳气卫外与温煦之力不足的表象。阴阳不和，营卫运行失度则睡卧不宁、烦躁不安、梦多纷纭。遂用桂枝加龙骨牡蛎汤调和阴阳，龙牡又可重镇安神。方中加当归、鸡血藤补血活血，酒桑枝有祛风湿通经络、利关节行水气之功。二诊时诸证好转，但汗出明显，中医有血汗同源之论，汗多必伤阴血，肝体阴而用阳，阴血亏虚，肝失濡养则易肝阳上亢、肝火上炎，故患者有烦躁失眠口苦诸症。今用建瓴汤加减，生地、山药、白芍补养肝肾、涵养肝木，龙牡平肝潜阳，牛膝引血下行，茯苓、薏仁健脾利水渗湿，诸药合用有滋补津血阴液、育阴利水、潜镇肝阳之效，正如张锡纯所言："服后能使脑中之血如建瓴之水下行，脑充血之证自愈。"

痹证二

姓名：画某　性别：女　年龄：65岁

初诊：2013年4月10日

主诉：口干眼干6年余。

现病史：患者20多岁被诊断为风湿性心脏病，未予特殊治疗。2007年无明显诱因出现口、眼干燥，天阴时，浑身关节不适。曾住院检查诊断为痹证，风湿病。无晨僵，眼口干燥，右眼飞蚊症，眠可，大便不干。舌淡，苔薄黄腻，舌下脉紫粗，脉沉滞。服治风湿药后易上火感冒，两眼憋胀。

理化检查：查类风湿因子：206.49IU/ml；血沉66.00mm/h。

中医诊断：①着痹；②阴虚

处方：木瓜30g　生白芍15g　生薏仁30g　生地30g　夏枯草30g　冬瓜子30g　生甘草3g　滑石30g（包煎）　防己6g　通草6g

10付，日1付，水煎服

二诊：2013年4月24日

服上方10付，觉口眼干稍减。现：夜皮肤窜痒，入睡难，每天服安定。舌淡红，苔黄厚，舌下脉络粗紫。

处方：生地10g　当归10g　桃仁10g　红花10g　赤芍15g　柴胡6g　川芎6g　桔梗6g　炒枳壳6g　怀牛膝10g　防风10g　地肤子15g　制附子6g（先煎）　生甘草6g

15付，日1付，水煎服

三诊：2014年5月7日

服上方30余付，效佳，睡眠改善，口鼻眼干燥较大好转。现：近来外感8天，服消炎药，鼻音，曾流鼻涕，痰中带血丝，口干，饮水多不解渴，偶尔咳嗽痰少。眼干涩，口鼻干，皮肤干，时心前区有刺痛，不甚；高血压未服药；纳可，入睡难，二便可。舌暗红，有瘀斑（自述时有瘀斑，自服三七粉可缓解），苔白厚腻，脉沉滞。

治法：凉肝化瘀，滋阴为主

处方：生地15g　当归10g　桃仁12g　红花10g　赤芍15g　柴胡3g　川芎3g　桔梗3g　炒枳壳3g　怀牛膝10g　金银花10g　连翘10g　桑叶10g　竹茹10g　丝瓜络10g（另包）　生甘草6g　玄参30g

15付，日1付，水煎服

按：本案患者眼口干燥，天阴则全身关节不适，予疏利法以通利经脉气血。二诊诸症减轻，患者夜间皮肤瘙痒，舌下脉络紫，思《金匮要略》“病人胸满，唇痿舌青，口燥，但欲漱水不欲咽，无寒热，脉微大来迟，腹不满，其人言我满，为有瘀血”、“病者如热状，烦满，口干燥而渴，其脉反无热，此为阴伏，是瘀血也，当下之”，当为瘀血阻滞所致。瘀血内结，气血津液运化失常，诸证百出，遂用血府逐瘀汤加减。方中桃红四物汤与四逆散相伍，既行血分瘀滞又解气分郁结，桔梗与牛膝升降相因以奏降泄浊邪、升达清阳之效。加制附子有阴阳相生，阳中求阴之意，正如张景岳所论“善补阴者，必于阳中求阴，则阴得阳升而泉源不竭”。防风乃风药润剂，善于祛风胜湿；地肤子清热利湿祛风止痒之效著，二药合用以祛其皮肤瘙痒。三诊之时睡眠、干燥症状均好转，因近来外感，故守上方加金银花、连翘疏散风热、透达邪气；桑叶、竹茹、丝瓜络，三药合用，既有清肝热、养肝阴之效，又有疏利通达之功，用药轻清灵动，开鬼门洁净府，清肺涤痰，使其肺热清，宣肃功能复常，外感自愈。

痹证三

姓名：李某　性别：女　年龄：36岁

初诊：2008年8月18日

主诉：两手指关节痛1个月。

现病史：患者2月前因支原体肺炎住院1个月，痊愈后自觉体质较差，两手关节疼，握拳及遇凉时明显，易被蚊虫叮咬，起小痈肿，流水，奇痒。大便干，1次/日，小便正常，白带正常。“皮埋”（避孕）后致月经周期不定，行经不规律。舌质偏红，略暗，苔薄黄，脉细。

处方：木瓜15g　威灵仙10g　生白芍10g　酒桑枝30g　姜黄6g　通草6g　忍冬藤30g　连翘10g　赤小豆30g　生甘草6g　羌活6g

10付，日1付，水煎服

按：患者虽肺病已愈，但正气耗伤，气血运行不畅易致瘀滞，不通则痛，发为两手指关节疼痛。患者舌质暗红苔薄黄乃是气血阻滞，经脉不通，郁而生热所致，遂用疏利法，行气通络方。方中木瓜、灵仙、酒桑枝、忍冬藤舒筋活络；赤小豆利水消肿；连翘既可疏风清热除痹，又可解毒散结以祛痈肿。诸药合用，切合病机，使经脉气血畅通，郁热自散，痹证得解。

痹证四

姓名：李某　性别：女　年龄：60岁

初诊：2008年8月29日

主诉：类风湿关节炎20年。

现病史：20年前出现四肢小关节肿痛，服西药（不详）控制，反复发作，在当地诊为“类风湿关节炎”，用西药维持治疗。6年前病情加重，四肢小关节肿痛，伴腕肘关节肿痛明显，来我处治疗，服中药约百剂病情基本控制，停药。1年前劳累后又见四肢小关节肿痛，按之痛甚，现左手中指肿甚，有热感，冬天冷明显时痛甚。一般天气变化无明显反应，现未服任何药物，偶有右上肢麻木2月余，纳眠可，二便调。舌质红，苔薄白，脉沉有力。

中医诊断：热痹（类风湿关节炎）

处方：桂枝10g　生白芍10g　赤芍10g　知母12g　防风10g　炒白术

10g 制附子10g（先煎） 麻黄6g 制南星10g 橘络6g 透骨草15g 松节6g 伸筋草30g 生地15g 络石藤15g 忍冬藤15g 生甘草6g 蜈蚣1g（打粉吞服） 生姜3片

20付，日1付，水煎服

二诊：2008年11月21日

服上方20付后，诸症减轻，手肿基本消，手指关节痛（干活时加重），发热，冷时加重，右上肢麻好转，纳眠可，二便调。舌淡红，苔薄白，脉沉滞。

处方：照上方生地改为20g，忍冬藤改为30g。

30付，日1付，水煎服

按：本案患者类风湿关节炎20年，劳累后诱发，四肢小关节肿热疼痛，但冬季严寒之时疼痛又加剧，此乃寒热错杂之痹证。《金匮要略》有云“诸肢节疼痛，身体魁羸，脚肿如脱，头眩短气，温温欲吐，桂枝芍药知母汤主之”。方用桂枝芍药知母汤，桂枝、芍药调和营卫；芍药甘草汤和血脉、养阴清热；麻附同用以温经通脉散寒；知母清热除烦；又加蜈蚣、忍冬藤、络石藤等舒筋活络，诸药寒热并用，各有所宜，以奏祛风除湿、通阳散寒、清热活血之效。患者病程日久，确属沉疴痼疾，久病入络，恐有痰瘀阻滞，法宜化痰活血通络，故方中多加宣通之品，宣可祛壅，通可祛滞，尤天南星配伍橘络，善祛经络之风痰。赤芍与甘草相配乃余经验方——甘赤汤，有凉血、祛瘀、解毒作用。方对其证，二诊诸证好转，守上方加减续服善后。

痹证五

姓名：李某 性别：女 年龄：38岁

初诊：2004年7月5日

主诉：四肢紧痛无力，活动不利3年。

现病史：患者发病时全身麻木，四肢无力，四肢紧痛无力抬举，活动不利，不能行走，纳可，大便干结，5天/次，小便频，1小时1次，排便不利。月经2月未来，此次经少。舌质淡红，苔黄厚干，脉沉滞。

理化检查：面部虚浮，左侧股骨头坏死，右侧稍轻（激素作用），近服激素3年。2003年4月14日MRI检查：①胸6～10椎体段多发性硬化所致；②腰

4～5、腰5～骶椎间盘突出；③腰4、5髓增生；④右胸腔少量积液。

诊断：全身瘀肿，经络湮瘀

治法：去郁除莝

处方：忍冬藤30g　丝瓜络30g（另包）　通草6g　路路通10g　白茅根30g　车前草30g　连翘10g　赤小豆30g　槐角30g　决明子30g　冬葵子30g　茯苓30g　大贝10g　当归10g　苦参10g

15付，日1付，水煎服

二诊：2004年9月6日

服上方效佳，现：后背木麻，四肢紧麻木，右侧肢体重，已能自行行走，抬举无力，胸部皮肤触摸时痛，易发脾气，后背大椎穴位包块稍减，出汗多，纳可，多梦，大便可，2～3天/次，小便可，夜尿频。舌质暗淡，苔黄腻，脉沉滞。处方：上方加川牛膝30g，姜黄6g，知母15g。

15付，日1付，水煎服

三诊：2005年12月10日

服上药效可，现：右半身紧木麻，大椎穴处仍漫肿，胸背辣疼。背部紧，右胁部拘急疼，怕冷，胸部皮肤摸之灼痛，下肢肿消，纳可，二便调，梦多，月经已正常，量可。舌质淡红，苔薄白腻，脉较前流畅。

处方：葛根30g　通草6g　忍冬藤30g　丝瓜络30g（另包）　木瓜30g　生薏仁30g　茯苓30g　槐角30g　决明子30g　白茅根30g　丹参20g　当归10g　生甘草3g　威灵仙10g

15付，日1付，水煎服

按：患者四肢紧痛无力并抬举不利，全身瘀肿、面部虚浮，乃一派水气壅滞经络，气血运行不畅的经络湮瘀证候，正如《素问·汤液醪醴论》所述“津液充郭，其魄独居，孤精于内，气耗于外，形不可与衣相保，此四极急而动中”。浊阻下焦，而见大便干结、小便不利，《内经》有云“小大不利治其标”、“平治于权衡，去宛陈莝”，故治以疏利法。以通草、路路通、白茅根、车前草、连翘、赤小豆祛湿浊、通经络；忍冬藤、丝瓜络祛风通络止痛；合当归贝母苦参丸解膀胱郁热，通利小便；葵子茯苓散滑窍行水；槐角、决明子清肝通便。服上药诸证明显减轻，加牛膝、姜黄活血通络，知母清下焦湿热，药后肿消便通，浊邪祛除，月经正常，继以疏利法行气通络方调理而愈。故治病必求于本，如《金匮要略》中病在水分，不需加调经之品，水去经自来。同时治疗时当有侧重，不同时期当有不同的治疗原则。

痹证六

姓名：吕某　性别：男　年龄：55岁

初诊：2004年7月12日

主诉：全身关节肿胀，伴屈伸不利15年。

现病史：全身关节肿胀、疼痛、屈伸不利，早起时比较明显，有风湿性关节炎，易腹泻，有肠炎病史，口干，口臭，吐黄痰，嗜睡，一天睡眠20个小时（服药酒），小便正常，纳可。舌质淡红，苔薄白，边缘有齿痕，脉沉滞。

处方：木瓜30g　威灵仙10g　酒白芍15g　生薏仁30g　制川乌6g（先煎）　寻骨风15g　千年健30g　追地风30g　海风藤30g　络石藤30g　桂枝10g　酒桑枝30g　炒白术12g　生甘草6g　通草6g　酒姜黄6g　生姜3片　大枣6个（为引）　元胡10g

14付，日1付，水煎服

二诊：2004年8月5日

服药后无明显好转，服药后有时热，下午体温高，傍晚时也明显，仍感全身关节肿胀、疼痛，手足热，口干，口臭，有轻微咳嗽，有黄痰，关节肿胀，疼痛，活动后加重，嗜睡，腹泻消失，偶感头晕头重，纳可，大小便正常，血压：120/80mmHg。舌质淡红，苔黄厚，舌体胖有齿痕，脉沉有力。

处方：桂枝12g　生白芍15g　知母15g　防己10g　制川乌4g（先煎）　炙麻黄4g　忍冬藤30g　丝瓜络30g（另包）　生石膏30g　木瓜30g　生薏仁30g　炒苍术10g　黄柏10g　生甘草10g　生姜3片（为引）

7付，日1付，水煎服

三诊：2004年8月12日

病人全身关节疼痛较重，并僵硬，体温37.8℃，大小便正常。

处方：生石膏60g　知母15g　桂枝15g　炒白芥子10g　海风藤30g　黄芩10g　葛根30g　元胡15g　鬼箭羽30g　土茯苓30g　生甘草10g　生麦芽20g　陈皮10g

7付，日1付，水煎服

四诊：2004年8月19日

服上药后全身关节疼痛僵硬仍不减轻，左膝肿胀减轻，手腕、脚踝部肿胀，发热稍轻（上午36.9℃，下午37.6℃），头晕，纳可，眠可，口臭，大便正常，小便黄，有臭味。舌质暗红，苔黄厚，脉沉数。

处方：生石膏100g　知母15g　桂枝15g　炒苍术15g　独活10g　炒白芥子10g　生薏仁30g　元胡15g　葛根30g　黄柏10g　海风藤30g　络石藤30g　炒神曲10g　炒麦芽20g　制南星10g　生甘草10g　生姜2片　大枣4个（切开）

7付，日1付，水煎服

五诊：2004年8月26日

代诉：现关节肿痛较重，难以行走，体温37.7℃。

处方：生地20g　制首乌30g　桂枝10g　知母10g　制南星10g　炒白芥子10g　透骨草30g　生黄芪30g　木瓜30g　元胡15g　制马钱子0.2g（另包）　生甘草6g　地龙10g

7付，日1付，水煎服

六诊：2004年9月2日

服上药后仍有全身关节疼痛，僵硬，左膝肿胀，手腕、脚踝肿胀，活动力较差，发热轻（上午37.2℃，下午36.9℃），头晕减轻，纳差，眠可，大小便正常。舌质红，苔黄，脉数无力。

处方：生地30g　知母20g　生白芍30g　干地龙15g　川牛膝30g　透骨草30g　制南星10g　元胡15g　炒麦芽20g　炒神曲10g　生黄芪30g　制马钱子0.5g（另包）

7付，日1付，水煎服

七诊：2004年9月16日

服药后症状改善不明显，现：四肢关节活动后肿胀，小腿发胀，自觉关节部位发热，头昏。舌淡，苔黄厚，脉沉滞。

处方：生地20g　制首乌30g　生白芍30g　知母15g　葛根30g　生石膏30g　制南星10g　炒白芥子10g　木瓜30g　元胡15g　透骨草15g　伸筋草15g　制马钱子0.3g（另包）　干地龙10g　生甘草10g　独活10g

7付，日1付，水煎服

八诊：2004年9月22日

处方：拟上方加鬼箭羽30g。

7付，日1付，水煎服

九诊：2004年9月30日

症状改善不明显，低烧，四肢关节肿胀，头昏，小腿发胀。舌红，苔黄厚，脉沉滞。

处方：桂枝12g　生白芍30g　知母15g　炙麻黄6g　炒白术15g　草乌10g（先煎）　鸡血藤30g　木瓜30g　威灵仙15g　制马钱子0.3g（另包）　甘草10g

7付，日1付，水煎服

十诊：2004年10月7日

代诉：体温正常，疼痛减轻，但仍腿肿较重，四肢无力。

处方：上方加生黄芪30g，生薏仁30g。

7付，日1付，水煎服

十一诊：2004年10月14日

服上方有效，现：又低热，关节仍疼痛，右下肢腿肿，食欲不好。舌红，苔白稍黄，脉细数。

处方：桂枝12g　生白芍30g　知母20g　炒白术12g　鸡血藤30g　制川乌6g（先煎30分钟）　制草乌6g（先煎30分钟）　制马钱子0.3g（另包）　生薏仁30g　木瓜30g　生黄芪30g　威灵仙12g　陈皮10g　炒麦芽20g　生甘草10g　川牛膝10g　透骨草30g　元胡15g

7付，日1付，水煎服

十二诊：2004年10月28日

服上药疼痛减轻，现站立后行走5分钟，感小腿肚发酸，发胀。右脚踝肿大见减。现：全身乏力，右下肢抽动，手指发凉，僵硬，纳眠可，二便调。舌质淡红，苔薄黄，脉沉弱，按之弦。

处方：照上方制川草乌各改为8g，加乌梢蛇15g，川断10g，炒杜仲10g。

7付，日1付，水煎服

十三诊：2004年11月4日

处方：上方去乌梢蛇，透骨草，加生地30g。

7付，日1付，水煎服

十四诊：2004年11月25日

现：站立稍长仍觉发胀发僵，脚底胸骨疼痛，全身关节疼痛与天气有关，右脚踝仍肿，但有减轻，腹部胀气仍有，大便不成形，2次/天，小便可。舌淡红，苔黄厚，脉略数按之乏力。

处方：制马钱子0.3g（另包）　桂枝12g　生白芍20g　知母15g　炒白术12g　防风10g　制川乌8g（先煎）　制草乌8g（先煎）　生薏仁30g　木瓜20g　生黄芪30g　细辛3g　生地20g　透骨草15g　川断10g　元胡15g　炒麦芽20g　炙甘草6g

7付，日1付，水煎服

十五诊：2004年12月9日

现：手腕肘部，脚踝膝部疼痛，脚踝肿胀好转，夜晚盗汗，大便不成形，1次/日，小便正常，纳可。舌淡红，苔白，脉沉弱，走路无力。

处方：制马钱子0.3g（先煎） 桂枝12g 白芍30g 知母15g 炒白术12g 防风10g 制川乌10g（先煎） 制草乌10g（先煎） 生薏仁30g 木瓜30g 生黄芪30g 炒杜仲10g 生地20g 透骨草15g 川断10g 元胡15g 浮小麦30g 桑寄生15g 炙甘草6g

7付，日1付，水煎服

十六诊：2004年12月30日

服药后四肢关节疼痛减轻，现：夜间仍盗汗，右脚踝肿，身乏力，饮食睡眠可，大便不成形，2次/日。舌淡红，苔薄白，脉沉弱。

处方：制马钱子0.3g（先煎） 白芍30g 知母15g 炒白术12g 制川乌10g（先煎） 制草乌10g（先煎） 生薏仁30g 木瓜30g 生黄芪30g 山萸肉10g 炒杜仲10g 狗脊15g 生地20g 透骨草15g 川断10g 淫羊藿10g 盐黑豆30g 浮小麦30g 炙甘草6g

7付，日1付，水煎服

十七诊：2005年1月6日

代诉：仍汗出较多，前日走路较远，又觉疼痛。

处方：上方去淫羊藿、浮小麦、山萸肉、盐黑豆，加元胡15g。

7付，日1付，水煎服

十八诊：2005年1月13日

关节疼痛很轻，晚上肿尚微肿，仍夜间出汗多。舌质略暗，苔薄微黄，脉沉弱。

处方：制马钱子0.3g（先煎） 白芍30g 知母15g 炒白术12g 制川乌10g（先煎） 制草乌10g（先煎） 生薏仁30g 木瓜30g 生黄芪30g 通草6g 狗脊20g 炒川断10g 炒杜仲10g 元胡15g 川牛膝10g 炙甘草6g

7付，日1付，水煎服

十九诊：2005年1月20日

代诉：效可，前天晚上右脚浮肿较甚，今晨已消。

处方：上方加防己10g，茯苓10g。

二十诊：2005年1月27日

现：两手僵硬疼痛，左肩疼，右脚浮肿，盗汗，饮食可，二便调。舌淡红，苔薄白，边有齿痕，脉沉滞。

处方：制马钱子0.3g（先煎） 生白芍30g 桂枝10g 知母15g 炒白术10g 制川乌10g（先煎） 制草乌10g（先煎） 淫羊藿30g 酒桑枝30g 姜黄10g 通草6g 防己10g 木瓜30g 生薏仁30g 元胡15g 生黄芪30g 乌梢蛇15g 生甘草10g

7付，日1付，水煎服

二十一诊：2005年2月4日

代诉：近几天疾病加重，肿亦明显。

处方：上方去防己，乌梢蛇，加制南星6g，通草6g，海风藤30g，络石藤30g。

13付，日1付，水煎服

二十二诊：2005年2月17日

现：两手腕僵疼，两踝关节及脚底疼，右脚浮肿，活动时自觉胸骨疼痛，汗仍多，纳眠可，二便调，四肢发凉。舌红稍暗，苔白，脉沉滞无力。

处方：炒白术15g 炒苍术15g 炒薏仁30g 木瓜30g 生黄芪30g 知母15g 元胡15g 制南星6g 通草6g 制川乌10g（先煎） 制草乌10g（先煎） 陈皮10g 乌药6g 淫羊藿10g 生甘草6g 生白芍30g

7付，日1付，水煎服

二十三诊：2005年3月3日

服上方两手腕僵疼，两踝及脚底疼减轻，仍右脚浮肿，汗多，身乏力，纳可，二便可。舌暗红，苔白，边有齿痕，脉沉滞。

处方：上方加生地10g，浮小麦30g，透骨草15g，伸筋草15g。

7付，日1付，水煎服

二十四诊：2005年3月17日

服药后两手腕僵疼，上肢伸展不利，两踝及脚底疼减轻，身乏力好转，仍右脚肿，盗汗（腰以下），纳可，眠可，二便可。舌淡红，苔白，边有齿痕，脉沉细滞。

处方：照2月17日方加当归10g，麦冬15g。

7付，日1付，水煎服

二十五诊：2005年3月31日

服药后两手腕僵疼，身乏力进一步好转，站立过久，脚底疼两手胀，天暖时重，两手发凉，仍右脚肿、盗汗，纳可，眠可，大便稀，1～2次/日。舌淡红，苔白，边有齿痕，脉沉滞。

处方：炒白术15g　炒苍术15g　炒薏仁30g　炒白扁豆30g　木瓜30g　炒杜仲10g　川断10g　川牛膝10g　通草6g　生黄芪30g　元胡15g　制南星10g　制川乌12g（先煎）　制草乌12g（先煎）　淫羊藿10g　生白芍30g　陈皮10g　生甘草6g

14付，日1付，水煎服

二十六诊：2005年4月14日

服药可，近段两脚疼较甚，两手腕已不疼，但不能用力，纳可，二便可。舌淡红，苔白根部腻，边有齿痕，脉沉滞。

处方：生地30g　元胡15g　木瓜30g　制川乌10g（先煎）　制草乌10g（先煎）　炒白扁豆30g　通草6g　川断10g　桑寄生15g　生黄芪15g　丹参20g　制南星10g　生甘草10g　川牛膝10g　生姜3片　大枣6个（为引）

13付，日1付，水煎服

二十七诊：2005年4月28日

脚疼时轻时重，舌淡，苔白腻，舌体肿大，边有齿痕，脉沉滞。

检查：血沉38mm/h，谷丙转氨酶18.10U/L

处方：生地30g　元胡15g　生白芍30g　制川乌10g（先煎）　制草乌10g（先煎）　生黄芪20g　炒山药30g　炒白术10g　通草6g　木瓜30g　生薏仁30g　川断10g　炒杜仲10g　制南星6g（另煎）　陈皮6g　生甘草6g

15付，日1付，水煎服

二十八诊：2005年5月12日

药后肢节疼痛减轻，右踝关节仍有肿疼，化验血沉仍快，配合西药治疗，大便较稀。舌红，苔白，脉沉滞。

处方：生地15g　知母10g　元胡15g　通草6g　制川乌10g（先煎）　制草乌10g（先煎）　制马钱子0.3g（另包）（分两次冲）　炒白术15g　千年健30g　追地风30g　生甘草10g

12付，日1付，水煎服

二十九诊：2005年5月26日

药后肢节痛、乏力有好转，近日手指发热，日晡怕冷，时有胸痛。舌淡暗胖，苔薄白，脉沉滞。

处方：照上方加制南星6g，炒白芥子10g，川牛膝10g。

13付，日1付，水煎服

三十诊：2005年6月9日

患类风湿关节炎多年，服中药治疗效果可，近偶有胸痛，手指发热减轻，近服西药后胸骨痛，脚板痛。舌暗，苔薄白，脉沉滞。

处方：生地15g　知母10g　元胡15g　通草6g　制川乌10g（先煎）　制草乌10g（先煎）　制马钱子0.3g（另包）（分两次冲）　炒白术15g　千年健30g　制南星6g　炒白芥子10g　菊花10g（后下）　谷精草30g　追地风30g　透骨草15g　生甘草10g　鬼箭羽30g

14付，日1付，水煎服

三十一诊：2005年6月23日

药后效果可，风湿性关节炎渐好，偶受寒时疼痛稍发，余无异常。舌红，苔薄白，脉细滞。

处方：生地30g　知母15g　元胡15g　通草6g　制川乌10g（先煎）　制草乌10g（先煎）　制南星6g　陈皮10g　制马钱子0.3g（另包）（分两次冲）　透骨草15g　炒白术15g　炒白芥子10g　茯苓10g　威灵仙10g　生甘草10g

12付，日1付，水煎服

按：《素问》有云“风寒湿三气杂至，合而为痹也”，今患者全身关节肿痛15余年，病情复杂，病程日久，实乃大证，治疗数易其方。余于几十年临床实践中发现疾病是动态发展变化的，临证当“知犯何逆，以法治之”。思虑患者虽有口干口臭、舌苔黄厚等热象，但久病必伤人体阳气，予桂枝芍药知母汤加减，以祛风除湿、通阳散寒、佐以清热，效果颇佳，本方出自《金匮要略》“诸肢节疼痛，身体魁羸，脚肿如脱，头眩短气，温温欲吐，桂枝芍药知母汤主之”，是临床治疗寒热错杂之痹证的常用方。方用马钱子通络止痛、散结消肿，川乌草乌辛温大热，祛风湿散寒止痛疗效显著，虽是大毒之品，但只要辨证准确，剂量适度，煎煮得当，常可取得非凡疗效。

痹证七

姓名：王某　性别：女　年龄：49岁

初诊：2008年6月2日

主诉：后背及两肩关节痛3个月。

现病史：患者3个月前因受风引起后背及两肩关节痛，跳痛，局部凉，恶风。现：恶风寒，后背及两肩关节跳痛，局部凉，平时易感冒，近2日感冒，咽痒，咳嗽流涕，咯白黏痰，头枕部紧，纳眠可，大小便正常，月经紊乱。舌质淡红，略暗，苔黄腻稍厚，脉沉滞。

处方：桂枝10g　生白芍10g　生黄芪30g　当归10g　秦艽10g　陈皮10g　酒姜黄10g　连翘12g　酒桑枝30g　牛蒡子10g　桔梗15g　荆芥10g　生甘草6g

6付，日1付，水煎服

二诊：2008年6月20日

服上方6付，背痛消失，双肩疼痛减轻，凉感减轻，时咽痒，有黏痰，咳嗽，右足跟疼痛，晨起眼睑肿，纳眠可，二便正常。舌质偏暗，苔白微厚，脉细。

处方：上方去荆芥，加葛根20g，通草3g，细辛3g，炙麻黄3g。

10付，日1付，水煎服

按：中医临证诊治疾病当遵循治病求本、审因论治之原则，患者平素易外感，因受风所致“外证身体不仁”，予黄芪桂枝五物汤加减以益气温经、和血通痹、扶正祛邪。方加秦艽、酒姜黄、桑枝祛风湿通络止痛之品以治其标。因患者近日外感，咽痒痰黏不适，遂用连翘、牛蒡子、桔梗，清上焦郁热。桔梗汤，后世又名甘桔汤，出自《伤寒论》“少阴病，二三日，咽痛者，可与甘草汤，不差，与桔梗汤”，能宣肺祛痰利咽。诸药合用，标本兼顾，痼疾卒病同治，辨证精准，故获良效。

痹证八

姓名：王某　性别：女　年龄：68岁

初诊：2013年7月15日

主诉：双腿膝以下凉痛、麻3年余。

现病史：3年前开始觉双膝下凉痛，针刺感，麻，冷像寒冬腊月时，必须用暖宝，穿棉衣保暖，曾做B超检查血管通畅。经常中医药治疗按摩、针灸，效不显。现：双膝下凉、痛，发麻，虽天值夏月仍需穿厚袜。舌淡胖，苔黄厚，脉细弦。

既往史：糖尿病史15年，血糖控制欠佳。高血压病史6年，血脂高。白内障3年，视物模糊，干，目眵多。

中医诊断：脾湿（虚）、肝热夹瘀

处方：白扁豆12g　生薏仁30g　茯苓10g　黄芩10g　连翘10g　丹皮10g　鬼箭羽30g　川牛膝15g　生石决明30g（先煎）　泽泻10g

10付，日1付，水煎服

二诊：2013年9月6日

服上方30付，凉、麻较前有好转，现：双膝以下仍觉凉、痛，膝踝部最明显，觉上半身怕热，多汗，可顺脸往下流，下半身恶寒甚，不出汗。纳眠可，二便调。舌质红，苔黄略厚腻，脉细弦。

处方：当归10g　生地15g　桃仁10g　红花10g　赤芍15g　柴胡3g　川芎3g　桔梗3g　炒枳实3g　怀牛膝15g　通草6g　桑叶10g　丝瓜络15g（另包）　竹茹15g　生甘草3g

10付，日1付，水煎服

三诊：2014年2月10日

服上方60付后（与加味归芍地黄汤交替服用）症状较前明显减轻，后停药，现：左侧脚踝部觉有凉风向内吹感，上半身出汗多，较前已明显减少，但仍有，下半身怕冷，纳眠佳，二便调。舌质红，苔白略厚腻，脉细。

治法：养肾清肝，化瘀

处方：生地15g　山萸肉10g　生山药15g　泽泻10g　丹皮10g　茯苓10g　怀牛膝15g　生石决明30g（先煎）　通草6g　桑叶10g　竹茹10g　丝瓜络10g（另包）　栀子10g　赤芍15g

10付，日1付，水煎服

按：观该患者症状，双膝下凉痛、怕冷，似为阳虚卫外不固，然患病3年，温阳祛风散寒、活血化瘀之药，温针，艾灸必不少用，诸症不减，乃整体辨证，当为脾湿（虚）、肝热夹瘀，然治病有先后，且前用活血化瘀药效不显，故当先健脾祛湿、清肝泻热，且叶天士《温热论》有云："通阳不在温，而在利小便"，方以白扁豆、生薏仁、茯苓健脾利湿，黄芩、连翘、丹皮清肝明目，牛膝活血通络，同时辨证与辨病相结合，加鬼箭羽降糖降血脂，生石决明平肝潜阳以降压，药服30付，诸证减轻，继以活血化瘀与补肝肾之法间用，以血府逐瘀汤加减与加味归芍地黄汤交替使用，药服60余付，诸证明显缓解，处六味地黄汤加味以养肾清肝化瘀、培养后天。其中竹茹、桑叶、丝瓜络，取自王孟英经验"三物皆养血清热而熄内风"，既疏肝养肝以调气血，又活血通络以止痹痛，在临床中广泛应用。

痹证九

姓名：王某　性别：女　年龄：44岁

初诊：2013年4月29日

主诉：双手、脚发胀3年余。

现病史：诉平常工作压力大，易急躁，发脾气，3年前突然出现双手、脚发胀“木”感，持续存在，按揉活动后稍减，小腹胀感同手脚，偶有胃脘部隐痛，耳鸣如蝉叫，右重于左，舌发木由舌尖发展至舌中前部，纳眠可，大便干，1～2天1次，小便可，月经周期不规律，时前时后，经期5天，量大，色可，少量血块，白带可。舌淡暗，斑点舌，苔黄腻，舌下脉络显，脉沉滞细。经前乳房胀。

既往史：胃下垂（3cm）2年。子宫内膜异位症10余年。乳腺增生。

处方：柴胡10g　生白芍10g　当归身6g　茯苓10g　薄荷3g（后下）　玄参15g　大贝10g　生牡蛎30g（先煎）　炒王不留行20g　生甘草6g　青皮10g　制香附10g

15付，日1付，水煎服

二诊：2013年6月17日

服上方15付，效可，诸症明显减轻，双手胀，脚胀，纳差均减轻，耳鸣，右耳鸣如蝉，后背强痛，手脚心发热，舌、唇仍有麻（较前已好转），精神差，乏力，食欲可，纳后胃胀。舌质红，苔白略厚，脉沉滞。

处方：上方加丹皮10g，栀子10g，地骨皮10g，炒枳实10g。

15付，日1付，水煎服

按：随着现代生活节奏加快，工作压力增剧，人们的情绪也日益“高涨”，本案患者亦是如此。患者突发双手、脚发胀，小腹胀，经前乳房胀痛等诸症，均为肝气郁滞所致。女性以肝为先天，肝为藏血之脏，体阴用阳，喜条达而恶抑郁，七情郁结，肝失疏泄，克于脾土，诸症丛生。根据《素问》“木郁达之，土郁夺之，火郁发之”之原则而处以逍遥散加减，柴胡疏肝解郁，使肝气得以条达；当归、白芍养血柔肝缓急，补肝体助肝用；茯苓健脾祛湿，使运化有权，气血有源；薄荷少许疏散郁遏之气，透达肝经郁热；合用消瘰丸软坚散结主要针对乳腺增生之疾，本方肝脾同治，气血兼顾。二诊症减但有热证，易为丹栀逍遥散，肝脾郁热得解，邪去正安，手足发胀自除。

痹证十

姓名：吴某　性别：女　年龄：52岁

初诊：2009年11月16日

主诉：全身关节肿痛5年。

现病史：患者自诉全身关节肿痛5年，关节局部肿，左侧头嗡鸣，口干、眼干，不渴，饮水不多，两胁脘部不适，纳可，二便可，2007年因子宫肌瘤行子宫切除术，高血压，曾被诊断为类风湿、干燥综合征。舌质淡红，舌面起两小息肉，苔薄白，脉沉弦数。

处方：海风藤30g　络石藤30g　忍冬藤30g　夜交藤30g　丝瓜络30g（另包）　橘络6g　制南星10g　通草6g　姜黄10g　酒桑枝30g　生白芍15g　知母15g　生地10g　川牛膝10g　生甘草6g

10付，日1付，水煎服，分两次温服

二诊：2009年12月16日

服上药20付，全身关节肿痛基本消，口干眼干缓解，两胁不适好转，偶有头鸣，早上4～5点有阵发性出汗，甚则大汗淋漓，每天口服降压药，血压维持较好，纳一般，眠可，二便正常。舌红，苔少，脉沉有力。

处方：照上方去南星、橘络，加天花粉10g，伸筋草15g，防己10g。

10付，日1付，水煎服，分两次温服

按：《内经》有云："通则不痛，痛则不通"，该患者全身关节肿痛，乃经络不通所致，眼干、口干乃阴虚所致，故处以舒筋活络之药，兼以滋阴，方用藤络汤以通利关节，方中多用藤络之类药物，也有取类比象之意。方中芍药甘草合用，取芍药甘草汤之意，有酸甘化阴柔筋止痛之效。局部肿多因痰滞经络所致，故加橘络、制南星化痰通络，加姜黄、酒桑枝以助理气通络，头嗡鸣，加川牛膝引火下行，加知母、生地清热滋阴。二诊效佳，因其肿痛消，故去南星、橘络，夜间出汗，加天花粉滋阴清热，加伸筋草、防己舒筋止痛以善后。

痹证十一

姓名：许某　性别：男　年龄：52岁

初诊：2009年11月4日

主诉：四肢指尖麻木2年。

现病史：患者自诉2年前每至天气寒冷时出现四肢指尖麻木、冰凉，现正值冬季，症状明显，纳可，眠可，大便1次/日，时便溏。血压90/50mmHg。舌质红，少苔，脉沉弱。

既往史：胃癌病史两年余。

处方：党参15g　生黄芪30g　炒白术10g　制附子15g（先煎）　干姜6g　炙甘草6g

10付，日1付，水煎服，分两次温服

二诊：2010年2月24日

服上药20付怕冷好转，手足转温，四肢麻木症状消失，近2年半体重下降20kg，大便稀，完谷不化，1次/日，小便正常，纳佳，眠差，入睡困难，易醒，多梦，出汗正常，口不干。舌质红略暗，苔薄白，脉沉弱。

处方：党参15g　炒白术10g　茯苓10g　炒山药30g　炒白扁豆10g　炒薏仁30g　炒莲肉10g　炮干姜3g　浮小麦30g　炙甘草6g

10付，日1付，水煎服，分两次温服

按：患者四肢指尖麻木冰凉2年，天凉时出现，判断其为阳虚无疑，大便1次/日，时便溏，乃脾肾阳虚，阳不制阴，湿浊内生，导致大便溏，所以处以附子理中汤加减，重用附子以祛其阴寒。脾主四肢，脾胃虚弱无以濡养四肢，导致四肢麻木，脾胃虚寒，气血不达四肢故四肢冰凉，重用黄芪以助气血运行。二诊效佳，患者有胃癌痼疾，近2年体重大减，大便完谷不化，口不干，脉沉弱乃脾虚湿盛所致，故用参苓白术散加减，以补益后天之本。

痹证十二

姓名：闫某　性别：女　年龄：40岁

初诊：2011年3月30日

主诉：腰部以上酸沉2月。

现病史：患者无明显原因出现腰以上连及项、背、头酸沉，发凉，全身乏力，烦躁心慌，近2月月经紊乱，时1月2行或1月不至，量少，色暗，无血块，经前乳房稍胀，余无不适，纳可，眠差多梦，大便每日2～3次，不干，大便色绿，小便可。舌尖红，苔薄白，舌下脉络迂曲，脉沉滞。

处方：熟地10g　当归10g　生白芍15g　川芎3g　炒枣仁30g　黄芩

10g　知母10g　麦冬15g　生地10g　桑叶10g　苇根30g　竹叶10g

6付，日1付，水煎服，分两次温服

二诊：2011年4月6日

服上方腰部以上酸沉不适消失，心烦、心慌好转，纳可，多梦，二便可，经前乳房胀。舌尖红，苔薄白，舌下脉络迂曲，脉细。

处方：生地15g　玄参30g　竹叶10g　栀子10g　黄连6g　赤芍10g　丹皮10g　麦冬15g　灯心3g　车前草15g　生甘草6g　制香附10g

10付，日1付，水煎服，分两次温服

按：患者无明显原因出现腰部以上酸沉，全身乏力，烦躁，月经1月2行或1月不至，当属肝血不足，肝火偏旺所致。《临证指南医案》有云："女子以肝为先天"，妇女以血为重，行经耗血以致女子有余于气而不足于血，肝体阴而用阳，肝血不足，不能涵养肝体，故导致腰部以上酸沉，经前乳房胀痛，以四物汤加味治疗。烦躁心慌，眠差多梦，加炒枣仁、知母，有酸枣仁汤之意，以养肝，宁心，肝火偏旺加黄芩、竹叶、苇根、桑叶清热泻火，平肝抑阳，加麦冬、生地以助补血养肝。二诊腰部以上酸沉消失，患者出现口腔溃疡，口干，舌尖红，乃心火亢盛所致，方选二阴煎加减，加玄参、栀子、黄连、赤芍、灯心以清心泻火，养阴安神为治以善后。

痹证十三

姓名：尹某　性别：女　年龄：65岁

初诊：2011年2月21日

主诉：周身游走性疼痛2年。

现病史：患者自诉周身游走性疼痛，以左肩胛和胁下明显，常出现痛时有结块，痛止块消，口干苦，夜间加重，饮水不多，左小腹胀痛，按之明显，纳可，眠差，心烦躁，每晚睡3～5小时，大便偏干，2天1次，小便夜间2～3次。舌质暗红，苔薄黄腻，舌底脉络瘀紫，脉沉滞。

处方：柴胡10g　黄芩10g　制半夏10g　炒枳实12g　生白芍15g　大黄10g（后下）　姜黄10g　生牡蛎30g（先煎）

10付，日1付，水煎服，分两次温服

二诊：2011年3月5日

服上药10付，效佳，疼痛明显好转，仍有局部灼热感，巅顶按压时疼痛，自觉咽部有痰但难以咯出，纳可，饭后易口苦，眠可，二便调。舌质暗红，苔薄白，舌底脉络迂曲，脉沉滞。

处方：照上方加忍冬藤30g，牛蒡子10g。

10付，日1付，水煎服，分两次温服

三诊：2011年3月21日

服上方10付效佳，周身疼痛、局部灼热感及巅顶按压疼痛均减轻，现：左侧上牙疼痛觉咽中有痰难咯，时有心慌，双侧太阳穴隐痛，时发胀发热，眠差多梦，纳可，二便可，近2天口腔溃疡。舌质暗红，苔薄黄，脉沉滞。

处方：照上方加玄参30g，连翘10g，羌活6g。

10付，日1付，水煎服，分两次温服

按：患者周身游走性疼痛，以肩胛和胁下明显，痛时有结块出现。古人云："积属有形，结块固定不移，痛有定处，病在血分，是为脏病；聚属无形，包块聚散无常，痛无定处，病在气分，是为腑病。"病人口干苦，《伤寒论》有云："少阳之为病，口苦，咽干，目眩是也"，病人大便2天1次，质干，且胆经过胁下，以其疼痛部位和症状判断为少阳阳明合病。处以大柴胡汤加减，柴胡、黄芩合用和解少阳，疏利少阳之气，加姜黄以其既入气分又入血分，共奏活血行气之功，加牡蛎既可重镇安神，平肝潜阳，又可软坚散结。二诊效佳，疼痛大减，加牛蒡子以祛痰利咽，加忍冬藤通络清郁热。三诊症状续减，故随证加减以期药能中病。

痹证十四

姓名：赵某　性别：女　年龄：46岁

初诊：2008年8月15日

主诉：两上臂痛伴双手指关节痛半年。

现病史：半年前因受凉出现两上臂痛，现两臂伸展受限，遇冷加重，有沉重感。夜间两上臂酸胀不适，晨起手指僵硬、发胀，握不住拳。纳眠可，小便正常，大便干结，月经正常，腰痛，稍劳累即发作，近2年白发多。舌质淡，略暗，苔黄稍厚，脉沉滞。

处方：桂枝10g　生白芍10g　生黄芪15g　秦艽10g　当归10g　陈皮10g　姜黄10g　酒桑枝30g　连翘10g　炙甘草6g　生姜3片　大枣4个（切为引）

10付，日1付，水煎服，分两次温服

二诊：2008年12月12日

服上方20付，两臂背伸基本正常，晨起手指仍胀，现：欲调理月经，月经开始与快结束时颜色暗，经期达8～9天，量可，偶有血块。此次月经将尽，左侧腿、臂、手指麻木，大便已正常。苔薄黄，脉沉滞。

处方：照上方去姜黄，加天麻6g，通草6g，伸筋草15g，羌活3g，山楂炭15g，荆芥炭6g。

15付，日1付，水煎服，分两次温服

按：太阳主一身之表，为六经之藩篱，外邪犯表，首犯太阳，风寒之邪客于肌表，营卫不和，经络不通，导致遇冷加重，肢体关节屈伸不利。因邪闭不甚，故处以黄芪桂枝五物汤加味治疗。该方具有益气温经，和血通痹之功效。其劳累后腰痛发作，近2年白发增多，为气血亏虚所致，故加当归活血补血，加陈皮使补而不滞。用秦艽、姜黄、酒桑枝通经止痛，姜黄尤善除上肢痹痛，桑枝本有通达肢节的作用，更兼用酒制，引药上行，且更增其疏通之功效，余尝用于治疗上肢痹阻不通之证，效果显著。二诊效佳，故效不更方，仍守方加减治疗。

痹证十五

姓名：郑某　性别：女　年龄：28岁

初诊：2013年5月3日

主诉：关节疼10余年，呕吐1年。

现病史：8岁时左脚踝肿胀，具体检查不详，服抗类风湿药及抗小儿麻痹药症状加重，渐出现走路无知觉，不能走路，后及左手肿胀，不能持物，多处服药，效果不显，10岁时在本院针灸科针灸及服汤药，效佳，能走路，持物，但关节痛，平时经常反酸，胃疼，现在手、臂、腿关节疼痛，阴雨天加重，近1年饭前、饭后均呕吐，排除怀孕，偶有胃隐痛，胃中烧灼感，胃胀，二便可。舌质红，苔薄黄，脉细。手脚热，下唇左侧较红，脸左侧较右侧红，平时易上火。

处方：清半夏10g　麦冬15g　陈皮10g　竹茹30g　黄芩10g　黄连6g　砂仁3g（后下）

10付，日1付，水煎服，分两次温服

二诊：2013年5月20日

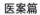

上药总共服15付，服至第5付时呕吐明显减轻，服至第10付时呕吐止。现：关节仍痛，不吐，胃中反酸，晨起时左侧肢体偶尔不能随意活动，左脸颊

红，大便正常，月经正常。舌红，苔薄黄，脉细。

处方：生薏仁30g　茯苓15g　连翘10g　赤小豆30g　通草6g　陈皮10g　鬼箭羽30g　知母10g　生甘草3g

15付，日1付，水煎服，分两次温服

后因他病来就诊，自诉服上方效佳，关节疼痛已愈。

按：患者既有关节疼痛，又有胃病，然胃病相对关节疼痛来说属于后病，且病人甚感痛苦，所以先治疗其胃病，正如《金匮要略》所说："夫病痼疾，加以卒病，当先治其卒病，后乃治其痼疾。"观患者胃痛，胃胀反酸，胃中烧灼感，舌质红，苔薄黄，脉细，当为胃热，并兼有胃阴虚，处以半夏泻心汤合橘皮竹茹汤加减，《金匮要略》有云："哕逆者，橘皮竹茹汤主之"，方中半夏、黄连、黄芩和胃降逆，橘皮行气和胃，竹茹清热降逆，因其胃热，故去干姜，胃胀，去甘甜之大枣、甘草、人参，防其壅滞中焦，又加麦冬以滋胃阴。古人云："砂仁为醒脾胃之要药"故少加砂仁以唤醒脾胃。全方共奏清热降逆和胃之效。二诊之时病人自诉服药5付呕吐就明显减轻，10付时呕吐即止，可谓效如桴鼓。患者关节疼痛阴雨天加重，舌红苔薄黄，为湿热阻滞所致，故处以清热利湿之方。方中生薏仁、茯苓、赤小豆、通草、陈皮理气化湿，加连翘、知母清热除痹，鬼箭羽善除历节疼痛。方证相对，故服药效佳。

痹证十六

姓名：周某　性别：女　年龄：42岁

初诊：2008年6月30日

主诉：双肩及背沉困10余年。

现病史：10余年前不明原因出现双肩及背沉困，曾查颈椎CT显示颈椎间盘突出，间断中西医及住院治疗，可缓解，但易反复。现：双肩及背沉困，颈强，纳可，眠时好时坏，二便调。月经周期正常，颜色暗，有血块，量正常，经前全身胀痛。白带量多，色白，时有小腹坠胀。舌质淡暗，苔黄微厚，脉沉滞。

既往史：过敏性鼻炎2年。

处方：葛根30g　炙麻黄6g　桂枝10g　生白芍30g　酒桑枝30g　酒姜黄10g　通草6g　炒白术10g　防己3g　生甘草6g　生姜3片　大枣4个（切为引）

10付，日1付，水煎服，分两次温服

二诊：2008年7月23日

服上方18付，双肩及背沉困麻木大减，颈强亦减轻，月经色暗改善，血块多，量正常，经前全身胀痛基本消失，此次月经提前10天，月经前后白带量多，眠差易醒，醒后再难入睡，白天困乏且易心慌，纳可，二便可，胃弱，不能吃凉食。舌质淡暗，苔黄稍厚，脉沉滞。

处方：照上方加羌活6g，威灵仙10g（酒炒），山楂炭15g。

10付，日1付，水煎服，分两次温服

按："太阳之为病，脉浮，头项强痛而恶寒。"本病患者虽病10年，但据辨证可知，其仍属太阳表证，外邪犯表，首犯太阳，足太阳膀胱经行于后背，寒客太阳，则双肩及背沉困，颈强，故处以葛根汤加味治疗，加酒姜黄、酒桑枝通经活络，又因用酒制，可增其走窜之性，并引药入经，增强疗效。可见，有是证，用是药，久病亦可从太阳论治。

痹证十七

姓名：周某　性别：女　年龄：47岁

初诊：2013年8月16日

主诉：腰周痛3年。

现病史：3年前外伤，腰椎4、5椎间盘突出，此后一直觉腰怕冷，困痛，活动不受限。月经正常，经前乳胀痛甚，腰困亦加重。自觉吸气顺，出气不顺，不闷，易醒多梦，心烦急躁，易上火，眼易干涩，汗多，不渴，食欲差，大小便正常，自小不吃肉。舌暗红，苔黄厚，舌下脉络瘀紫，脉沉滞。

处方：柴胡10g　生白芍15g　当归10g　炒白术10g　茯苓15g　薄荷3g（后下）　制香附12g　丹皮10g　通草6g　生薏仁30g　木贼草10g　生甘草6g　生姜3片（为引）

10付，日1付，水煎服，分两次温服

二诊：2014年6月4日

服上药10付，自觉腰困痛基本痊愈，现因鼻子闻异味，即觉前额闷痛，眼胀痛，不欲睁，平素眼干涩，食辛、甜食物即觉咽中有痰，色白，易咯，耳痒（服上方已好转，现停药后又痒）乏力，纳少，自觉睡眠时胸中难受难以名状，平素易上火，口干，不多饮，眠浅易醒，大便干，排便无力，1～3日1次，小便可。舌质红，苔黄厚，脉沉滞。

处方：炒苍术15g　川芎10g　荷叶30g　薄荷10g（后下）　酒黄芩

10g　决明子30g　生薏仁30g　制香附12g　泽泻15g　连翘10g　夏枯草30g　升麻10g

10付，日1付，水煎服，分两次温服

按：古医家有云："通则不痛，痛则不通。"此患者从症状来看，当为外伤后，导致气血运行受阻，腰部气血不通故困痛、发凉。肝主疏泄，其经前乳房胀痛、腰困痛加重，当为肝经气血运行不畅所致。心烦急躁，食欲不佳，为肝木克脾土，故处以逍遥散加减以疏肝解郁，兼以调理脾胃，观其舌下脉络瘀紫，当为瘀血阻滞，加制香附、丹皮以行气活血，心烦易上火加栀子以清心除烦，眼干涩加木贼草清肝明目，其腰部发凉为气机不畅，湿气阻滞，故加生薏仁、通草健脾祛湿。

二诊病人因他病就诊，余问其腰痛情况，患者说服药10付基本痊愈。现鼻子闻异味即觉头痛，眼胀痛，并且食辛、甜食物即觉咽中有痰，纳少，当为湿浊郁于中上二焦所致，处以清震汤加味治疗。头为诸阳之会，风热之邪壅塞清窍，非凉药莫能清，非辛药莫能散，故处以薄荷、酒黄芩、连翘疏利头面风热，川芎为治头痛之要药。脾喜燥恶湿，湿盛则脾虚，故患者食甜则咽中有痰，纳少，正如《医宗必读》有云："脾为生痰之源。"用炒苍术、荷叶、生薏仁、泽泻使湿邪从小便而去，加香附理气宽中，气行湿化，脾气复运，诸症自除，顾其平素眼易干涩，大便干，加夏枯草清热泻火明目，决明子清肝明目，润肠通便。

痹证十八

姓名：徐某　性别：男　年龄：68岁

初诊：2013年7月8日

主诉：腰痛1月余。

现病史：患者半年前行"冠脉支架术"植入支架2枚，术后情况可，1月余前突然出现恶心、呕吐，至医院检查发现肾功能异常，在当地住院治疗，现：腰隐痛，转侧活动不利，纳差，食欲欠佳，眠安，二便调。舌质红，苔黄略厚腻，舌底略迂曲，脉沉弦。

既往史：冠心病半年，高血压10余年，母亲、二哥均有高血压病史。

理化检查：2013年6月26日　尿素9.96mmol/L上升，肌酐171mmol/L↑，胱抑素C 1.77mmol/L，总胆固醇2.98mmol/L↓，载脂蛋白A↓。

处方：杏仁10g　白蔻10g（后下）　生薏仁30g　厚朴10g　清半夏

10g　竹茹30g　陈皮10g　滑石30g（包煎）　通草6g

15付，日1付，水煎服

二诊：2013年8月10日

服上药25付，服用后食欲差好转，余效可，现：眠可，二便调，2013年8月1日在本院检查，胱抑素C 4.14mmol/L，肌酐125.0mmol/L，其余正常，腰部疼痛已不明显。舌质红，苔黄略厚，脉沉弦。

处方：上方加茯苓30g，怀牛膝10g，金樱子10g，芡实30g，莲子6g。

15付，日1付，水煎服

三诊：2013年9月27日

服上方15付，效可，食欲可，经检查肾功能基本正常，现欲来巩固疗效，舌体经常痛。舌质红，苔薄白，脉细。

处方：茯苓10g　生薏仁30g　冬瓜子30g　连翘10g　赤小豆30g　桑叶10g　竹茹10g　丝瓜络10g（另包）　白蔻6g（后下）　生甘草3g

10付，日1付，水煎服

按：患者以腰痛1月，发现肾功能异常就诊，然中医治病要以病机为主，不能为病名所惑，此病人腰痛转侧不利，面色泛黑，舌质黄苔厚腻，可知湿热为患，阻滞气机，导致腰部疼痛，湿热变为浊邪，无法排出，则出现肾功能异常，故处以三仁汤清利湿热宣畅气机。本方药用辛开苦降淡渗以宣上、畅中、渗下，使湿热之邪从三焦分消，调畅三焦气机。用于湿热之湿重于热，正与本案患者相符。因病机相对，故服后腰痛消失，肾功能较前好转，仍以上方加茯苓，以加强健脾渗湿之力，牛膝、金樱子、芡实以补肾祛湿，以取扶正祛邪之意，终告全功。本病虽未着眼于肾功能异常，亦未加一味所谓的降低肌酐、尿素氮之中药，而指标快速得以修复，可见整体把握，抓住疾病的本质，方为治疗大法。

面䵟

姓名：李某　性别：女　年龄：38岁

初诊：2013年5月10日

主诉：面部褐斑10年。

现病史：患者产后出现两颧及额上黄褐斑，近10余年未见明显变化，纳可，眠较差，多梦，二便调，月经期可，经行1周，量较少，经前乳房胀痛，不甚，经期肚脐痛。舌质淡暗，苔白略厚腻，脉沉滞。

处方：熟地10g　山萸肉10g　生山药15g　泽泻10g　丹皮10g　茯苓10g　柴胡10g　生白芍10g　当归10g　制香附10g　薄荷3g（后下）　红花6g　桃仁10g　木贼草10g　忍冬藤10g　丝瓜络10g（另包）　生甘草3g

20付，日1付，水煎服

二诊：2013年5月31日

服上方18付，效佳，现：两颧及额上黄褐斑变浅，身觉有力，纳可，多梦较前好转，月经量较少，有血块，已无乳胀痛，无腹痛，二便可。舌淡红，苔薄黄，脉细。

处方：上方加生地10g，玄参10g。

20付，日1付，水煎服

按：面斑又称肝斑，古中医称之为黧黑斑、面黑皯，多见于中青年妇女。临床多从肝、肾论治，病机多为肝肾不足、气滞血瘀。中医认为“无瘀不成斑”，气滞血瘀，气血不能上荣面部皮肤，导致面部色素沉着，进而形成黄褐斑。《灵枢·经脉》篇早有记载：“血不流则毛色不泽，故其面黑如漆柴者。”本案中患者面斑始于产后，产后肝肾不足，气血不和，不能上荣面部，故致色素沉着。单从颜色而论，黑为肾之色，亦说明褐斑与肾水有关。故立法着眼于补肾活血、疏肝通络。以六味地黄丸和逍遥散加减，其中制香附、木贼草为余治疗面斑常用药，可入肝经，具有加强祛斑效果，忍冬藤、丝瓜络亦有通络祛斑之效。二诊，收效甚佳，增强滋阴之力，原方续服。

四弯风

姓名：刘某　性别：女　年龄：50岁

初诊：2010年10月15日

主诉：周身散在皮肤角质增厚，蜕皮，痒10余年。

现病史：10余年来，患者在双侧前胫外侧、双耳后耳内、双肘散在皮肤角质增厚，干燥，脱屑，发痒，有时抓破流血，不起疱流水，外用西药涂抹后可暂愈。伴胃满，呃逆，纳可，眠差，二便可，月经紊乱，月经前周身憋胀，不怕冷，心烦急躁。舌质淡红略偏暗，苔薄白，舌底脉络迂曲，脉细。

中医诊断：四弯风（血燥生风）

处方：当归10g　制首乌15g　生白芍15g　川芎6g　防风10g　丹皮

10g　生地10g　通草6g　荆芥10g

10付，日1付，水煎服

处方：当归10g　丹参10g　紫草10g　黄蜡10g（另包）

1付，熬膏外搽患处

二诊：2010年10月29日

服上方10付，觉效可。外涂药间断使用，皮肤干燥、脱屑明显好转，纳眠可，二便可。舌暗红，边有齿痕，苔薄白，舌底脉络迂曲，脉细。

处方：当归10g　生地10g　生白芍10g　川芎6g　桃仁10g　红花6g　防风10g　麦冬10g　赤芍10g　丹皮10g　荆芥10g　制首乌10g

15付，日1付，水煎服

三诊：2010年12月29日

服上方至今，效可。外用药未使用，皮肤脱屑、瘙痒减轻，不挠则不痒，无新起。服药期间大便不成形，2～3次/日，无腹痛，纳眠可，小便可，此次月经量少，2天即净，以前经量多，经前两腿沉，后背沉困。舌淡红，苔薄白，脉细。

处方：生黄芪30g　赤芍15g　防风10g　制首乌10g　红花10g　荆芥10g　川芎6g　当归6g　陈皮10g

10付，日1付，水煎服

四诊：2011年3月16日

服上方至今，病情平稳减轻，已基本上无脱屑，痒不重，无新起皮损。自述以往春季时较重。现：觉服药后腹部胀满，打嗝，全身肌肉有绷紧感不适，纳可，眠稍差，二便调。舌质暗红，苔薄白水滑，舌底脉络迂曲，脉细。

处方：上方首乌改为15g，加丹皮10g，砂仁3g（后下）。

15付，日1付，水煎服

按：《外科大成》曰："四弯风，生于腿弯脚弯，一月一发，痒不可忍，形如风癣，搔破成疮。"患者饱受此病折磨10余年，反复发作，久病多虚，耗伤阴血，以致血虚生风化燥，肌肤失养，故皮损干燥肥厚、瘙痒剧烈及皮损表面有抓痕和脱屑。久病则脾胃更虚，运化传导失常，故见胃胀、呃逆、眠差。结合舌脉之象，诊为血虚风燥之证。处方以当归饮子加减，养血润燥，祛风止痒。配合外用之药以活血凉血。内外共用，收效甚佳。二诊加大活血祛风之力，血活、风去其病自愈。三诊合上黄芪赤风汤，增强益气祛风之效。前后诊4次，均以活血祛风大法为主，基本病愈，嘱其饮食调理以善后。

头癣

姓名：贺某　性别：男　年龄：2岁10个月

初诊：2012年4月3日

主诉：代诉：发现头癣1年余。

现病史：患者1年前脑后侧出现指甲大白色斑，头发从中间断，皮色白，硬，后用抗真菌药，内服兼外用，斑块变大、痒，抓烂。后用花椒、白鲜皮、丁香外洗至今，现在不痒。内以羚羊角粉、川贝粉、石膏、槐花蜜调服1周，日3次，服用后手脚冰凉，怕冷，不腹泻，后改服日1次。现：斑块如一元硬币，皮白，不痒，不硬，易积食，大便1次/日，不干。舌红，苔薄黄，指纹淡紫。

既往史：斑点色红，患处脱发。

中医诊断：风热瘀

处方：①酒黄芩3g　谷精草6g　丹皮3g　赤芍3g　白蒺藜3g　生甘草2g　生薏仁10g　荆芥3g

10付，日1付，水煎服

②当归6g　丹参6g　紫草6g　蜂蜡6g（另包）

1付，熬膏外用

二诊：2013年4月22日

处方：耳后淋巴结肿大，上方加金银花6g，连翘6g。

5付，日1付，水煎服

三诊：2013年11月6日

服上药10余付，加外涂药后头癣愈，淋巴结不肿大。此次因感冒咳嗽来诊，另处他方。

按：头癣属顽固之症，且易于传染。此案中患者头癣痒、断发、脱发、皮色红，虽多方治疗症状有所变化，然其病机未变。四诊合参，辨证属于风热瘀所致。观之前所用之药，羚羊角、石膏等一派寒凉。小儿本稚阴稚阳之体，过用寒凉，虽对疾病有所压制，然不免伤本，故疾病迁延难愈。故处方当选轻清辛凉之品，以疏风散热，同时，给予凉血散瘀之药，以取“血活风自灭”之意。对于皮肤病内服之时，外用亦不可忽视，故采用紫云膏涂之，以增活血化瘀之效。二诊，头癣好转，然淋巴结肿大，加用金银花、连翘以清热散结。

瘾疹

姓名：林某　性别：女　年龄：78岁

初诊：2009年3月25日

主诉：头面、双手指红肿半年。

现病史：患者半年前额头部起红斑渐至头皮、颈、背，后至手掌，痒甚，呈红斑块。曾按荨麻疹治疗服药无效（患者平素起风疹）。后在某大医院诊治，诊为“皮肌炎”，服激素类效不显，又服中药效不显。现：头面、手掌、手指红斑、肿、痒，身无力，不能久立、久坐，下咽困难有阻塞感，持碗困难，如厕亦需人扶持，吐白痰块，饮水易呛，纳差，眠可，大便2日1次，不干，小便可。背酸困沉。舌质暗红，苔薄，脉略数。

处方：制首乌20g　生白芍15g　当归10g　川芎6g　葛根15g　玉竹10g　石斛15g　麦冬15g　桃仁10g　红花6g　忍冬藤20g　通草6g　陈皮10g　炒麦芽15g

10付，日1付，水煎服

二诊：2009年4月8日

服上药10付，效佳，红斑减少，头面红斑淡化已起白屑，下咽时阻塞改善，手肿减轻，饮水呛咳减轻，但觉颈硬欲前倾感，抬头困难，身无力改善，持碗困难，纳眠可，二便可，背酸沉。舌红暗，苔薄少，脉沉无力。处方：上方加生黄芪30g，赤芍15g，防风10g。10付，日1付，水煎服

三诊：2009年5月6日

服上药6付，效可，未连续服药，自觉晨起眼肿。红斑已淡化，散开，有白屑，饮水不呛，颈稍紧，身无力好转，持碗较前有力，纳眠可，大便稍干，1次/2日，每次须服番泻叶。舌红少苔。

处方：生地15g　制首乌15g　生白芍15g　当归10g　赤芍30g　丹皮10g　葛根30g　生石膏30g　紫草10g　白蒺藜10g　防风10g　生甘草6g　槐花30g　麻黄3g

10付，日1付，水煎服

四诊：2009年6月8日

服上药20付，上肢无力好转。现：身痒，皮肤疼，有屑，纳眠可，大便干，每日2～3次，小便可。舌质红，苔少，脉大数。

处方：生地30g　制首乌30g　生白芍15g　荆芥10g（炒黑）　白僵蚕10g　蝉蜕6g　姜黄6g　丹皮10g　槐花30g　生甘草6g

10付，日1付，水煎服

五诊：2009年7月13日

服上药10付，后加竹叶10g，续服9付，诸症好转，但头懵头沉，颈痒，身无力，卧床不能起，纳眠可，大便较难，每日1～2次，小便偏多。舌红，少苔，脉大略数。

处方：生地30g　制首乌30g　生白芍20g　川芎3g　桃仁10g　红花6g　荆芥10g（后下）　白僵蚕10g　蝉蜕6g　姜黄6g　大黄6g（后下）　防风10g　槐花30g　生黄芪15g　赤芍10g

10付，日1付，水煎服

六诊：2009年8月10日

服上药9付效可。现：身上肢红斑减少，头面部斑色浅，腋下处红斑深，下肢色棕黑，身上发斑处痒甚，头昏沉，身无力，卧床不能自己起来需人扶，纳可，眠差，小便频多，大便每日1～2次，吃麻子仁丸后便可。舌绛，苔少，中部稍黄，脉细，常头发热自觉火气大。

处方：生地30g　制首乌30g　葛根30g　生石膏30g　知母15g　槐花30g　白僵蚕10g　蝉蜕6g　姜黄6g　大黄10g（后下）　防风10g

10付，日1付，水煎服

按：皮肌炎为西医病名，西医治疗束手无策，每以激素为主，然而，用之日久，症状反反复复，消不去，反而变生他症。中医不以西医检查为主，辨证论治，每每收效甚佳。观此患者，年老体衰，本就气血不足，加之患病日久，更至气血虚弱。四诊合参，辨证属于血虚风燥，治疗以补血活血，疏风润燥为主。二诊，合上黄芪赤风汤，益气固表。《医林改错》中，王清任自注云："此方治诸病皆有效者，能使周身之气通而不滞，血活而不瘀，气通血活，何患疾病不除？"前后治疗5月余，方虽有加减，皆以补血润燥为主。方不离法，故收效佳。

第四章 杂病

盗汗

姓名：贾某 性别：女 年龄：66岁

初诊：2005年3月14日

主诉：夜间多汗半年余。

现病史：夜间多汗半年余，心烦躁，口干，时阵发性咳嗽，痰不多色白，耳鸣，纳一般。二便正常。舌质淡红胖有齿痕，苔腻微黄，脉沉滞。

处方：生地10g 熟地10g 黄芩10g 黄连6g 黄柏10g 当归10g 生黄芪30g 浮小麦30g 煅牡蛎30g（包煎）

6付，日1付，水煎服

二诊：2005年3月21日

因他病来诊，诉服上方盗汗大减，自觉已好转90%，另处他方以治之。

按：本案患者夜间多汗，方选当归六黄汤合牡蛎散清热养阴，固表止汗。复诊盗汗大减，自觉已好转90%。当归六黄汤乃余在临床上治疗多汗常用方，全方组合配伍得当，有养阴清热、补气行血之功，不论自汗盗汗，常有立竿见影之效。

汗证

姓名：关某 性别：男 年龄：21岁

初诊：2011年3月2日

主诉：动则多汗10余年。

现病史：自述近10年来稍活动则大汗淋漓，伴有头晕、眼冒金星、眼前发黑，平时怕热，纳可，眠不安易醒，二便调。舌暗红，苔薄黄，脉细。

既往史：发现丙肝2年，转氨酶升高3倍。

处方：生地30g　竹叶10g　黄芩10g　生黄芪30g　煅牡蛎30g（先煎）　浮小麦30g

7付，日1付，水煎服

二诊：2011年3月23日

服上方14付，效佳，多汗已基本消失。现：无特殊不适，纳眠可，二便调。欲调理丙肝转氨酶升高，另处他方。

按：察色按脉，先别阴阳，病人稍活动则大汗淋漓，脉细而恶热，显系阴虚有热，表气失守之象，方选导赤散合牡蛎散加减，方中生地、黄芩、竹叶三味，取龙胆泻肝汤之意，变苦寒为甘寒，养阴清热，养肝之阴，泻肝之热；实则泻其子，竹叶兼清心火，热除而阴得养，故自汗愈。反观此案，药仅6味，药资不过数元，而10余年之自汗得愈，充分体现了中医治病效之好坏不在于药之多少、价之贵贱，重在用之得当，配伍合理。若得如此，即使味少量微，亦可见奇效。

色汗

姓名：闫某　性别：男　年龄：86岁

初诊：2007年11月8日

主诉：不欲饮食4月。

现病史：患者3个月前无明显诱因出现心下满，按之恶心，不欲饮食，反酸，自服奥美拉唑后，反酸消失，但恶心明显加重，服保和丸、健脾丸后恶心症状缓解。现：恶心明显，不欲饮食，自服香砂六君子丸不缓解，口淡无味，大便干，小便正常。近1个月发生汗血，衣服、袜子被染成红色，洗手脚水呈粉红色，痰液中也有红色。舌质略暗红，苔中白腻，脉有弦象。

既往史：既往有肝炎病史；帕金森综合征；胆囊炎。

体格检查：CT：右肺有阴影（自述），血常规，肝功能正常（自述）。

治法：先以血汗为主治之

处方：生地黄30g　竹叶10g　通草3g　车前草30g　栀子10g　桑白皮10g　地骨皮10g　丹皮10g　白茅根30g　生白芍10g　竹茹15g　黄芩10g　陈皮10g　清半夏10g

6付，日1付，水煎服

二诊：2007年11月15日

血汗较前好转，不欲饮食，食之恶心，打嗝，大便干，小便可，咳嗽有痰，痰黏黄，便带血。舌质暗红，苔薄黄腻，剥苔，脉沉有力。

处方：柴胡10g　黄芩10g　清半夏10g　炒枳实10g　大黄10g（后下）　桑白皮30g　地骨皮10g　川贝10g　炒麦芽15g　枇杷叶6g（炒黄）　八月札6g

6付，日1付，水煎服

三诊：2007年11月22日

血汗已基本消失，白衣领未见红色，不欲饮食，恶心，打嗝，咳嗽痰略黄，下午6～7点钟咳甚，遇凉咳甚。舌质红，苔薄少微黄，左边有剥苔，脉弦，身乏力。自述胃病早于汗血。

处方：炒麦芽15g　炒神曲10g　炒山楂15g　炒卜子10g　制半夏10g　陈皮10g　连翘10g　黄芩10g　决明子20g　大黄10g（后下）　桑叶10g

6付，日1付，水煎服

按：血汗，又称为汗血、肌衄，临床甚为少见，《诸病源候论·汗症候》指出："肝藏血，心之液为汗。肝心俱伤于邪，故血从腠理而出也。"唐宗海《血证论》对于血汗的成因以及治疗更有明确的记述："汗者，阳分之水。血者，阴分之液。阳乘阴而发泄者，发为皮肤血汗矣。血为心之液，皮毛者，肺之合也。治法宜清心火，火清则阳不乘阴；兼治肺气，肺调则皮毛不泄。"所以血汗的治疗，以治心为主，兼治他脏。故首诊以平肝清肺泻心火为主，处以导赤散合泻白散加减。二诊血汗好转，而便干、呕恶、纳呆脉沉有力之象明显，又脾主四肢肌肉，而血汗又名肌衄，故二诊转换思路，从阳明热盛，热盛动血而致津、血外溢肌腠考虑，方用大柴胡汤加味，果效佳而红汗消，后以和胃导滞之法善后，以达治标求本之效。

燥证

姓名：曹某　性别：女　年龄：70岁

初诊：2010年8月11日

主诉：口干，咽干，眼干1年余。

现病史：1年8个月前出现口干，咽干，眼干，吃馒头时咽干疼，难以下咽，在当地医院诊为干燥综合征。服用中西药，效果不明显，并伴见纳差，大便干。现：咽干疼，辣感，咽硬食困难，口干，眼干，喜喝热饮，纳差，怕冷，大便2天/次，稍干，小便正常，自觉腹部气不接。舌正红，苔薄少，脉细滞。曾服沙参、麦冬、乌梅等养阴药效不显。

处方：当归10g　生地15g　桃仁12g　红花10g　赤芍15g　柴胡3g　川芎3g　桔梗3g　炒枳壳3g　怀牛膝10g　麦冬15g　玉竹15g　石斛15g　北沙参15g　生甘草6g

20付，日1付，水煎服

二诊：2010年9月6日

服上药20付，效可，咽痛辣好转，仍口干疼痛，喜热饮，身怕冷，已穿厚衣，遇冷则鼻塞，觉夜间腿郁肿，晨起减轻，觉腹中凉，腿无力，下蹲不易起。纳差改善，纳食多则胃中不适，眠可，大便干已缓解，1～2天/次。舌红，少苔，脉细滞。

处方：上方加制附子3g（先煎），肉桂3g。

20付，日1付，水煎服

三诊：2010年11月3日

服上方40付，效佳，下肢肿较前减，已有眼泪和唾液，偶有口干，怕冷，天冷受凉后咽痛。半月前因女儿去世情绪受刺激后出现胃痛，喝较烫的水之后稍舒，纳较差，仍吃干食噎塞，睡眠差，二便调。

处方：当归10g　生地15g　桃仁10g　红花10g　赤芍15g　柴胡3g　川芎3g　桔梗3g　炒枳壳6g　怀牛膝10g　麦冬15g　石斛10g　小麦30g　苏梗10g　竹叶10g　生甘草6g

20付，日1付，水煎服

四诊：2010年12月8日

服上方20余付，效佳。现：恶寒怕冷，遇冷出现咽痛，口干，胃凉，饱食后出现胃疼，不能吃干食物，平素喝水多，饮热水后诸症舒适。下肢已不肿，但双腿无力。纳眠可，大便干，2～3天一次，小便频。舌质红，少苔，根部苔白，脉细。

处方：熟地30g　山萸肉10g　生山药15g　泽泻10g　丹皮10g　茯苓10g　肉桂3g　制附子10g（先煎）　桃仁12g　赤芍20g　槐角30g　决明子30g

10付，日1付，水煎服

按：曹某表现为一系列口、咽部干燥症状，似乎如刘完素所言“诸涩枯涸，干劲皴揭，皆属于燥”，治当以滋阴养液为主，此当为正治。然观其以往处方，效果并不理想。然燥之疾，若阴虚者，自当润之，若润而无效，当求他法。《金匮要略》有云："病人胸满，唇萎舌青，口燥，但欲漱水不欲咽，无寒热，脉微大来迟，腹不满，其人言我满，为有瘀血"，"病人如有热状，烦满，口干燥而渴，其脉反无热，此为阴伏，是瘀血也，当下之"，故瘀血亦可见到一片燥象。该病人脉象细滞，腹内气不相接，为瘀血阻于内，津液不能上呈，故见诸窍干涩。故方用血府逐瘀汤，开闭阻之瘀滞，稍加滋润之麦冬、玉竹、石斛、沙参养肺胃之阴以润诸窍。药服20付，咽痛明显缓解，诸证减轻。后加附子、肉桂，补益阳气，且寓阳中求阴之意，气滞加苏梗等，治疗4月余，诸证已不明显，仅遇冷时出现咽干、口干。后出现小便频、口渴，下肢无力，舌红少苔脉细，为阴阳两虚之肾气丸，既可用于脚气，又能治疗消渴、小便反多之症，服此方10付，诸证基本痊愈。血府逐瘀汤出于王清任的《医林改错》，可用于19种不同的疾病，可见临床运用之广泛，用此方当见此证而非见此病，故临床运用时当谨守瘀血之病机，随症加减，方能收效。

口糜一

姓名：何某　性别：男　年龄：65岁

初诊：2008年8月11日

主诉：咽部溃疡4个月。

现病史：4个月前不明原因出现咽部溃疡，溃疡面大，饮食进水困难，在某医院住院1个月，输消炎药打胸腺肽针后缓解，能进食饮水。现：口腔多发溃疡，疼痛。咽部有一小溃疡，溃疡面黄白，黏涎很多。纳眠可，二便正常。舌质红，苔薄白，脉细。

理化检查：黏膜下慢性炎性肉芽肿形成。

方名：三黄二姜（僵蚕）一附汤

处方：黄芩10g　黄连6g　黄柏10g　干姜10g　白僵蚕10g　制附子10g（先煎）

6付，日1付，水煎服

二诊：2008年9月1日

服上方12付，咽部溃疡消失，口舌仍有数个小溃疡，稍有痛感。口腔黏涎较多。说话多时声嘶哑，早起眼眵多。纳眠可，二便调。舌红，苔白厚，脉沉有力。

中医诊断：秽浊气较显，又兼气阴不足

处方：上方加生黄芪30g，金银花30g，元参30g，板蓝根30g，佩兰10g（后下）。

6付，日1付，水煎服

按：口糜一症，虽非大病，但缠绵难愈，令人异常痛苦，病人初起不以为意，常服用些牛黄上清丸、三黄片、口炎清等苦寒药物，或效或不效。有的初服有效，久而久之，服药则胃脘不适，腹泻纳呆，不服药则口腔溃烂，进食甚至触之则疼痛难忍，大有无可奈何之状。此种多为寒热错杂之象，余据此组成自拟方三黄二姜（僵蚕）一附汤，方用三黄清三焦之热，附子干姜温人身之阳，僵蚕祛外风，有散风热，止痛、止痒之功。共奏清上热、温下寒，燮理三焦上下之功。临床用之，多有效验。二诊，病情大减，鉴于患者口腔黏液多、喑哑等症，诊为秽浊气较显，但又略显气阴不足，乃守原法出入以善后。

口糜二

姓名：李某　性别：女　年龄：41岁

初诊：2013年12月

主诉：口腔溃疡反复发作半月余。

现病史：口腔溃疡反复发作近半月加重，口腔溃疡持续10天，隔2～3天发作1次，来月经时口腔溃疡加重，易疲劳，下午明显，怕冷，四肢冰凉，血压低（80/50mmHg），平时头痛，头懵，无烘热汗出，纳可，夜睡觉易惊醒，醒后不易入睡，心烦易怒，大便带血，色鲜红，肛门痛、胀，偶有痒，大便时干，1次/日，小便可，月经色暗，有块，疼痛，周期正常，经行时乳房胀痛。舌淡红，苔白腻，脉沉弱。

既往史：痔疮。

处方：炙甘草15g　党参15g　清半夏10g　干姜10g　黄芩10g（炒黑）　黄连6g　黄柏10g　砂仁3g（后下）　槐花30g　赤小豆30g　五倍子6g

10付，日1付，水煎服

二诊：2014年2月24日

服上药10付，口腔溃疡已愈，大便带血明显缓解，现：心慌，心烦，头懵，乏力，精神状态不太好，面色萎黄，痛经（有血块，颜色暗，经前乳胀明显，小腹部凉，量少），纳可，眠可（梦多），二便可。舌体瘦小，苔薄白。经前乳房肿痛。

处方：柴胡10g　生白芍30g　当归10g　茯苓10g　薄荷3g（后下）　制香附10g　丹皮10g　栀子10g　槐花30g　生甘草6g

10付，日1付，水煎服

按：本例病人症状颇多，在上有口糜、心烦、头昏懵；在下有痔疮便血。此种症状与《金匮要略·百合狐惑阴阳毒病脉证并治》的描述："状如伤寒，默默欲眠，目不得闭，卧起不安。蚀于喉为惑，蚀于阴为狐。不欲饮食，恶闻食臭，其面目乍赤、乍黑、乍白。蚀于上部则声嗄，甘草泻心汤主之；蚀于下部则咽干，苦参汤洗之。蚀于肛者，雄黄熏之。"颇为类似，结合条文和临床所见，此证可表现出寒热错杂、虚实兼夹之象，如在上可表现为颜面痤疮、牙疼，或如《医宗金鉴》所述："脱牙穿腮破唇"，口腔糜烂等；在中可表现为胃脘胀闷，痞硬不适等表现；在下可表现为肠鸣腹胀，下利或大便不畅，痔疮，便血等症状。故选用甘草泻心汤寒热并用，辛开苦降，补泻兼施；合用封髓丹则更增理气潜阳疏导之力，故用之效佳。

口糜三

姓名：赵某　性别：女　年龄：34岁

初诊：2013年7月17日

主诉：口腔溃疡13年。

现病史：口腔溃疡，反复发作，时好时愈，经常服药治疗，效差，胃脘胀，嗳气，纳欠佳，眠差多梦，晨起头晕沉。大便不成形，不规律，月经规律，量较前少。舌淡红，苔白腻，脉细。

处方：黄芩10g　黄连6g　黄柏10g　干姜10g　白僵蚕10g（炒）　制附子10g（先煎）　五倍子6g

10付，日1付，水煎服

二诊：2013年7月24日

服上方5付，服后面部、手、脚、腿部起红疹，痒，停药即消退。现：口腔溃疡，大便干，月经量偏少，7～8天才净，白带量多，黄稠，无异味，胃胀，嗳气，服药后更不适。舌鲜红，苔黄厚，脉细。

处方：升麻10g　黄连6g　当归10g　生地20g　丹皮10g　生石膏30g　黄柏10g　砂仁3g（后下）　生甘草6g

15付，日1付，水煎服

三诊：2013年8月14日

服上方15付，第12付时，口腔溃疡愈合。愈合5天后，又开始溃疡，但程度较前轻，现：口腔溃疡，大便不干，肛门有坠胀感，3～4次/日，白带量多，黄稠，月经量少。舌红，齿痕，苔黄厚，脉细。

处方：熟地10g　山萸肉10g　生山药30g　泽泻10g　丹皮10g　茯苓10g　盐知母10g　盐黄柏10g　党参12g　麦冬15g　五味子10g　生薏仁30g　忍冬藤20g　白芷10g　蒲公英30g　生甘草6g

15付，日1付，水煎服

四诊：2013年11月22日

服上方至今，效可，口腔溃疡较前已明显好转，但仍时有发作，发作时疼痛明显，白带量多，色时黄时白，小腹痛，阴痒，纳可，眠多梦，二便调。舌质正红，苔薄白，边有齿痕，脉沉滞。

处方：熟地10g　生地10g　山萸肉10g　生山药30g　泽泻10g　丹皮10g　茯苓10g　盐知母10g　盐黄柏6g　砂仁3g（后下）　白蔹10g　连翘10g　车前子15g（包煎）　竹叶10g

15付，日1付，水煎服

五诊：2014年4月9日

服上方25付，口腔溃疡发作减少，偶有发作，已不疼痛，现希望治疗宫颈糜烂。现：仍有口疮，色白不疼，纳眠佳，二便调，2月份行经2次，3月行经可，白带时黄时白，量多，经期血块多，经常11点多睡觉。舌淡红，苔薄白，脉细。

处方：熟地10g　生地10g　麦冬10g　天冬10g　枇杷叶10g　黄芩10g　炒枳实10g　石斛10g　茵陈10g　金银花10g　地骨皮10g　丹皮10g　北沙参15g　甘草6g　车前子15g（包煎）

15付，日1付，水煎服

另：苦参30g　地肤子30g　蛇床子30g　黄柏15g

6付，日1付，水煎外洗患处

按：口腔溃疡一病，虽为小疾，但很多病人缠绵难愈，反复发作，甚为痛苦。本例患者即是如此，口腔溃疡反复发作13年余，患者苦不堪言，口糜多年，苦寒药物想必用过不少，寒之不寒，是无火也，故首诊用经验方三黄二姜（僵蚕）一附汤，孰料服后身起红疹而便干，且有带下等表现，故改为养阴清热潜阳，方用清胃散合封髓丹，服10余剂果收佳效。此后又有新起，而病势已减，乃取治本之法，方用知柏地黄丸加味，以固本善后。

瘿病一

姓名：赵某　性别：女　年龄：32岁

初诊：2009年1月19日

主诉：头痛6年，眼眶痛6个月。

现病史：患者头痛6年，劳累熬夜加重，经期痛甚，头顶及眼眶痛甚。5个月前因眼肿去北京医院查后诊断为甲亢，服西药治疗后，现T_3、T_4正常，TSH低。现：眼突，眼肿，头痛，头顶及眼眶痛甚，腰痛劳累时发，月经正常，近几月量稍少，有血块，色稍暗，白带不多，眠差，约半小时左右即醒，纳可，大便1次/日，量少，质稀，小便可。舌苔薄黄，舌质红，脉细数。

既往史：腰痛3年（产后），劳累加重；过敏性鼻炎。

理化检查：心电图（述）T波低平。

处方：元参15g　大贝10g　生牡蛎30g（先煎）　夏枯草20g　蔓荆子10g　陈皮10g　丹皮10g　黄芩10g　谷精草30g　连翘10g　生甘草6g

15付，日1付，水煎服

二诊：2009年2月2日

服上药12付，服3服即觉眼肿眼突减轻，头痛消失，眼眶痛劳累加重，平时减轻，服药后眠亦可，睡2、3个小时会醒，眠浅易醒较前好转，月经尚未至，经前乳房胀，腰痛仍发，弯腰稍久则作，时有白带，色稍黄，纳一般，饥饿感不强，稍食则饱，消化差，矢气臭，腹稍胀，偶心慌，服药后大便成形，小便可，平素易感冒。舌淡红，苔薄黄，脉细。

处方：上方加金银花15g，茺蔚子20g，制香附10g，夏枯草改为30g。

2付水煎服（待回北京后续服）

按：甲亢一病的诊断，多因颈部肿大、眼部肿胀、机体功能亢进，并见一定的检查指标异常而确诊。观此病人，眼肿胀，头痛连及眼眶，加之舌红苔黄脉数，为风热侵袭头面，热郁气结，处以软坚散结疏散风热之品，处以消瘰丸消瘿散结，加夏枯草、蔓荆子、黄芩、谷精草等清肝泻火、清利头目之品。药后效如桴鼓，3付诸证即明显减轻，头痛消失。后因经期乳房胀痛，稍加疏肝解郁、活血调经之品续服。消瘰丸见于《疡医大全》中瘰门的消疬丸，一方为玄参、川贝、牡蛎，一方为夏枯草、连翘、蓖麻仁，瘿病中属于痰火结于颈项者多合用，统称之为消瘰丸，一则可解毒软坚，一则可排脓消肿，对于痰核结于颈项、目珠胀痛者效佳，但临床时当谨守病机，方能药到病除。

瘿病二

姓名：李某　性别：男　年龄：34岁

初诊：2010年10月13日

主诉：甲状腺肿大伴局部疼痛3月。

现病史：3月前突发亚急性甲状腺炎，发热、甲状腺肿大、疼痛，西药治疗后症状消失，甲状腺功能正常后停药。现：查甲亢，近6天出现甲状腺肿大、疼痛，全身乏力，汗出不多，无发热，食欲差，眠差，入睡难，易醒，醒后难再入睡，二便调。舌淡，苔白厚腻，脉沉滞。

中医辨证：痰火结聚

处方：玄参30g　大贝10g　生牡蛎30g（先煎）　陈皮10g　连翘10g　夏枯草30g

15付，日1付，水煎服

二诊：2010年10月27日

服药后，乏力、纳差、眠差较前好转。现：仍有眠差，症状同前，夜尿5~6次，大便可。舌淡，苔黄厚腻，边有齿痕，脉沉滞。

处方：上方夏枯草增至60g，川芎10g，皂刺10g，清半夏10g，蜈蚣2g（打粉吞服）

先煎夏枯草冷后代水煎药。

15付，日1付，水煎服

三诊：2011年1月28日

服药后，效可。现：配合西药治疗，查甲状腺功能异常，时出现颈部隐痛。眠差，服镇定安神药方能入睡，入睡困难，眠浅。纳可，二便调。舌淡，苔白厚腻，边有齿痕，脉沉滞。

处方：清半夏10g　陈皮10g　茯苓10g　炒枳实12g　竹茹30g　黄连6g　生百合30g　小麦30g　生龙牡各30g（先煎）　生甘草6g

6付，日1付，水煎服

四诊：2011年4月6日

服上方18付，效可，入睡已不困难，每睡3～4小时醒后再入睡则眠浅多梦，间发性右侧甲状腺刺痛，口干苦，多饮，约2～3L，饮水解渴，纳可，二便调。舌淡红，苔白厚腻，边有齿痕，舌下脉络迂曲，脉沉有力。

处方：玄参30g　大贝10g　生龙牡各30g（先煎）　夏枯草15g　连翘10g　黄芩10g　陈皮10g　生甘草3g

15付，日1付，水煎服

按：患者有甲状腺炎病史，治疗时各项指标正常，但又出现复发者，为祛邪未尽，值正气虚弱时邪气死灰复燃。此病人颈部肿大疼痛，舌质淡苔白腻脉沉，为痰火结聚颈项所致，痰火扰心，心神失守而见眠差，此时当辨证与辨病相结合，以涤浊法涤荡痰火，方选消瘰丸消散瘿瘤，夏枯草、连翘清热解毒散结，陈皮燥湿化痰。药服15付，诸症明显缓解，继增夏枯草用量，加搜风拔毒排脓之品，以涤荡痰浊。夏枯草用于治疗甲状腺肿大，热象明显时，常以30～60g，甚则100g用之，可取得满意疗效。服药诸症消减大半，主次发生变化，以睡眠障碍为主，辨为痰火扰心兼心脾两虚，处黄连温胆汤合甘麦大枣汤加减，清化痰浊，安神养心。药服18付，睡眠改善，颈部又见刺痛，肝火炎上之证显著，继以治疗瘿病为主，选消瘰丸以巩固。

瘿病三

姓名：郭某　性别：女　年龄：56岁

初诊：2012年1月2日

主诉：双手颤1年。

现病史：患者1年前，因手颤，消瘦，经检查诊为“甲亢”，服西药治疗，仍双手颤抖。现：双眼外凸，浮肿，眼珠胀，晨起明显，颈部不肿大，汗出减少，纳食一般，眠差，入睡难，一般4～5小时，甚时彻夜难眠，醒后出汗，身热，欲伸被外，心不慌，二便可，时口苦，腰腿痛，停经4年余，白带不多，色白，无异味。舌质淡，苔薄白，脉沉弦。

既往史：糖尿病史4年，血糖控制尚可。

中医诊断：火旺（肝）血热，气（血）火郁结

处方：夏枯草30g　黄芩10g　茺蔚子15g　赤芍15g　丹皮10g　桑白皮10g　地骨皮10g　竹叶10g　灯心3g　地肤子15g　泽泻10g　菊花10g（后下）　谷精草30g　生甘草3g

10付，日1付，水煎服

二诊：2012年3月7日

服上方20余付，效可，眼胀减轻，汗出减少，心慌手颤消失，现：眼胀，流泪，眠差，入睡困难，易醒，醒后出汗，左手指尖发麻，口干口苦，食欲差，双膝关节疼痛，怕凉，手脚发热，乏力，眼突，二便调，大便时干。舌质淡红，苔薄白，脉沉滞。

处方：守上方茺蔚子改为30g，加生石决明30g（包煎），制香附6g，青葙子15g，决明子10g。

20付，日1付，水煎服

三诊：2012年4月12日

服上方30余付，效可。现：自觉眼睛外凸减轻，视力较前好转，双膝关节痛好转，夜间醒后仍汗出，面部出汗，但较前减轻，睡眠好转，口苦，不渴，食欲差，口淡无味，大便质可，2～3次/日，小便可。眼角痒，流黏泪，咽痒，咳嗽，右胁下饭后撑胀感。舌质淡红，苔薄黄，脉沉弦。

处方：夏枯草30g　酒黄芩10g　茺蔚子30g　丹皮10g　菊花10g（后下）　生石决明30g（包煎）　制香附6g　生薏仁30g　地肤子15g　青皮10g　谷精草30g　生甘草6g　白蒺藜10g

20付，日1付，水煎服

四诊：2012年5月23日

服上方25付，效可。现自觉眼睛已不憋胀，流泪减轻，出汗减少，眠好。现：口苦，不渴，纳可，口淡无味，大便稍干，咽痒时咳嗽。舌质淡红，苔薄黄，脉沉弦。

处方：守上方去地肤子、白蒺藜，加槐花30g，桑叶10g，决明子30g，泽泻10g。

20付，日1付，水煎服

五诊：2012年12月19日

服上方20付，效可。现：眼稍突，左内外眼角痒，口苦，饮食无味，双眼见风流泪，腰痛，夜眠时手麻，眠浅，常打喷嚏，鼻痒，时有白带，量少，色白，阵发性耳鸣如蝉，二便可。舌质暗红，苔后部厚略黄，脉沉弦。

中医诊断：肝经湿热，壅聚于目

处方：生地15g　丹皮10g　赤芍15g　夏枯草30g　珍珠母30g（先煎）　防风10g　地肤子15g　木贼草10g　生薏仁30g　生石决明30g（先煎）

10付，日1付，水煎服

六诊：2013年4月29日

服上方15付，效可，觉口中有异味，鼻内有臭味，眼突已较前明显好转，眼胀减轻，视物仍觉模糊，腰痛，纳一般，口苦，眠差，入睡困难，每晚睡2～3小时，大便干，1次/日，小便可。舌质红，苔薄黄，脉沉滞。

处方：茺蔚子30g　夏枯草30g　黄芩10g　栀子10g　赤芍30g　珍珠母30g（先煎）　生石决明30g（先煎）　生薏仁30g　生甘草6g

20付，日1付，水煎服

按：从表面上看，该患者病情复杂，各种病证兼见，但中医辨证，当摒弃诸多表象，行中医望闻问切之能。该患者症状虽多，但肝旺血热、气火郁结明显。《素问》有云：诸风掉眩，皆属于肝。患者初患此病时双手颤抖，为肝风之象，加之目珠胀痛、夜间发热汗出，脉象沉弦，为肝阳上亢化风，虽服西药手颤抖减轻，但病因未除。因肝火扰心，故见夜寐难安。治疗当清肝降火为主，方主以药对夏枯草、茺蔚子清肝目，散热和血，并能散结消肿；黄芩走胆经，清阳之余，凉心去热。竹叶、灯心为竹叶灯心汤，见于《证治准绳》，清心降火，除烦躁不眠。同时合犀角地黄汤、泻白散加减，清心凉血，并养肝阴。服药加减共服70余付，目胀已不明显，眠佳。期间或因耳鸣、口苦、流泪，继以清肝疏风、清利湿热治之或又出现眠差以清肝法治之而愈。

瘿病四

姓名：陈某　性别：女　年龄：28岁

初诊：2009年4月10日

主诉：目突1年。

现病史：患者1年半前消瘦，曾按胃病治疗，后确诊为甲亢，服西药（他巴唑、优甲乐、升白片）后体重恢复，1年前发现目突、心慌。服西药效不显，仍目突，心烦急躁，流泪，目眵多，眼珠胀，畏光，月经后错7天，6～7天经净。经前乳胀痛，多梦、说梦话，尿频夜间明显。大便正常。舌质淡红，苔薄白，脉细略数。

理化检查：3月13日查甲功：T_4：147.6μg/dl，T_3：1.8ng/ml，TSH：1.96μIU/ml。

处方：玄参15g　大贝10g　生牡蛎30g　夏枯草30g　茺蔚子20g　制香附

3g　黄芩10g　丹皮10g　赤芍10g　泽泻10g　菊花10g（后下）　生甘草6g

15付，日1付，水煎服

二诊：2009年9月11日

服上药15付时，配合西药治疗，月经正常，但停药后延后10天，经前乳胀，平时易急躁，发脾气。查T_3，T_4，TSH正常，仍眼突，眼胀涩，怕光，纳可，眠差，入睡困难（12点左右入睡），二便正常，仍尿频。舌红，苔薄白，脉沉滞。

处方：连翘10g　夏枯草30g　丹皮10g　菊花10g　酒黄芩10g　泽泻10g　女贞子15g　旱莲草30g　生甘草3g　桑叶10g

15付，日1付，水煎服

三诊：2010年3月26日

服上方15付，月经正常，停药2、3月后月经又开始延后，经前乳胀，经后腹部稍痛，第1天痛经，色黑，量多，易口臭，胃不适，食后发胀，小便频，睡前需解，入睡难，多梦，说梦话。舌正红，苔薄白，脉沉滞。急躁易怒，T_3：3.59ng/ml，T_4：1.89μg/dl，甲状腺无明显肿大，双眼突。

处方：柴胡10g　生白芍10g　当归10g　薄荷3g（后下）　茯苓10g　制香附10g　丹皮10g　栀子10g　夏枯草30g　茺蔚子20g　泽泻10g　连翘10g　生甘草6g

15付，日1付，水煎服

四诊：2010年8月13日

服上方15付，月经正常，停药后仍后延，量可，色暗，血块较多，经期5～6天，经期腹痛，经前1周即开始乳胀，行经后消失，小便频，晚上睡前较明显，纳可，仍睡眠晚，大便可，双目胀，偶痒，甲状腺功能正常，欲要子，脾气急躁，心烦，目突。舌质红，苔薄黄，脉细。

处方：玄参15g　夏枯草20g　青葙子15g　连翘10g　竹叶10g　麦冬15g　生甘草6g

30付，日1付，水煎服

五诊：2010年11月19日

服上药30付，检查均正常，已停服西药。月经量少，色黑，3天即净，第1天痛经，经期半个月腰酸。白带多，手脚冰凉。入睡困难，仍如前，大便头干，1～2日1次。小便频，量不多，夜眠前需3次。舌质红，苔白腻，脉细。

处方：玄参30g　大贝10g　生牡蛎30g　夏枯草100g　赤芍10g

15付，日1付，水煎服

按：甲亢中医多称之为瘿病，女性多见，多与情志密切相关。该病人因平时急躁易怒，心烦，目胀流泪，眵多畏光，为气郁痰凝，肝阳偏亢，化风走目，治当以理气化痰、清肝泻热为要，方选消瘰丸加减，以夏枯草、大贝、牡蛎化痰软坚，玄参、菊花平肝明目，黄芩、丹皮、赤芍柔肝养肝，兼清肝热，茺蔚子、香附顺气活血、养肝调经，泽泻渗湿泻热，以利小便。药后诸指标归于正常，但月经停药后又拖延，为肝肾阴虚，不能濡养肝阳，故二诊以清肝明目，滋养肝肾。以逍遥散调理肝脾，稍加软坚散结之品，药后月经归于正常，但色偏暗，后以消瘰丸以善后。此例患者，初期治疗期间一直配服西药，临床中，中西医治疗各有优劣，对于像高血压、糖尿病、甲亢等一类患者，初治疗时，建议中西医结合治疗，特别是已经在进行西药治疗的病人，单单依赖西药没有效果时，须配合中药治疗。

脏躁

姓名：车某　性别：男　年龄：50岁

初诊：2011年1月17日

主诉：持续性紧张焦虑4年。

现病史：患者4年前因工作频繁换班，妻子有病，压力大，出现易紧张，焦虑，烦躁易怒，坐卧不安，紧张主要表现为肌肉紧张，双拳常紧握，语速加快，甚则舌不灵活，四肢厥冷，更甚则出现眼前发黑，行走不稳，耳鸣，纳可，眠差（入睡可，但多梦），大便可，质不干，1次/日，紧张严重时小便混浊。血压：140/95mmHg，服降压药无效，曾服中药（温胆汤加减）效不显，服西药抗焦虑药有效，口黏，痰较多，曾服一味徐长卿，症有所减。舌质淡红，苔白厚腻，脉细数。

治法：甘缓（见阳救阴法）

处方：生地10g　生百合30g　炒枣仁20g　茯苓10g　麦冬30g　生白芍20g　小麦30g　生甘草10g　苏叶6g（后下）

10付，日1付，水煎服

二诊：2011年2月9日

服上方20付，诸症较前好转，服至3付即有效，现：急躁，较前好转，头脑较前清晰，偶有心情舒畅时，紧张耳鸣较前减轻，口腔溃疡时作纳可，眠安，二便调。舌质淡红，苔白厚腻，脉细。

处方：生地15g　生百合30g　炒枣仁30g　知母10g　茯苓10g　麦冬30g　生白芍30g　小麦30g　黄柏10g　砂仁3g（后下）　生甘草6g

10付，日1付，水煎服

三诊：2011年4月15日

服上方至今，紧张耳鸣稍有缓解，自觉上方不如首方佳，现：头脑自觉不清晰，夜间耳鸣明显。胸中胀满不舒，喜深呼吸，短气，舌头不灵活，患者是5年前曾被诊断为神经官能症的一种（人格解体症），当时具体症状表现为：感知障碍，无自我意识，对自我有陌生感，显示不真实感，血压高：150/120mmHg，服降压药无效故未再服。平素黏痰较多，色黄，易咯出，口黏腻纳眠可，二便调，紧张时面部烘热汗出，手发凉。常易怒。舌质红，苔白厚腻，脉沉滞。

处方：清半夏10g　陈皮10g　茯苓10g　炒枳实10g　竹茹30g　黄连6g　生白芍30g　栀子10g　丹皮10g　大黄3g（后下）　生甘草6g

10付，日1付，水煎服

四诊：2011年5月25日

服上方35付，效显，觉自看病来效最好，烦躁易怒症较前轻，头脑较前清晰，口黏耳鸣均较前轻，现：仍易焦虑紧张，紧张时口黏，手脚挛缩，舌不灵活，僵硬，眩晕感，喜深吸气，紧张时食欲佳，平时痰多，咯吐不利，黄稠痰，大便不成形，日一次，小便偏黄，血压偏高：150/120mmHg，服降压药效差，首如裹，心情不佳。舌质暗，苔黄厚腻，脉细。

处方：上方去大黄，加胆南星6g，郁金10g，生麦芽15g。

10付，日1付，水煎服

按：经云："肝苦急，急食甘以缓之。"因肝主疏泄，为罢极之本，若疏泄太过则情志失常，肌肉紧张，四肢握固。患者因生活工作压力大出现紧张焦虑，观其全身症状，为心肝脾阴血亏虚之证。《金匮要略》百合病中有"百合病者，百脉一宗，悉致其病也"，妇人病篇中的脏躁以及虚劳病篇的"虚劳虚烦不得眠"等，均在论述阴血亏虚，阳气偏亢之象。此时当补其阴血，以甘缓之法治之，则心神可养，肝急可缓。故以百合地黄汤、甘麦大枣汤、酸枣仁汤加减，以甘味缓其急。二诊时诸症明显减轻，又见口腔溃疡一症，为阴不敛阳，合封髓丹，降心火，益肾水。三诊时出现一系列感知障碍，加之痰火之象，辨为痰火扰心，心神不宁，故以黄连温胆汤为主，加丹皮、栀子清肝泻火，大黄少许，引火下行，共服药35付，后因大便溏去大黄，加胆星、郁金、麦芽，清心化痰健脾以巩固疗效。

嗜睡一

姓名：王某　性别：男　年龄：53岁

初诊：2010年6月10日

主诉：嗜睡6年，加重2年。

现病史：6年来猖獗嗜睡，夜眠10小时，日常活动时（如玩手机、打牌、开车时）随时可能睡着，说话时也能睡着，他人一叫即醒，总之随时即可入睡，打鼾重，多乱梦。纳可，二便调。平素发懒、乏力，曾服中药数十年乏效。舌质红，苔黄厚腻，脉沉滞。

既往史：平时嗜烟酒。面色暗黑，口唇暗，体胖，体重100kg。

中医诊断：湿邪困脾

处方：制半夏10g　陈皮10g　茯苓10g　炒苍术15g　厚朴10g　草果10g　草蔻10g　佩兰10g（后下）　泽泻15g　干姜10g　生甘草3g

10付，日1付，水煎服

二诊：2010年6月30日

服上药20付，觉效果不明显，仍嗜睡，睡时易流口水，说梦话。余症同前，纳可，纳食较前香甜，二便可。舌暗红，中间有裂纹，苔厚稍黄，脉沉滞。

处方：制附子15g（先煎）　干姜10g　茯苓15g　炒白术10g　冬瓜子30g　生薏仁30g　细辛3g　石菖蒲10g　桂枝6g

15付，日1付，水煎服

三诊：2010年7月16日

服上药15付，流口水减少，余症同前，无口干苦，口臭，饮水不多，二便调。乏力，嗜睡，口唇暗。舌淡红偏暗，苔白厚腻，脉沉滞。

处方：羌活15g　独活15g　川芎12g　防风10g　藁本10g　炒苍术30g　制半夏12g　陈皮10g　茯苓15g　藿香10g（后下）　泽泻30g

15付，日1付，水煎服

补述：患者曾于盛夏夜晚在3米高的平房房顶睡觉时，半夜起来小便，走到屋檐边，其妻急拉，其妻一起从房顶坠下，致其妻上肢骨折，而患者就地继续躺在那睡觉，头身未损。

四诊：2010年8月18日

服上药20付，嗜睡明显好转。

处方：上方加白蔻10g（后下）。

按：该患者形体肥硕，平素嗜食烟酒，致体内痰湿浊气壅盛，困阻脾胃则清阳不实四肢而见四肢乏力，痰湿困脾，清阳不升，而见嗜睡，治当以燥湿化痰、辟秽化浊为主，方选二陈汤合平胃散，加草果、草蔻、佩兰芳香之品，醒脾化湿，加干姜为遵“病痰饮者，当以温药和之”之法以温化寒湿，泽泻则淡渗利湿使湿邪从小便而出。然病情复杂，药服10付诸证稍减轻，燥湿效不显，遂主用温化之法，虽舌见暗红，中间有裂纹，苔厚稍黄，不可认为有热而徒用寒凉之品，处真武汤、苇茎汤、苓桂术甘汤，去滋腻之甘草，加石菖蒲、干姜、细辛，借其辛温走窜之性以开心窍，化痰湿。药服15付，口内痰涎减轻，仍嗜睡。燥湿、温化效不显，乃取风能胜湿之义，以祛风胜湿的羌活胜湿汤去滋腻的甘草与寒凉的蔓荆子，合二陈汤燥湿化痰，并稍加藿香、苍术、泽泻醒脾开胃，健脾利湿。药服20付，嗜睡明显好转，继加白蔻除寒湿，药尽而安。嗜睡一症可分内因与外因，但均与湿邪困阻阳气相关，而内因居多。素体脾虚湿盛，痰湿困阻中阳，使清阳不升，浊阴蒙蔽清窍，神明受蒙，而见倦怠乏力，神昏嗜睡，治之多用健脾化湿渗湿之品。外因多为素体湿盛，感受寒邪，致使玄府闭塞，湿气阻滞，而致阴气弥漫，诸窍不通而出现嗜睡，如《伤寒论》少阴病“少阴之为病，脉微细，但欲寐”。治之以温化散寒开窍为主，如麻黄附子细辛汤等，使外寒去，玄府开，阳气健运，浊阴尽散而神明自清。

嗜睡二

姓名：魏某　性别：男　年龄：65岁

初诊：2010年8月27日

主诉：嗜睡20余年。

现病史：患者20余年前因情志刺激后出现嗜睡，思虑少时即可入睡，有时站立、骑车、吃饭、讲课时都可睡着。曾在其他医院治疗效果不显著。自述患病时曾对鸡蛋过敏。腰酸痛，各项检查未见明显异常，身高175cm，体重95kg。舌质正红，舌苔略白厚，脉沉滞。

中医诊断：痰湿困脾处方：清半夏12g　陈皮12g　茯苓15g　炒苍术

30g　荷叶30g　川芎12g　羌活10g　白豆蔻10g（后下）　炒神曲10g　泽泻10g　冬瓜子30g　生薏仁30g　生甘草3g

15付，日1付，水煎服

二诊：2010年11月22日

服上药80付效佳，现：基本正常，不再嗜睡，白天能正常工作，但仍对鸡蛋、酒精过敏，夜梦多，纳可，二便可。舌质淡红，苔薄白，脉沉滞。

处方：清半夏12g　陈皮12g　茯苓15g　炒苍术15g　荷叶30g　川芎12g　白豆蔻10g（后下）　炒神曲10g　泽泻10g　冬瓜子30g　生薏仁30g　生甘草3g　石菖蒲10g　杏仁10g　薄荷3g（后下）连翘10g　赤小豆30g

25付，日1付，水煎服

按：心为君主之官，藏神，主神明，主不明则十二官危，诸邪冲逆于上，祸乱蜂拥而起。嗜睡一症，有因清阳不足，不能濡润上窍所致；有外感温病，误发其汗，形成风温而出现“脉阴阳俱浮，自汗出，身重，多眠睡”；有三阳合病，出现“脉浮大，上关上，但欲眠睡”；有少阴病，阳虚但欲寐者等诸多之证，无外乎寒热虚实之因。观此病人，嗜睡20余年，形体肥硕，舌淡红苔白厚，为痰湿困阻脾胃，清阳不升，当燥湿化痰，涤体内痰湿为要。方用二陈汤燥湿健脾，白豆蔻化湿行气；苍术燥胃强脾，升发胃中阳气；荷叶升发清阳；冬瓜子、薏仁，取苇茎汤之法，涤痰湿之浊；泽泻渗湿利下；羌活、川芎祛风散寒，行气止痛；神曲化积健脾。诸药既升清阳，又涤痰浊，共奏祛痰醒神之功。全方共服80付，嗜睡消失，已能正常工作，后加以疏风醒神之药巩固疗效。

虚劳一

姓名：王某　性别：男　年龄：58岁

初诊：2008年6月2日

主诉：乏力3个月。

现病史：患者自述全身困倦乏力，白天头晕，平素怕冷，双脚发凉，头晕。纳可，嗳气，眠可，二便正常。舌暗红，舌下静脉瘀胀，苔黄厚腻，脉沉滞。

既往史：食道癌术后20年。丙肝病史20年。

中医诊断：湿气困脾，阳气失展

处方：羌活10g　川芎10g　蔓荆子10g　防风10g　荷叶30g　茵陈30g　黄芩10g　连翘10g　赤小豆30g　升麻10g　生甘草6g　生姜3片

10付，日1付，水煎服

二诊：2008年6月11日

服上方10付，易困乏瞌睡、头晕症状俱消失，体力增加。双脚仍凉。食道癌手术后出现心慌、腿软、汗出等症，此症有时1月发作数次，有时数月1次，纳眠可。大便1次/日，小便微黄。舌质淡暗，苔根部厚腻，微黄，脉沉有力。

处方：茵陈30g　茯苓10g　猪苓10g　泽泻10g　炒白术10g　滑石20g（包煎）　生黄芪15g　连翘10g　生甘草6g　丹皮10g　郁金10g

15付，日1付，水煎服

三诊：2008年7月11日

服上方效可，后又抄方加白花蛇舌草30g，继服30付，精神体力均已正常。

按：本例患者乏力3月，四诊合参，辨为湿气困脾，阳气失展之证。盖湿邪内盛，易困脾土，脾失健运，则见困倦乏力，气机受阻，脾阳不能外达则现怕冷、双脚发凉之象，清阳不升则头晕。湿邪缠绵难愈，停滞日久化热，则舌苔黄厚腻。方中羌活，防风，川芎，蔓荆子，升麻，荷叶等风药升发阳气，又可舒展气机，使气行湿化；茵陈，黄芩，连翘，赤小豆清热利湿，导湿热从小便而出。药后清阳上升，困乏，头晕消失；湿邪未尽，阳气不能下达，故双脚仍凉，舌苔厚腻，以茵陈五苓散加减，去辛温之桂枝，合六一散以清利湿热，加黄芪补气利水以助气化，药后精神体力果得恢复。

虚劳二

姓名：张某　性别：女　年龄：50岁

初诊：2009年8月20日

主诉：发作性全身酸软无力1年，加重半年。

现病史：患者于1年前生气后出现上症，间断性发作。现：全身瘫软无力，出汗多，严重时连续卧床7～8天，不睁眼，不欲食，每10～20天发作1次，逐渐加重，腹胀，不发病时心情非常好，感觉想活500年，发病时则情绪非常消沉。平时易急躁，有时发病后先转矢气再长出一口气即可痊愈。眠可，曾多家医院多种检查未见异常，断经半年余，白带少。形体肥胖。舌质淡，苔白腻，脉沉滞。

既往史：贫血。

处方：柴胡10g　生白芍15g　当归10g　炒白术10g　茯苓10g　薄荷3g（后下）　制香附10g　丹皮10g　栀子10g　黄芩10g　炒枳实10g　生甘草6g

10付，日1付，水煎服

二诊：2009年9月7日

服上药10付，效佳。身瘫软无力，欲发但未发作2次。每次2小时后长出气后即缓解，纳差，眠差，昨夜3、4点才入睡，平素可，二便正常。舌淡暗，苔黄腻，脉沉滞。

处方：守上方加淡豆豉30g，竹茹30g，郁金10g。

10付，日1付，水煎服

按：患者因生气出现乏力，病因明确。五脏相互影响，协调互济，则各司其职。脾胃运化正常，有赖于肝司疏泄，郁怒易伤肝气，肝气郁结，则疏泄失职，脾胃运化失司，则不欲食，腹胀，乏力身软。肝气郁结，气机失于伸展，情志抑郁，则意志消沉。方选丹栀逍遥散疏肝健脾，调理气机。药后身瘫软发作次数减少，说明药已对证，因眠差，加豆豉，取栀子豉汤意除虚烦，另加竹茹、郁金清热除烦，解郁安神。丹栀逍遥散是临床常用方，吾在此方应用中多去生姜，加香附，以增强疏肝健脾之效，尤其对于女性患者情志、月经、乳腺诸疾，加减应用，功效甚卓。

虚劳三

姓名：王某　性别：男　年龄：47岁

初诊：2011年2月25日

主诉：乏力，健忘，腰困，性功能下降3年。

现病史：患者10年来应酬多，饮酒较多（每次饮酒1斤多，一周4～5次），近1年渐出现乏力，健忘，腰困，性功能下降，阴囊潮湿，头昏，手麻，颈项酸困，纳眠少，劳累后胸闷，口苦欲饮，时耳鸣，大便黏滞不爽，每天1～2次，酒后加重，小便频急，时有尿热疼，面色黄暗乏光泽。舌质正红，后部苔厚腻略黄，脉较空豁。

处方：炒苍术10g　炒白术10g　炒白扁豆15g　生山药30g　枸杞子

15g　山萸肉10g　炒杜仲10g　怀牛膝10g　冬瓜子30g　生薏仁30g　连翘10g　赤小豆30g　车前草30g　滑石30g（包煎）　生甘草6g

10付，日1付，水煎服

二诊：2011年4月15日

服上方10付，效佳，诸症减轻，记忆力增强，大便好转，阴囊潮湿减轻，累时胸闷，喜深呼吸，善太息，偶有心慌，口稍干苦，纳可，小便好转。舌质暗淡，苔中根黄厚腻，脉较空软。

处方：炒苍术10g　炒白术10g　炒白扁豆15g　炒山药30g　枸杞子10g　山萸肉10g　炒杜仲10g　怀牛膝10g　淫羊藿10g　党参10g　生黄芪30g　连翘10g　赤小豆30g　陈皮10g　生甘草6g　车前草30g

10付，日1付，水煎服

按：中医治疗性功能差，多从补肾填精入手，然本案病人病因明确：因长期过量饮酒所致，痰湿内盛，因痰湿致虚，酒可酿生湿热，湿热困阻脾肾，而导致病人出现一系列不适表现，因而本病的治疗，非补之所宜，当以涤荡湿热，祛其久垢为主，浊去方能生新，方可气机条达，然病久则虚，故尚需酌配补益之品，辨证施治，方能达药到病除之效。

舌木

姓名：陈某　性别：女　年龄：68岁

初诊：2008年6月9日

主诉：舌尖灼热，舌两边麻木半年。

现病史：舌尖灼热，舌两边麻木，自觉舌体胖大，口内似放不下，双下肢沉困乏力1年，仅能行走500米左右，纳可，睡眠欠佳，二便调。舌质紫暗，苔黄偏厚，脉沉有力。

既往史：肺结核病史。

处方：当归10g　生地15g　桃仁12g　红花10g　炒枳壳6g　赤芍15g　柴胡6g　川芎6g　桔梗6g　怀牛膝10g　竹叶10g　生甘草6g

10付，日1付，水煎服

二诊：2008年9月1日

服上药18付，舌尖灼热，舌两边麻木均明显减轻。舌尖灼热，稍觉舌活动不灵活，舌涩。舌质红，苔少，脉细。

处方：元参30g　生地15g　竹叶10g　栀子10g　丹皮10g　赤芍20g　金银花15g　生甘草10g

10付，日1付，水煎服

按：此案初观之，似当处以导赤、泻心之类方药。然再经考虑，患者舌质紫暗，脉沉有力，故辨证当属气滞血瘀，舌体柔和有力，运动灵活，有赖心血滋养，若气血瘀阻，运行不畅，舌体失于濡养，可有感觉异常，故有舌木、舌厚感觉；心藏脉，脉舍神，心血瘀阻，神不守舍，可致睡眠不佳。方选血府逐瘀汤行气活血，畅通经脉气血，又加牛膝、竹叶以引心火下行。二诊时，症状减轻，出现舌红少苔，脉细，阴虚之象已显，仿导赤散意，以生地、玄参养阴清热，栀子、金银花、生甘草清热泻火，丹皮、赤芍畅通血脉，竹叶、栀子导心火从小便而出，诸药共奏养阴泻火，活血利水之功。由此可知，临床应诊，当力尽为医之道，四诊合参，谨守病机，不可仅凭臆想妄下结论，效“相对须臾，便处汤药”之弊，戒之，戒之。

眼眶疼

姓名：顿某　性别：女　年龄：46岁

初诊：2008年6月25日

主诉：发作性眼眶痛20年。

现病史：20年前无明显原因突然发作两目眶痛，随之头皮紧，头晕、恶心欲吐，眼不能睁，或突然发作，或劳累后诱发，冬轻夏重。现：发作性两目眶痛，疼痛剧烈，随之头皮紧，头晕、恶心欲吐，眼不能睁，有时休息2小时后消失。饥饿时胃部发空欲呕，伴全身软。纳可，眠一般，二便正常。月经正常，经量少。舌质淡红，苔薄白，脉沉滞。

处方：羌活10g　白芷10g　川芎10g　生白芍30g　当归10g　蔓荆子10g　酒黄芩10g　生甘草10g

14付，日1付，水煎服

二诊：2008年7月16日

服上方14付，服药期间两目眶痛发作3次，但疼痛程度减轻。现：仍无明显诱因发作两目眶痛，继之头皮紧，头晕恶心欲吐。眼不敢睁，休息一夜后症状明显缓解。时有饥饿时心慌，身软乏力。舌质淡红，苔薄白，脉沉滞。

处方：羌活10g　防风10g　酒黄芩10g　蔓荆子10g　生白芍30g　红花6g　当归10g　生甘草10g　生龙骨30g（先煎）　生牡蛎30g（先煎）

10付，日1付，水煎服

三诊：2008年8月13日

服上方10付，服药期间两目眶剧痛发作2次，以前持续疼24小时方止，现疼痛4～5小时后止。两目眶隐痛，有时目珠胀。纳可，眠浅，二便可。月经量仍少。舌质正红，苔薄白，脉细滞。

处方：上方加夏枯草30g，谷精草30g，桃仁10g，元胡10g。

10付，日1付，水煎服

按：目眶疼痛多为外邪侵袭，或为明显外伤所致。本例患者目眶疼痛多年，无外伤史，发作时有头皮紧，头晕，恶心等症状，“高巅之上，唯风可到”，此为风邪上犯所致，头晕、呕吐，又有肝气上逆之端倪，方用选奇汤加减，此方为治目眶痛专方，方中羌活、白芷疏风散邪止痛，当归、白芍、川芎活血理气，缓急止痛，此即“治风先治血，血行风自灭”，酒黄芩、蔓荆子清利头目，苦寒降火。药后疼痛发作次数减少，程度减轻，上方加龙骨、牡蛎平肝潜阳，收敛气机，引气火下行，药后病情续减，因有目珠疼痛，加夏枯草、谷精草清肝泻火，散结止痛，桃仁、元胡活血止痛。

视昏

姓名：李某　性别：女　年龄：68岁

初诊：2008年6月27日

主诉：视物不清10余年。

现病史：10余年前无明显诱因出现上症。现：双目视物不清，感冒时眼病加重并胀痛，眼无眵，时干。常头胀，牙疼，纳可，夜眠安，大便正常，时有尿痛、尿热、尿频。舌质淡红，苔白厚微黄，脉细。

既往史：高血压病史3年。近视。

处方：龙胆草6g　栀子10g　生白芍15g　当归6g　生地10g　山萸肉10g　生山药15g　泽泻10g　丹皮10g　茯苓10g　菊花10g（后下）　夏枯草20g　密蒙花10g　生石决明30g（先煎）　知母10g　黄柏6g　元参15g

15付，日1付，水煎服

二诊：2008年10月31日

服上方2月余，病情好转。双目视物不清减轻。头胀、尿痛、尿热、尿频明显减轻。纳食较前好转，眠可，二便正常。舌质淡红，苔黄白稍腻，脉沉弦。

治法：滋肝肾，清热潜阳，佐以活血化瘀

处方：生地10g　山萸肉10g　生山药15g　泽泻10g　丹皮10g　茯苓10g　怀牛膝10g　知母10g　夏枯草15g　谷精草30g　菊花10g（后下）　珍珠母30g（先煎）　丹参20g　生甘草3g

15付，日1付，水煎服

按：《内经》有“五脏六腑之精，皆上注于目而为之睛”，可知目睛转动灵活、视物清晰，有赖于五脏六腑之精上注充养作为物质基础，肾水滋养肝木，而肝开窍于目，可见目睛又与肝肾二脏联系尤为紧密。“人年四十而阴气自半”，本例患者年近古稀，肾阴亏耗，肝木失养则视物不清，双目发干；肾主骨，齿为骨之余，肾阴不足，虚火上炎则经常牙疼；肝肾同源，肾水不足，则肝火易旺，肝火肆行妄窜，外发则周身发热、刺痛，上冲则心慌，头胀痛，下扰则尿频、尿热、尿痛。肾阴不足导致肝火亢盛，而肝火亢盛又易耗伤肾阴，治当滋养肾阴与清泻肝火并重，方选知柏地黄丸加味以滋养肝肾之阴，当归、白芍养血柔肝，龙胆草、栀子、夏枯草、石决明清肝泻火，平肝潜阳，引火下行，菊花、密蒙花疏风散热，清肝明目，知母、黄柏清相火，玄参清上焦浮游之火。服药2月，诸证减轻，火热之象不显，故上方去苦寒泻火之品，加丹参、牛膝活血通络，畅通血脉。

神志不清

姓名：朱某　性别：男　年龄：52岁

初诊：2009年6月12日

主诉：神志异常2月。

现病史：患者乙肝肝硬化病史，2月前出现神志异常，诊断为肝性脑病，反复发作。现：时有神志恍惚，意识丧失，中等量腹水，双下肢及双足踝浮肿，体温波动在37.2~37.5℃，身痒常出痒疹，色红，可自消。手颤抖，时神志恍惚、意识丧失。目睛黄，易急躁发怒。大便可，时数日一行，时一日一行，小便红赤。舌质红，苔白，脉弦。

既往史：乙肝19年。肝硬化5年。有胃大出血病史。

理化检查：2009年5月11日B超：肝实质弥漫性损伤并小结节形成，胆囊壁水肿，门静脉增宽并局限性蜂窝状扩张，脾大，脾静脉蜂窝状扩张，腹水。蛋白倒置。

中医诊断：脾虚肝郁（肝强脾弱）

处方：党参20g 炒白术10g 茯苓皮30g 砂仁3g（后下） 郁金15g 醋元胡15g 大黄10g（后下） 炒牵牛子6g 大腹皮15g 茵陈30g 连翘12g 赤小豆30g 麻黄4g 桑白皮30g 炙甘草6g 生姜3片 大枣4个（为引）

15付，日1付，水煎服

二诊：2009年6月26日

服上药15付，诸症好转，神志异常消失，大便正常。双脚踝仍浮肿，眼皮肿，行走无力，身燥热时出片状痒疹，消退时色黄。腹大但不胀痛，易饥多食，体温如前，曾升至38.5℃。眠改善，能安睡一宿。舌尖红，苔薄白，脉弦数。

处方：上方去赤小豆、连翘、麻黄，加益母草20g，苏叶10g（后下），生黄芪30g，柴胡10g，黄芩10g。

12付，日1付，水煎服

按：本例患者因肝硬化导致腹水，双下肢浮肿，结合患者易急易怒，目睛发黄，小便红赤，舌红，脉弦，可知为肝火旺盛，疏泄失司，水液代谢失常，停聚而为水肿。“诸风掉眩，皆属于肝”，肝阳化风，则双手颤抖而显风象；肝阳上扰心神，心神不守，则神志恍惚、意识丧失。总为肝阳亢盛，水液输布失常所致，此时脾虚之象并不显著，治当疏肝泻热，攻逐水湿，然肝强易乘脾土，又当培土实脾，脾强则不被肝凌，又可制水，所谓“见肝之病，知肝传脾，当先实脾”。方用大黄、牵牛子攻逐水气，使水湿从二便而出；郁金、元胡疏泄肝气，条畅气机；麻黄开宣肺气，通调水道，此为从上而治；连翘、赤小豆、桑白皮、茵陈清热利湿；四君子汤健脾利湿，又防诸药攻逐太过而伤正气。药后诸症好转，肝性脑病未发，然水肿未消尽，去麻黄、连翘、赤小豆，加柴胡、黄芩，和解少阳，疏利三焦；黄芪益气利水以助气化；苏叶、益母草宣肺利水，又可疏风活血治身痒。本例患者病情危重，病机复杂，治疗颇为棘手。治疗过程中病情反复变化，治法随证而变，有守有变，不拘一方一法，如此方能充分体现中医辨证论治的灵活性。

转筋

姓名：宋某　性别：男　年龄：74岁

初诊：2009年2月6日

主诉：左腿肚筋胀痛半年。

现病史：年轻时因在宾馆开会时间过长，坐沙发抽筋（左腿），出现左腿肚筋痛，服人参再造丸后暂愈，半年前又出现上症。晨起10分钟后左腿肚筋胀痛，休息2～3分钟后可缓解，余时正常。情志不畅时易打嗝，易咽痛。吃生姜、大蒜后即上火。有痔疮，左手小拇指屈伸不利。纳眠可，二便调。舌尖有瘀斑，舌质紫暗，苔薄黄，脉沉滞。

处方：木瓜30g　生薏仁30g　通草6g　陈皮10g　丹参30g　伸筋草30g　当归10g　忍冬藤30g　生甘草6g

10付，日1付，水煎服

二诊：2010年8月16日患者因牙疼又来就诊，诉服上方后至今腿肚胀痛未再发作。

按：腿抽筋一症在中医称为转筋，其病因有多端，多由气血阴津衰少，风冷外袭或血分有热所致。据患者自述年轻时长时间坐沙发而出现，长时间保持一个姿势久坐，易阻滞气血运行，人体气血周流一身，如环无端，一有所阻，气郁为滞，气滞则水停，水停则经络湮瘀。观其人易咽痛，有痔疮，小指屈伸不利，舌紫有瘀斑，脉沉滞，此为水湿停滞，经脉瘀滞不畅，气血运行不利所致。故选用疏利法，疏，是疏导，有分陈治理之意；利，是通利，有运行排遣之意。此法常用于水湿失于疏化，出现全身郁胀，似肿非肿的经络湮瘀证候。方中木瓜味酸入肝走筋，舒筋活络化湿，为治疗转筋要药，薏仁主筋急拘挛，二药合用专治转筋；伸筋草、忍冬藤疏通经脉，通络止痛，当归、丹参养血活血，加一味陈皮以流通气机，气行则血行，服药果获佳效，后又以他证调理治疗。

呼吸窘迫

姓名：张某　性别：女　年龄：46岁

初诊：2009年10月28日

主诉：呼吸窘迫半月余。

现病史：患者2009年7月23日因所乘大客车起火被烟熏，气管被吸入之热烟熏黑后呼吸窘迫，住院治疗，插管处吐出大量黑痰黏涎，现：咳嗽，呼吸窘迫，声嘶难言，自觉咽部堵塞感，全身乏力，体力差，不能走路，走500米左右就全身发软，心率快，100次/分，时心慌，口干渴饮水多，喜热饮，纳可，二便可。舌质红略暗，苔薄白，脉沉滞。

处方：苇根30g　冬瓜子30g　生薏仁30g　桃仁10g　桔梗15g　桑白皮10g　地骨皮10g　瓜蒌皮10g　木蝴蝶3g　诃子6g　蝉蜕6g　炙麻黄3g　杏仁10g　炒苏子6g　麦冬15g　知母10g　大贝10g　生甘草6g

20付，日1付，两煎两服

二诊：2009年11月18日

服上药咳嗽明显减轻，呼吸窘迫静止时稍轻，活动时仍窘迫重，动则心慌，身软乏力好转，体力增加，语怯好转，音量增加70%，纳少，多食胃脘不适，二便可。舌质淡，苔薄白，脉细。

处方：北沙参30g　麦冬10g　天冬10g　石斛15g　生百合30g　苇根30g　冬瓜仁30g　生薏仁30g　桃仁10g　赤芍10g　桔梗10g　木蝴蝶6g　杏仁10g　炒苏子6g　生甘草6g

30付，日1付，水煎服

三诊：2009年12月21日

服上药20余付，睡眠好转，咳嗽减轻，但咳痰（白黏条）仍多，气短，乏力，语音较前好转，两肋疼（须服止痛片缓解），纳少，消瘦（体重减轻10kg），二便可。舌红，少苔，脉细。

处方：北沙参20g　党参10g　石斛15g　麦冬20g　桔梗10g　木蝴蝶10g　桑白皮10g　地骨皮10g　川楝子10g　元胡10g　生白芍15g　白前12g　黄芩10g　瓜蒌皮10g　丹皮10g　赤芍10g　炒麦芽15g　橘红6g　芦根30g　生甘草6g

15付，日1付，水煎服

四诊：2010年1月15日

服上方15付，上述诸症均较前好转，夜间咳嗽稍甚，两肋痛减，气喘，气短，饮食尚可，夜间入睡时感咽部不适，须咳嗽或吐出少量黏液后方舒。舌红，苔薄白，脉细。

处方：北沙参20g　党参10g　麦冬10g　天冬10g　桔梗10g　木蝴蝶

6g　蝉蜕6g　芦根30g　川楝子6g　元胡10g　知母10g　瓜蒌皮10g　陈皮10g　郁金10g　生黄芪10g　桑叶10g　赤芍15g　石斛10g　生甘草6g

20付，日1付，水煎服

五诊：2010年2月8日

服上方诸症明显好转，胁痛消失，心动过速也明显好转，咽痛减少，体力增进，现：动则气喘促，咯黏条状痰，纳少，二便可。已不用氧气。舌质正红苔少，脉细。

处方：上方加冬瓜子30g，生薏仁30g，大贝6g。

20付，日1付，水煎服

六诊：2010年3月17日

服上药诸症减，现：咳嗽，有痰不易咯出，喘较重，体力渐增，心动过速好转，纳少，眠可，夜里3点时易咳醒，二便可。舌质暗红，苔薄，脉细。

处方：北沙参20g　麦冬10g　天冬10g　瓜蒌皮10g　木蝴蝶6g　桔梗10g　桑白皮10g　地骨皮10g　炒苏子6g　当归10g　芦根30g　赤芍15g　丹皮10g　石斛15g　生甘草6g

20付，日1付，水煎服

七诊：2010年4月16日

服上方效显，自觉病已去十之七八，现：咳嗽，有痰不易咯出，喘，体力较前增加，时心慌，临睡时咳嗽。纳可，二便可。舌质暗红，苔薄白，脉细。

处方：北沙参30g　麦冬20g　天冬10g　知母10g　川贝6g　瓜蒌皮10g　芦根30g　桑白皮10g　地骨皮10g　石斛15g　赤芍10g　丹皮10g　木蝴蝶6g　桔梗10g　橘红6g　生甘草6g

20付，日1付，水煎服

八诊：2010年9月20日

服上方20付，效可，停药。现：咳嗽，痰黏稠咯不出，白黏痰，时有黄痰，夜甚，声音嘶哑，每晚入睡前均咳嗽一阵，夜间有睡眠时咳醒，可再入睡，纳可，二便调。舌暗红，苔薄白，脉细。

处方：苇根30g　冬瓜子30g　生薏仁30g　桃仁10g　海浮石30g（包煎）大贝10g　桔梗10g　赤芍15g　丹皮10g　瓜蒌皮10g　石斛15g　木蝴蝶6g　黄芩10g　生甘草6g

20付，日1付，水煎服

九诊：2010年11月10日

服上方20付，效可，现：咳嗽，痰不易咯出，时有咽痒，咽部异物感，痰时白时黄，时如泡沫状。声音嘶哑，音量较前增大，精神较前好转、有力。纳佳，食多，增胖。眠可，后半夜要咳嗽1～2次。二便调。舌质淡红，苔薄黄，脉细。2日前在外院做气管扩张术，效果较好，但持续时间较短。

处方：当归10g　生地15g　桃仁12g　红花10g　赤芍15g　柴胡3g　川芎3g　桔梗3g　炒枳壳3g　怀牛膝10g　木蝴蝶6g　牛蒡子10g　射干10g　生甘草6g

20付，日1付，水煎服

十诊：2010年12月17日

服上药10付，咳嗽，咳痰减少（晨咯黄稠痰，难咯出），仍有哮鸣音，气喘，音沙哑（声带黏连），口不干，不怕冷，纳眠可，二便调。舌质不红，苔薄白，脉细。

处方：桑叶10g　桑白皮10g　地骨皮10g　天冬10g　麦冬10g　石斛10g　桔梗10g　牛蒡子10g　蝉蜕6g　赤芍15g　丹皮10g　瓜蒌皮10g　木蝴蝶6g　生甘草6g　北沙参10g

20付，日1付，水煎服

2011年7月20日随访病已愈。

按：此案乃涤浊法使用之规范。《金匮要略》有言“四肢九窍，血脉相传，壅塞不通，为外皮肤所中也”，患者初因热烟熏黑气管而致呼吸窘迫，即肺与外界相通之气管皆被外邪所干，又因邪性热燥，灼阴伤气，致使呼吸窘迫，声嘶难言，后又吐出大量黑痰、黏涎，亦为血脉壅塞不通，则痰涎停滞，现又增咽部堵塞感，全身乏力，语怯等虚实错杂之象。故整体察之，为气阴两伤兼浊阻证，当去菀陈莝，疏涤五脏，处以涤浊汤合泻白散化裁，养阴清热兼以涤浊，妙用少量麻黄配伍杏仁苏子，一宣一降，调理气机，恢复肺之功用。又因患者口干渴，饮水多，且喜热饮，已有虚热之象，故加麦冬，知母，大贝之品，兼以顾之。更有桔梗，甘草相配，有《金匮要略》之桔梗汤之意，助苇茎汤涤浊之力。综上，辨病要点在“浊”字，处方要点在“涤”字，抓住这两点，方药随证加减变化，缓缓图之，自能见效。之后复诊，也多以“涤肺浊、养肺阴、清肺热”为主，随症加减治疗。此案例临床实乃罕见，患者因车祸而致气道灼伤，当时无特殊治疗方法，初诊时对中医也持怀疑态度，却不想药后竟获奇效。可见临病之时，若能谨守病机，处方用药即当获效。

厥证

姓名：耿某　性别：女　年龄：63岁

初诊：2009年11月6日

主诉：间断性神志不清30余年。

现病史：患者自述30年来经常反复发作神志不清，每次犯病前胸闷、胃部不舒，口唇发麻，继则神志不清、晕倒。曾多次按心梗治疗，无效。现：眼昏，视物模糊，心里发颤，脚趾疼，久走腿麻。口腔溃疡频作，纳差，不欲食，眠可，二便可。舌淡红，苔白腻，脉沉滞。

中医诊断：大气下陷

处方：党参15g　生黄芪30g　知母15g　桔梗6g　升麻6g　柴胡6g　山萸肉10g　菊花10g（后下）　炙甘草6g

6付，日1付，水煎服，两煎两服

二诊：2009年11月13日

服上方6剂，精神好，身有力，口腔溃疡明显减轻。现：心慌，胃脘不适，消化差，左半侧身麻，时犯晕，久坐、站起、走路时腿不舒服，不能久行。舌质淡，苔薄白，脉沉弱。

治法：宜疏肝养心处方：柴胡10g　生白芍15g　当归10g　炒白术6g　茯苓10g　制附子10g（先煎）　通草6g　薄荷3g（后下）　麦冬10g　五味子10g　浮小麦30g　郁金10g　生甘草6g

10付，日1付，水煎服，两煎两服

按：本例患者发病后神志不清，昏倒，可断为厥证，当首辨虚实。患者纳差，心颤，眼昏视物不清，久走腿麻，为脾胃不足，气血化生乏源，不能上充下达所致。心为君主之官，主神志，气血不能上奉养心，则心中有颤动感，心神不守，则发时神志不清而晕倒；清阳不升，视物不清，此即《灵枢·口问》所谓“上气不足，脑为之不满，耳为之苦鸣，头为之苦倾，目为之眩”。治选升陷汤加味，党参、黄芪、甘草、山萸肉补益元气，桔梗、升麻、柴胡、菊花升举清阳，知母凉润制约黄芪温热之性。药后精神好转，身有力，内热大减。因见身麻，行走不利，胃脘不适，心慌，脉沉弱，此为肝胆郁滞气机不利，脾胃虚弱运化不及，气血化生不足，处以逍遥散加味，调肝理气，补脾养血，滋阴养心以善后。

双目干涩

姓名：冯某　性别：女　年龄：37岁

初诊：2011年3月7日

主诉：双目干涩4年，大便干3年。

现病史：4年前无明显诱因出现双目干涩、酸，视力无影响，在某院诊断为“睑板腺堵塞”；3年前出现大便干结如羊屎，1次/日，排便困难，须服通便药；小便可；纳可，眠安；经带可。舌淡红，苔白厚，脉细。

既往史：乙肝病史10年。

中医诊断：肝肾阴虚，肠失其濡，目失其润

处方：生地30g　山萸肉10g　生山药15g　泽泻10g　丹皮10g　茯苓10g　生白芍30g　当归10g　槐角30g　大黄10g（后下）　炒卜子10g　麦冬30g

15付，日1付，水煎服

二诊：2011年3月23日

服药13付后效显，双目干、大便干较明显好转，余皆可。舌红，苔白厚，脉细。

处方：上方去大黄，加决明子30g，石斛15g。

25付，日1付，水煎服

三诊：2011年4月27日

服药后诸症皆好转，现：觉在空调房间见光时眼干涩，余时正常，纳眠可，二便调。舌红，苔黄腻，脉细。

处方：生地30g　山萸肉10g　生山药15g　泽泻10g　丹皮10g　茯苓10g　生白芍20g　当归10g　北沙参30g　石斛15g　菊花10g（后下）　枸杞子10g　槐角30g　决明子30g　炒卜子10g　麦冬30g

25付，日1付，水煎服

按：“五脏六腑之精气皆注于目”，且肾阳肾阴为各脏腑阴阳之根本，兼有乙肝病史伤及肝体，肝肾不足则目失濡养，而出现干涩酸楚。患者继则出现大便干结如羊屎，排便困难，正为肝肾阴虚之甚，又影响其肠，肠失濡润，腑气壅塞不通，该升不升，欲降不降，五脏六腑之精更难以上行，使目失其润。立法则用补肝肾、通腑气，处方以六味地黄丸补肝肾之阴，且补中有泻，补而不滞，大黄、炒卜子以通其肠，兼用生白芍、当归敛阴补血，润肠通便不伤其正，服药后疗效显著，解病人之所苦。

颤证

姓名：田某　性别：女　年龄：75岁

初诊：2013年11月20日

主诉：全身颤抖2个月。现病史：患者2月前冠心病发作，入院治疗，出院后出现全身颤抖，静止时不明显，活动明显。易急躁，头懵，时有胸闷，现全身乏力，不能行动，纳眠可，二便调。舌淡红，苔薄白腻，微黄，脉细数。

既往史：冠心病史30余年。2004年行垂体腺伽玛刀手术。双侧股骨头坏死。

理化检查：2013年9月7日某人民医院心脏彩超检查结果：①左前降支硬化斑块形成，中度狭窄；②左旋支硬化斑块，轻度狭窄；③左对角支，右冠状动脉混合斑块，中度狭窄。

中医诊断：风气内动

处方：炙甘草15g　生地黄30g　桂枝6g　炒火麻仁30g　麦冬15g　党参6g　阿胶6g（烊化）　生龙牡各30g（先煎）　生麦芽15g　大枣10个（切开）　生姜3片（为引）

6付，日1付，水煎服

二诊：2014年1月6日

服上方36付，效可，服药后全身颤抖明显好转，仍觉全身乏力，纳眠可，二便可。舌质暗红，苔黄略厚。

处方：炙甘草15g　生地黄30g　生白芍30g　炒火麻仁30g　麦冬30g　党参6g　阿胶6g（烊化）　生龙牡各30g（先煎）　珍珠母30g（先煎）　钩藤20g（后下）　菊花10g（后下）　大枣6个（切开为引）

10付，日1付，水煎服

按：患者冠心病史30余年，又因冠心病发作入院治疗后出现全身颤抖。颤证是以头部或肢体，摇动颤抖不能自制为主要临床表现的一种病症。《素问·至真要大论》曰："诸风掉眩，皆属于肝"，阐述本病以肢体摇动为主要症状，属风，与肝肾有关。然本患者又有冠心病之故疾。审之当用炙甘草汤为基础方，复脉滋阴息风，又加龙骨、牡蛎平肝潜阳，息风止颤，生麦芽疏肝理气。故药后效佳，复诊又入珍珠母、钩藤、菊花等清热镇肝息风以巩固疗效。

消渴一

姓名：焦某　性别：女　年龄：19岁

初诊：2013年7月15日

主诉：手脚心灼热、痤疮8年。

现病史：被诊断为1型糖尿病。8年前出现口渴，多饮，多尿，消瘦（2个月体重下降10kg）。2013年7月5日测空腹血糖24mmol/L，尿酮体+++，诊断：1型糖尿病。住院治疗8天后出院：血糖平稳，无其他糖尿病并发症。现：手脚心灼热，面部起斑，疖痘，正口服降糖药，月经正常，大便不干，心急易怒。舌红，苔白厚腻，脉略数。

处方：黄芩10g　黄连6g　牛蒡子10g　玄参30g　桔梗10g　板蓝根30g　马勃10g　连翘10g　陈皮10g　薄荷10g（后下）　生薏仁30g　赤芍15g　生甘草3g

10付，日1付，水煎服

二诊：2013年8月19日

服上方20余付，觉手脚心已不灼热，血糖控制可，月经正常，大便正常，现无不适。舌红，苔黄厚，脉细。

处方：桑叶15g　竹茹15g　丝瓜络15g（另包）　连翘12g　金银花10g　赤芍15g　丹皮10g　生甘草3g

7付，日1付，水煎服

按：病人以手脚心灼热，面部起斑，疖痘为主诉就诊，结合舌红，苔白厚腻，脉略数，一派胃火炽盛，上焦有热之象，“火郁发之”，故用普济消毒饮加减，清热解毒，疏风散邪，东垣“夫身半以上，天之气也；身半以下，地之气也，此邪热客于肺胃之间，上攻头而为肿盛，以承气泻胃中实热，是为诸伐无过”。二诊手脚心灼热减轻且无明显不适，开始转为治本，以舌红，苔黄厚腻辨其湿热郁滞，处以清胃热，解表热，清血热之方以观后效。

消渴二

姓名：马某　性别：女　年龄：66岁

初诊：2012年12月7日

主诉：胸腹部灼热疼痛2月，加重1月。

现病史：患者糖尿病病史3年。高血压20余年，服二甲双胍后觉胃部不适（1年余），2个月前吃南瓜粥后出现满腹烧灼感，后背冷，服西药后觉烧灼感向上走。现：胸、脘部灼热，口干甚，多饮，咽干，时觉后背凉，服中西药不效，纳差，食量较前减少一半，眠差，易醒，大便干，2～3日一次，小便频，色深黄，烦躁。舌质红，苔黄略厚，中有裂纹，脉沉有力。

处方：栀子10g　连翘10g　黄芩10g　薄荷3g（后下）　竹叶10g　大黄10g（后下）　芒硝10g（另包）　生甘草6g　天花粉10g

10付，日1付，水煎服

二诊：2012年12月17日

服上方9付，效佳，胃脘烧灼不适，较前明显好转，胸部仍有烧灼感，心前区觉刺痛，心率较快，每服甲状腺素片2小时后即出现胸脘部烧灼感，烦躁，纳可，眠较差，易醒，大便头干，1次/日，小便黄，口干苦，饮水一般。舌质暗红，舌尖红，苔白略厚腻，脉沉滞。

处方：守上方去天花粉，加冬瓜子30g，生薏仁30g，杏仁10g。

15付，日1付，水煎服

三诊：2012年12月31日

服上药13付，余2付，效一般。现：服甲状腺素片后2小时出现脘腹烧灼感，疼痛，夜间则好转，但夜间明显胸闷不适，白天较轻，下午咽干疼，口苦饮水频多，不解渴，咽部觉有痰咯不出咽不下，眠差易醒，大便可，小便黄频。舌质红绛，苔稍黄厚偏干，脉细数。

处方：党参15g　生石膏40g　知母15g　竹叶10g　天花粉30g　生甘草6g

10付，日1付，水煎服

四诊：2013年1月9日

服上方10付，早中晚各1次，脘腹烧灼减轻，现：脘腹灼烧，偶疼痛，左胸部灼热刺痛，长则可持续一上午，短则几秒钟，每天都有，诉晨起胸闷心慌，电子血压计：145/82mmHg，心率80次/分，平时心率50次/分，咽干痛，咽部有痰，咯不出咽不下，眠差易醒，大便头干，1次/日，小便次数极多，1小时4～5次（饮水多，服药后饮水量有所减少）。舌质红绛，边尖红，后部稍黄厚，脉细弦。

处方：葛根15g　黄芩10g　黄连6g　党参10g　生石膏30g　知母15g　丹参3g　檀香30g（后下）　砂仁3g（后下）　决明子20g　生甘草3g

10付，日1付，水煎服

五诊：2013年1月18日

服上方9付，效显。左胸部灼热刺痛减轻，现：咽干痛，音哑，咯不出，咽不下，早上5～6点易出现胸闷，胃脘部灼热感，偶有疼痛，自觉胸部有热气乱窜，头晕，乏力，大便可，饮水多，小便频次已较前减少。舌质红，舌体大，苔薄黄。

处方：守上方加玄参30g，木蝴蝶6g，乌梅6g，全瓜蒌30g。

10付，日1付，水煎服

六诊：2013年4月29日

服上方9付，余1付，服上方后觉效可，服药后稍有胸中不适，现：心中烧灼感减轻，咽部稍觉顺畅，饮水已不多，较前减少，二便可，纳可，眠差易醒，近2个小时醒一次。舌质暗红，苔白，脉弦细。

处方：全瓜蒌30g　清半夏10g　黄连6g　栀子10g　淡豆豉30g　杏仁10g　元胡10g　石斛15g　丹参30g

15付，日1付，水煎服

七诊：2013年5月26日

服上方22付，服后胸部疼闷减轻。服上药后血糖降低，原来1天3次降糖药，现减到每晚1次，现：胃中热硬，痞塞不通，疼痛位置不固定，在胸和胃脘部窜疼。二便调，早醒。舌暗红，舌下脉络紫暗，苔薄白腻，脉沉细。

处方：全瓜蒌30g　清半夏10g　黄连6g　郁金10g　栀子10g　党参10g　生百合30g　乌药10g

15付，日1付，水煎服

按：本案看似用方复杂，实不离中上焦邪气阻滞且化热之象，首诊时矛盾尤为突出，故用凉膈散泻火通便，清上泻下，加天花粉滋阴生津。辨证无误，故二诊效佳，守方续服，唯舌苔白略厚腻，痰湿较重，加苇茎汤祛痰热化湿浊。三诊证变方变，口苦，饮水多不解渴，舌质红绛，苔稍黄厚偏干，小便黄，阴虚有热之象外露，故用滋阴清热补虚之剂。四诊虽证轻，但热有加重之势，大便干，故加大清热之力，以葛根芩连汤加减。五诊守方，后以清热化痰理气之剂收效。

消渴三

姓名：于某　性别：男　年龄：53岁

初诊：2008年6月11日

主诉：口渴消瘦2年余。

现病史：2年前因口渴，消瘦入院。查空腹血糖11.7mmol/L，诊断为糖尿病，遂打胰岛素20余天，血糖降至正常。此后再未服降糖药，血糖一直在4.9～8.3mmol/L（空腹）之间波动，曾服滋阴清湿热，补肾药30付，血糖仍在5.0～8.3mmol/L之间波动。现：无明显临床症状，纳眠可，二便调，头汗出（睡眠时）。舌苔薄，水滑，舌体较大，脉细滞。

处方：党参15g　炒白术10g　茯苓10g　炒苍术10g　荷叶10g　桑叶10g　鸡内金10g　知母10g　泽兰10g（后下）　丹皮10g　赤芍15g　生甘草3g

15付，日1付，水煎服

二诊：2008年8月8日

服上方30付，未服降糖药，空腹血糖6.3mmol/L，餐后7.5mmol/L，一直在临界值徘徊，无明显临床症状。舌质淡红，舌体较大，苔水滑，脉濡缓。

处方：党参10g　炒白术10g　生山药20g　茯苓10g　佩兰10g（后下）　炒苍术10g　泽泻10g　生黄芩15g　丹皮15g　赤芍10g　生甘草3g

15付，日1付，水煎服

三诊：2008年10月27日

服上药2月余，空腹血糖控制在5.2～6.9mmol/L之间，未服用降糖药，已基本稳定。余无明显不适症状，纳眠可，二便正常。舌质淡红，舌体稍大，苔白，脉沉数。

处方：上方去丹皮、赤芍，加鬼箭羽30g，益智仁10g。

10付，日1付，水煎服

按：病人无明显不适症状，但结合舌脉来看属于脾肾阳虚水泛，脉细滞兼见气机不畅之象，故方用四君子汤加苍术温脾阳化水饮，兼用荷叶升清降浊，时头汗出为气机不畅，上焦郁热之象，用桑叶、知母清热兼散郁热，丹皮、赤芍活血凉血化瘀，加泽兰加大利水之功，辨证无误故获佳效。二诊时前方加大芳香化湿之功，血糖一直控制可。三诊守方加鬼箭羽收效。

内伤发热

姓名：张某 性别：男 年龄：42岁

初诊：2013年12月2日

主诉：全身燥热20余年。

现病史：20余年前无明显原因出现全身燥热，间断治疗效果不佳。现：全身燥热，沉重似披一层衣服，自觉体内有热气向上冲则头痒，头油腻，脱发，脸上起斑，发黑，经常眼红，眼昏，有时自觉热气向腹部、肛门、下肢流窜，口干、口苦、口臭，痰随气涌，吐白痰稍重，夜间自觉全身发热，但量体温正常。纳呆，饭后腹胀，饮水多，喜饮凉水。入睡难，大便黏，4～5日一次，肛门灼热，小便次数多，色黄，有热感。舌红，苔白腻，脉沉滞。

中医诊断：阳经郁火

方名：升阳散火汤加味

处方：葛根15g 升麻6g 柴胡6g 羌活6g 独活6g 防风6g 党参6g 生白芍10g 青蒿15g 炙麻黄3g 连翘10g 赤小豆30g 生甘草3g 炙甘草3g 萹蓄15g 瞿麦15g 滑石20g（包煎）

10付，日1付，水煎服

二诊：2013年12月23日

服上药15付，症如前，未轻未重，现：全身燥热，自述身体如被热裹着，身沉重，如穿着湿衣服，大便数日一行，灼热，小便频，黄热。舌苔厚黄糙，舌有裂纹，脉细滞。

中医诊断：湿热稽留三焦

处方：柴胡10g 黄芩10g 清半夏10g 炒枳实10g 生白芍10g 大黄10g（后下） 滑石30g（包煎） 杏仁10g 白蔻10g（后下） 生薏仁30g 竹叶10g 通草6g 厚朴10g 生甘草6g 知母10g

10付，日1付，水煎服

三诊：2014年1月6日

服上方11付，自述服第1付第一煎即有效，服药后解出大便发热，觉身上轻松。现：整体觉情况较服药前好转，全身燥热，出汗，头晕，视物模糊，乏力，身发沉、紧、黏，觉有气从腹内可走至脚，觉全身肌肉发热，刺痛，灼热感，纳较前有好转，仍打嗝多，眠差，大便黏滞不爽，排不尽感，小便黄热痛。舌质红，苔黄厚腻，脉细。

处方：桂枝10g　生白芍10g　生龙牡各30g（先煎）　黄芩10g　麻黄3g　连翘12g　赤小豆30g　生甘草6g

10付，日1付，水煎服

四诊：2014年5月7日

服上方症减。仍觉身热疼，脉舌同上。

处方：当归10g　生地15g　桃仁10g　红花10g　赤芍15g　柴胡3g　川芎3g　桔梗3g　炒枳壳6g　怀牛膝10g　车前草30g　生甘草6g　连翘10g

6付，日1付，水煎服

按：本例患者临床表现复杂，治疗经过一波三折，中医辨证之难由此可见一斑。患者不明原因燥热20年，期间当经历过各种治疗，中药本为调理气机，纠正人体阴阳偏性而投，若药不对证，只能以偏助偏，病情有增无减。据证分析，患者燥热多年，体温不高，服寒凉泻火药不减，非单纯火热实证可知。因其体表有披衣服感，体内又有热气上冲下行感，故首诊时考虑为寒邪束表，火热内郁之证，方选升阳散火汤加味，冀其外寒得解，火热从内向外得以宣泄，又加清热利湿之品，为湿热之邪寻求出路，谁知毫无寸功。二诊时调整思路，口苦，口干为病在少阳；身热而体温不高，大便黏滞不爽，小便色黄灼热，为湿热内蕴。治选大柴胡汤合三仁汤，以和解少阳，疏畅三焦，清利湿热。此诊初期果获佳效。整体有所好转，然仍燥热汗出，头晕，视昏，肌肉热痛，大便黏滞，舌红苔黄腻，身热未退，湿热未尽，此时处以桂枝加龙骨牡蛎汤合麻黄连翘赤小豆汤加减，以调理阴阳，宣肺调气，清热利湿。四诊时，因思怪病多瘀，且血府逐瘀汤有治“身外凉，心里热，故名灯笼病，内有瘀血”记载，故投血府逐瘀汤加味治之。

中风一

姓名：孟某　性别：男　年龄：67岁

初诊：2013年8月28日

主诉：左侧肢体活动不利1月余。

现病史：1月前多发性脑梗，头晕，恶心，呕吐，发时血压高180/100mmHg，后在外院确诊多发性脑梗，现：吞咽困难，痰多，白黏痰，不痒，左腿走路不利，乏力，头不晕，血压稳定，昨天晚上量得120/80mmHg。

舌紫暗，苔薄白，脉沉滞，舌下脉络瘀暗。

中医诊断：痰瘀阻滞

处方：清半夏10g　陈皮10g　茯苓30g　泽泻12g　丹参30g　桃仁10g　红花10g　川牛膝15g　制南星6g　橘络6g　生薏仁30g　桑叶15g　竹茹15g　丝瓜络15g（另包）　生甘草6g

15付，日1付，水煎服

二诊：2013年10月16日

服上药15付，效可，自感痰液明显减少（比服药前减少2/3），仍感吞咽困难，眩晕，左侧上下肢稍感麻木，乏力，活动灵便，下肢运动不够协调，血压：120/80mmHg，饮食睡眠可，二便正常。舌红，苔滑，脉沉滞。

处方：清半夏10g　橘络6g　茯苓30g　泽泻15g　丹参30g　通草6g　桑叶15g　竹茹10g　丝瓜络10g（另包）　党参10g　川牛膝10g　干地龙10g　生甘草6g

15付，日1付，水煎服

三诊：2013年11月20日

咳嗽减轻，但仍有，略吞咽困难，现：眩晕，动作不协调，全身疼痛部位不确定，乏力，血压正常，纳可，饮水时常呛。眠可，二便调。舌淡红，苔薄白，脉沉滞。

处方：制南星10g　橘络6g　茯苓30g　赤芍15g　丹皮10g　通草6g　桑叶10g　竹茹10g　丝瓜络10g（另包）　怀牛膝10g　干地龙10g　泽泻10g　生甘草3g

15付，日1付，水煎服

四诊：2013年12月6日

服上方后，咳嗽，全身疼痛消除，眩晕，吞咽困难，饮水呛症状减轻较多，但仍乏力，痰多，易于咯出，色白，眠可，纳可，二便调。舌淡红，苔薄白，脉沉滞。

中医诊断：阴虚火旺，痰瘀阻络

处方：川牛膝15g　怀牛膝15g　桑寄生30g　酒桑枝30g　生白芍10g　赤芍10g　清半夏10g　生龙牡各30g（先煎）　干地龙10g　丹参30g　陈皮10g　茯苓10g　生甘草3g　蜈蚣1g（打粉吞服）

15付，日1付，水煎服

五诊：2014年2月19日

服上方20付，效果明显，现：吞咽困难，饮水呛咳，左侧肢体无力，夜间左臂抬举无力，左下肢受意识支配能力较差，纳可，心烦明显，眠佳，大便1～2日一次，初硬后溏，痰多，质清，项强，怕冷，偶腰酸，脾气急。舌淡红，苔薄白，舌体偏斜。

处方：川牛膝10g　怀牛膝10g　桑寄生30g　酒桑枝30g　通草6g　川木通3g　赤芍10g　生白芍10g　竹叶10g　竹茹10g　生牡蛎30g（先煎）　珍珠母30g（先煎）　干地龙10g　清半夏10g　茯苓10g　陈皮10g　生甘草3g

15付，日1付，水煎服

六诊：2014年3月27日

服上方20付，症状续减，咳嗽，痰多，色白，质黏，晚上发作，左侧肢木，乏力，吞咽困难，吃什么都需要喝水，心烦，眠佳，时有盗汗，大便1次/日，性子急，口水多，喜太息。舌淡红，苔黄厚腻，体歪斜，脉细滞。

处方：川牛膝10g　怀牛膝10g　桑寄生30g　酒桑枝30g　赤白芍各15g　炒杜仲10g　川断10g　竹叶10g　灯心3g　珍珠母30g（先煎）　干地龙10g　天麻6g　生甘草6g

15付，日1付，水煎服

中成药处方：活血通脉胶囊：0.25g×72粒×2盒用法：每次3粒，早晚各1次与饭同进。

七诊：2014年5月12日

服上方20余付，效可，现：乏力，体息后稍好，盗汗，怕冷，咳嗽，痰多，色白，质黏，吞咽困难，纳可，厌油腻，易发火，大便稍干，1～2日一次，小便黄，喜长太息。舌淡嫩，苔黄腻，舌下络瘀，脉同上。血糖高，餐前9.0mmol/L以上。

治法：今从痰瘀热为主调之

处方：清半夏10g　陈皮10g　茯苓10g　桃仁10g　赤芍20g　桑叶15g　竹茹15g　丝瓜络15g（另包）　丹参30g　党参15g　枸杞子15g　生石决明30g（先煎）　天花粉10g　生甘草3g

15付，日1付，水煎服

八诊：2014年9月26日

服上方15付，以上几方轮换服至今。活血通脉胶囊坚持服用。现：左侧肢体外侧觉麻，左下肢觉无力，吞咽不利（左侧），现一直在针灸治疗上症。口不渴，口干，血糖、血压控制正常。舌淡，舌向左侧歪斜，苔薄白，脉细。

处方：生地15g　生白芍20g　赤芍15g　干地龙10g　怀牛膝10g　桑叶10g　竹茹10g　丝瓜络10g（另包）　北沙参15g　丹皮10g　枸杞子15g　生石决明30g（先煎）　生甘草6g

15付，日1付，水煎服

九诊：2014年10月31日

服25付，效可，现：左下肢仍觉麻，无力，口干，口苦，咳嗽，有黄痰，欲再调方长期服用。舌质暗，苔黄腻略厚，脉沉滞。

处方：上方生地改为30g，加通草6g，天麻6g。

15付，日1付，水煎服

十诊：2014年11月28日

服上方20付，效果好，下肢麻减轻，现：左下肢仍感麻，乏力，偶咳嗽，痰白，黏，欲再调方。舌质暗，苔薄黄，脉细。

处方：炒火麻仁30g　生白芍30g　炒枳实10g　杏仁10g　酒桑枝10g　大黄10g（后下）　怀牛膝30g　生地30g　干地龙10g　通草6g　丹参30g

15付，日1付，水煎服

按语："中风"一症，治疗之时相当棘手，临证之中亦当如抽丝剥茧般，缓图为上，切不可急功近利，大剂猛攻，本案中患者头晕，恶心，呕吐，痰多，此为痰涎内盛，左下肢走路不利，且见舌紫暗，舌下脉络瘀暗，此为瘀血内阻，故辨证为痰瘀内阻，乃立涤痰活血化瘀之法，方中以二陈汤健脾化痰为底方，辅以活血化瘀之品，其中桑叶、竹茹、丝瓜络三药合用，既能清肝，又可疏肝活络，清代著名医家王孟英论述："若血虚有火者，余以竹茹、桑叶、丝瓜络为君，随证辅以他药，极有效，盖三物皆养血清热而熄内风。"病人服药后痰明显减少，故二诊及三诊仍守涤痰活血化瘀大法不变，并根据病人情况酌情加减，后又根据病情辅以补肝益肾，活血祛瘀之品，病情逐渐好转。期间嘱患者配服活血通脉胶囊，该药本为一味水蛭组成，只因水蛭乃活血之要药，在治疗干血，久瘀方面，疗效极佳。

第五章　肿瘤

肺癌一

姓名：张某　性别：男　年龄：57岁

初诊：2007年1月29日

主诉：咳嗽、胸闷1月余。

现病史：咳嗽，痰量少，色白，难以咯出，咳甚时气上冲。颈部发肿。胸闷，右胸时痛，咳时痛加重。睡眠差，入睡困难，纳可，二便正常。舌质暗红，苔薄白，脉细。

处方：苇根30g　冬瓜仁30g　生薏仁30g　杏仁10g　桔梗15g　海浮石30g（包煎）　蚤休10g　北沙参20g　天冬10g　炒苏子6g　大贝10g　橘红6g　桑白皮10g　地骨皮10g　生甘草10g　粳米一撮（为引）

15付，日1付，水煎服

二诊：2007年2月12日

药未服完，恐放假休息提前来诊。代诉：症状好转，胸闷、胸痛减轻，颈侧肿胀及面郁肿均消。现在外院住院，化疗第1疗程结束。现：仍有闷气，稍咳，痰白略黄，易咳吐。口淡无味，饮食靠醋调味，语气低弱，食量可，精神尚可。二便调。易汗，觉热。

处方：苇根30g　冬瓜仁30g　生薏仁30g　杏仁10g　桔梗15g　黄芩10g　大贝10g　海浮石30g（包煎）　桑白皮10g　地骨皮10g　白前10g　蚤休10g　天冬10g　北沙参15g　生甘草10g　橘红6g

14付，日1付，水煎服

三诊：2007年3月2日

服上方病情稳定。现：咳嗽吐白痰，易咯，量不多。纳可，睡眠欠佳，入睡困难。大便正常，略有乏力。舌暗红，苔薄。脉沉略数。

处方：苇根30g　冬瓜仁30g　生薏仁30g　桃仁10g　桔梗15g　黄芩10g　海浮石30g（包煎）　橘红6g　白前10g　白花蛇舌草30g　北沙参20g　生甘草10g

14付，日1付，水煎服

四诊：2007年3月28日

服上方后自觉无特殊不适，第3次化疗（3月15日—3月19日）。现：感全身轻度乏力，有时耳鸣。化验白细胞正常，轻度贫血。咽部不适，有异物感，声音稍嘶，饮食二便正常。偶咳嗽，痰少黏略黑，易咯出。睡眠差，易醒，醒后难再入睡。舌质淡暗，苔薄白。脉细。

处方：苇根30g　冬瓜仁30g　生薏仁30g　海浮石30g（包煎）　桔梗15g　黄芩10g　生甘草6g

7付，日1付，水煎服

五诊：2007年4月11日

第4个疗程（4月5日—4月9日，共5日）已结束。感全身乏力。偶咳嗽，有痰，白黏痰，量少易咯。有嗅觉超敏，易闻出异味。以后不准备再化疗。为巩固疗效。今日来诊。舌质淡胖，苔薄白。脉弱。

处方：①党参10g　北沙参15g　制半夏12g　竹茹15g　麦冬20g　炒麦芽20g　生甘草6g　粳米一撮（包煎为引）

4付，日1付，水煎服

②苇根30g　冬瓜仁30g　生薏仁30g　桃仁12g　桔梗15g　海浮石30g（包煎）　白前10g　蚤休10g　陈皮10g　炒麦芽15g　炒山药20g　生甘草6g

14付，日1付，水煎服

六诊：2007年4月27日

理化检查：肝功正常。胸CT：①右肺门病变基本消失；②右上肺陈旧性病变。脱发，乏力，略咳嗽咯白痰。盗汗。右侧头皮麻痛。纳眠可。二便调。舌红，苔薄白。脉细弱。

处方：苇根30g　冬瓜仁30g　生薏仁30g　桃仁10g　桔梗15g　黄芩10g　桑白皮10g　地骨皮10g　海浮石30g（包煎）　川贝10g　橘红10g　炒麦芽15g　生甘草10g

21付，日1付，水煎服

七诊：2007年5月18日

两上肢肿胀（怀疑与静脉针或化疗有关），发痒（有痒自内生之感），见皮疹10余天。微咳而吐白痰，较前易咯；盗汗，较前有力。舌质红，苔薄白，脉细。

处方：苇根30g　冬瓜仁30g　生薏仁30g　桃仁10g　桔梗15g　黄芩10g　海浮石30g（包煎）　白前10g　蚤休10g　白花蛇舌草20g　橘红10g　全瓜蒌10g　太子参15g　天冬10g　浮小麦30g　生甘草10g

21付，日1付，水煎服

八诊：2007年6月11日

服上方21付，盗汗。现：身痒较甚伴咳嗽，有少量黑灰色痰。音微沙哑，自汗，时有头晕、头懵感。口干，纳可，入睡难，可睡5～6小时。大便溏，1日/次，小便调。舌质暗红，中间裂，苔白滑。脉细。

处方：苇根30g　冬瓜仁30g　生薏仁30g　桃仁10g　桔梗15g　黄芩10g　海浮石30g（包煎）　白前10g　蚤休10g　木蝴蝶6g　地肤子15g　防风10g　炒山药30g　炒白术10g　浮小麦30g　桑叶10g　生甘草6g　炒麦芽15g　麦冬10g　北沙参15g

21付，日1付，水煎服

九诊：2007年7月9日

服上方21付，现咳嗽不甚，盗汗大减，身触电、麻木感偶作，痒亦轻。现：有痰，量少，色青胶冻样，易咯。偶有痰黏难咯，时觉有喘息，动则明显。稍有皮痒。饮食可，睡眠可。二便正常。舌质红，苔薄白。脉细。

治法：仍以涤浊清金培土法治之

处方：苇根30g　冬瓜仁30g　生薏仁30g　桃仁10g　桔梗15g　黄芩10g　海浮石30g（包煎）　白前15g　蚤休10g　白花蛇舌草30g　炒山药30g　炒白术10g　炒麦芽20g　橘红10g　地骨皮10g　桑白皮10g　生甘草10g　北沙参15g

21付，日1付，水煎服

十诊：2007年8月20日

服上方28付，于近期化疗10天。现：咳嗽伴咯胶冻样白痰，易咯出，时胸痛上楼时喘，汗出。时上下肢麻，10秒钟即止。纳可，眠可。二便正常。舌质暗紫有齿痕。苔少。脉细弱。

处方：苇根30g　冬瓜仁30g　生薏仁30g　桃仁10g　桔梗15g　白前

15g　橘红10g　大贝10g　黄芩10g　天冬12g　太子参15g　蚤休10g　白花蛇舌草30g　山慈菇10g　炒山药30g　炒白术10g　生甘草10g　大枣4个（切）

10付，日1付，水煎服

十一诊：2007年10月8日

服上方40付，咳痰减少，汗出不多。偶有胸痛，头懵、乏力。纳眠可，二便调。舌苔少，脉细弱。CT示：病灶消失。

处方：苇根30g　冬瓜仁30g　生薏仁30g　桃仁10g　桔梗15g　白前15g　大贝10g　全瓜蒌15g　黄芩10g　天冬12g　太子参15g　蚤休10g　白花蛇舌草30g　山慈菇10g　炒山药30g　炒麦芽15g　生甘草10g　蜈蚣1条　大枣4个（切）

10付，日1付，水煎服

按：在各种内科杂病中其病因繁杂，而浊阻是其中一较为多见的病因，吾临床经验中总结出了治疗内科杂病的“临证八法”，根据《素问·汤液醪醴论》“去宛陈莝……疏涤五脏”之旨，创立了“临证八法”之涤浊法。李中梓《证治汇补·痰证》云：“脾为生痰之源，肺为贮痰之器。”痰浊阻肺之证在临床中更为多见。此案患者属中医“肺积”范畴，痰浊阻肺，肺失清肃而出现咳嗽、咳痰、胸闷痛，痰郁化热，痰阻气机而致颈肿、面郁。《千金方》苇茎汤为清肺化痰之良方，以桔梗、杏仁、苏子、大贝、海浮石等降气化痰，泻白散以助清解肺部郁热，佐天冬、麦冬以防伤阴。全治疗过程抓住清涤痰浊的要点，方药随证加减，缓缓图功，兼以培补中气，中气得健才能祛邪有力，且痰浊生而无源，故意缓攻以图向愈。

肺癌二

姓名：刘某　性别：女　年龄：43岁

初诊：2014年5月23日

主诉：身上时冷时热2个月（肺腺癌多发转移2个月）。

现病史：2个月前发现并确诊肺腺癌多发转移，行下肢放疗13次，现服化疗药物及镇痛药。现：乏力，寒热往来，出汗，腰酸，双腿酸软，咳嗽，不吐痰，心烦。思想负担重。舌质瘦小，苔剥脱，脉沉无力。

既往史：1．2013年7月行子宫肌瘤术。2．2010年行胆囊切除。

处方：柴胡10g　黄芩10g　清半夏10g　党参15g　生黄芪30g　蜈蚣粉1g

（冲服） 生薏仁30g 通草6g 鹿角霜10g 炒神曲10g 生甘草6g

10付，日1付，水煎服

二诊：2014年6月25日

服上方1月，效可，出汗减少，阵发烘热汗出，纳可，眠可，二便正常。舌质瘀暗，苔薄白，脉沉滞。

中医诊断：毒邪入里，营卫失和。

处方：白茅根30g 滑石30g（包煎） 蜈蚣粉1g（吞服） 生黄芪30g 生薏仁30g 小麦30g 生甘草6g

20付，日1付，水煎服

三诊：2014年9月1日

服上方2月效可，阵发烘热发作次数减少，自觉晨起咽干，干咳，无痰，眠差，入睡困难，易醒，纳可，晨起小便色黄，大便正常。烘热时伴烦躁，舌质瘀暗、红，舌根部苔黄腻，脉细。月经未至5月余（自述服靶向药和止痛药后），现服靶向药，止痛药已停1周。

处方：上方加透骨草15g，桑叶15g。

20付，日1付，水煎服

四诊：2014年11月24日

服上方40余付，偶尔有阵发烘热，无汗，晨起咽干减轻，左侧胯部不适，不痛不胀，睡眠改善，入眠可，纳可，症状均有改善，小便可，大便2～3次/日，不成形。舌质暗红，苔黄腻，脉沉滞。

处方：白茅根30g 滑石30g（包煎） 生黄芪30g 知母10g 生地黄30g 冬瓜子30g 生薏仁30g 连翘10g 赤小豆30g 蜈蚣粉1g（吞服） 小麦30g 生甘草10g

30付，日1付，水煎服

患者诉之前来诊时需坐轮椅，此次已能自行行走。

按：此患者系肺腺癌并多发转移，又经多次化疗，临床表现呈虚实错杂之象，心烦、寒热往来是邪犯少阳之候，汗出、乏力是卫表不固之症，病人病重体虚又有枢机不利，所以有腰酸、双腿酸软的表现。故立足整体把握全局，先以小柴胡汤为主方和解少阳以畅达枢机，兼佐以蜈蚣、通草攻结祛邪，生黄芪、鹿角霜补气固本。待少阳之机调和则其湿阻热扰、肝肾阴亏之症外现，故继以清利湿热、养阴除烦之剂攻补兼施，使本虚得补、邪有出路，自然收效甚佳。

肝癌一

姓名：寇某　性别：男　年龄：40岁

初诊：2010年1月22日

主诉：代述：患者肝癌晚期，下肢严重水肿1月，轻度腹水。

现病史：心慌心悸，纳可，小便量少，用白蛋白1周，效不佳。舌质有瘀象，苔少，色白，脉沉有力。

既往史：高血压4年（160/100mmHg）。

理化检查：CT：肝占位性病变，门静脉、肾静脉、下腔静脉癌栓。

乙肝六项：一、四、五阳性。右心室肥厚，左心室舒张功能减退。

处方：陈皮10g　大腹皮15g　桑白皮30g　萝卜种30g　苏叶10g（后下）　炒麦芽30g　猪苓30g　生黄芪30g　益母草30g

12付，日1付，水煎服

二诊：2010年2月3日

服上药12付，效可。腹胀减轻，能弯腰、能坐下，身肿亦消，仍心慌心悸，纳眠可，二便可。舌暗，苔薄白，脉沉滞。

处方：上方麦芽改为15g，加玉米须30g，冬瓜子30g，生薏仁30g，大贝10g。

10付，日1付，水煎服

按：本案患者属肝癌晚期，下肢严重水肿，轻度腹水。急则治其标，《黄帝内经》有云："小大不利治其标"。故用药以渗利为主，但气行则水行，故方中又用黄芪以补气行水气，加用苏叶、桑白皮宣降肺气；血不利则为水，故用益母草活血利水。

肝癌二

姓名：魏某　性别：男　年龄：54岁

初诊：2008年10月15日

主诉：右胁下胀痛6年。

现病史：6年来常感右胁下胀痛不适，与饮食、情绪无明显关系，1月前腹胀，西医检查发现肝癌，后经手术局部切除治疗。现：右胁下胀痛痞塞感，腹胀不适，纳差，大便干结（需服通便药），每日1次，小便正常，眠差（需服安定方能入睡），矢气少，呃逆多，舌质淡红偏暗，舌体偏胖，苔中后部略腻黄，脉细滞。

既往史：乙肝病史20年。肝硬化病史6年。

处方：柴胡10g　黄芩10g　党参15g　清半夏10g　郁金20g　猪苓20g　冬瓜仁30g　生薏仁30g　生白芍15g　生地30g　炒麦芽20g　炒枳实15g　砂仁4g（后下）　大黄6g（后下）　生甘草6g

15付，日1付，水煎服

二诊：2008年11月1日

上方共服30付，效可，腹胀减轻，纳食好转，大便已不干。现：腹中不转矢气，纳可，食欲欠佳。舌质暗红，苔薄少，脉沉乏力。

处方：生地15g　生白芍30g　醋元胡15g　郁金10g　大贝10g　山慈菇10g　炮山甲10g（另包）　制鳖甲30g（先煎）　土元10g　大黄6g（后下）　生薏仁30g　冬瓜仁30g　生麦芽15g　太子参20g　陈皮10g　生甘草6g

15付，日1付，水煎服

三诊：2008年11月18日

服上药后右胁部疼基本消失，但右胁部胀满不舒，服药期间大便成形，一日3次，便后觉胁部舒服，无饥饿感，也能进食，饭后脘腹胀加重。现：常感视物模糊，口干有时苦，饮水不多，腰困疼，夜间梦遗，眠可，小便正常。舌质暗淡，苔略厚黄，舌底脉络迂曲，脉沉滞。

处方：柴胡10g　生白芍20g　当归10g　炒白术10g　茯苓10g　薄荷3g（后下）　郁金10g　醋元胡12g　土元6g　大黄6g（后下）　冬瓜仁30g　生薏仁30g　制鳖甲30g（先煎）　蚤休10g　砂仁3g（后下）　生甘草3g

15付，日1付，水煎服

四诊：2008年12月5日

服上药后感觉症状较前方更减轻，但仍右胁部不适（揪感），服药期间大便不干，成形，2～3次/日，便后胁部稍舒，纳差，视物模糊症状消失。现：口苦无味，腰部困疼，夜间无梦遗，眠可，小便可。舌质暗红，苔黄厚，舌底脉络迂曲，脉沉滞。

处方：柴胡3g　生白芍20g　当归10g　茯苓10g　薄荷3g（后下）　郁金10g　醋元胡12g　土元6g　大黄6g（后下）　冬瓜仁30g　生薏仁30g　远志10g　白花蛇舌草30g　大贝6g　制鳖甲30g（先煎）　炒麦芽15g　鸡内金

6g　蜈蚣1g（打粉吞服）

生姜3片　大枣4个（切开为引）

20付，日1付，水煎服

此后患者多次复诊，根据病情变化处方，一直状态较好。

按：肝为刚脏，体阴而用阳，肝气升发调达，可助脾胃运化，共同完成水谷之受纳腐熟。本例患者患右胁肋胀痛6年，肝位于右胁，经脉布于胁肋，肝气郁结不畅，则胁肋胀满疼痛，所谓“不通则痛”是也。肝失疏泄，则脾胃纳运失司，脾失健运则腹胀、纳差，胃失和降则气逆、大便难下。肝主疏泄而藏血，气滞日久，影响及血，可致气滞血瘀，最终导致肝积形成。观其人舌体偏胖，舌苔黄腻，为脾失运化，湿浊郁久化热之象，方选大柴胡汤以疏解肝气之郁结，生地、白芍补肝体，猪苓、冬瓜仁、薏苡仁除湿热，砂仁和胃气。二诊时纳食得增，大便得下，脉象无力，此为肝气得以调达，脾虚之象方显，处方以养肝体，化瘀滞，涤痰浊，和脾胃为主。三诊时右胁疼痛大见好转，大便顺畅，纳增，饭后腹胀，说明脾胃之气不足，治疗当扶正祛邪兼顾，承接上法，以逍遥散为主方，此方疏肝养肝，健脾祛湿兼顾，再加活血软坚、化湿涤浊之品以消积聚，从而达到巩固疗效、改善患者生活质量的目的。

喉癌

姓名：韩某　性别：男　年龄：58岁

初诊：2004年12月1日

主诉：颈部肿大5个月。

现病史：颈部、颌部水肿5月，气粗，外院诊“喉部鳞癌”，现：颈颌部水肿，面部肿，胸闷气喘，气粗，夜卧则肿，明显影响呼吸，口干饮水多，白黏痰多，手指麻，举手时抽动，局部热，纳可，二便调。舌质淡红，苔白腻微黄欠津，脉细。曾在北京住4次医院，手术4次，3个月前已停止放化疗。

中医诊断：痰火郁结

处方：元参30g　大贝15g　生龙骨30g（先煎）　生牡蛎30g（先煎）　夏枯草30g　山慈菇10g　蚤休15g　连翘30g　丹皮10g　赤芍30g　雄黄0.2g（分2次冲服）（另包）　生薏仁30g　冬瓜仁30g　生甘草10g

20付，日1付，水煎服（每服5付停1天）

二诊：2004年12月31日

服上方效可，颈颌下肿较前减轻。现：颈颌下肿，气粗，呼吸不畅，音嘶，胸部时有不适，鼻干，易感冒，口干饮水不多，咳嗽，白黏痰量多，手指尖麻木，时肿胀局部热，纳可，二便调，面色晦暗。舌质淡，苔黄白厚腻，脉沉滞。

处方：元参30g　大贝15g　生龙骨30g（先煎）生牡蛎30g（先煎）夏枯草30g　山慈菇10g　蚤休10g　白花蛇舌草30g　皂刺10g　川芎10g　清半夏10g　蜈蚣1条　陈皮10g　麦冬10g　冬瓜仁30g　生薏仁30g　生甘草6g　苇根30g

25付，日1付，水煎服

三诊：2005年2月23日

服上方效佳，颈部肿大明显减轻，已能活动。现：颈左侧不适，有酸、沉、困感，左耳后跳痛，颌下稍肿，气粗，呼吸稍不畅，痰黏难咯，口干，饮水可，舌根硬，语言含糊不清，纳可，二便调。面色郁、红、晦。舌质红淡，苔黄厚腻，脉沉滞。服中药后未用西药（1年来未服过西药）。

处方：元参30g　大贝15g　生牡蛎30g（先煎）　夏枯草20g　山慈菇10g　蚤休15g　皂刺10g　川芎10g　白花蛇舌草30g　猪苓30g　桔梗15g　冬瓜仁30g　生薏仁30g　蜈蚣2条　清半夏10g　陈皮10g　连翘12g　赤芍15g　生甘草10g　雄黄0.2g（分两次冲服）（另包）　元胡15g

15付，日1付，水煎服

按：患者颈颌部肿，呼吸不畅，胸部不适，痰黏难咯，语音不清为其主症，从中医理论寻之，与肺有直接关系。肺的经脉通过喉咙，肺有病变可引起声音嘶哑；毒热之邪郁结喉咙以致肺气郁闭、语言难出；痰流经络，郁结喉部，郁而化热，痰火郁结，而致痰核之形成。《灵枢·决气》："上焦开发，宣五谷味，熏肤，充身，泽毛，若雾露之溉，是谓气。"上焦主要功能为输布水谷精微至全身，以滋养肌肤、骨节、通调腠理。若上焦宣肃失权，气机受阻，痰饮内停，气化失常，易导致胸闷、痰多、水肿等。四诊合参，辨为痰火郁结，治以化痰散结，解毒清热，处以消瘰丸合涤浊方化裁，进行加减治疗，玄参、大贝、生牡蛎以软坚散结，夏枯草泻肝热，散瘀结，赤芍、川芎、元胡活血化瘀，行气止痛，蜈蚣、雄黄、山慈菇清热解毒，注意"毒邪"之隐，使痰消毒散，气血通畅而缓解，冬瓜仁、生薏苡仁涤浊化痰治其标，陈皮理气健脾，燥湿化痰，培土生金，堵其生痰之源。治痰不忘理气，因痰随气而升降，气滞则痰聚，气顺则痰消，诚如庞安常所说："善治痰者，不治痰而治气，气顺则一身之津液亦随气而顺矣。"

乳腺癌

姓名：邓某　性别：女　年龄：50岁

初诊：2014年11月14日

主诉：右侧乳腺癌术后2年。

现病史：2012年7月份查出乳腺癌，行全切术，化疗6个疗程，后服靶向药物治疗，现：近体检左乳发现肿块，痛，欲调理，餐后吐酸水，纳时多时少，眠可，大便时稀时干，1次/日，小便正常，尿热。小腹坠痛，绝经2年，伴心烦，血糖空腹6.1mmol/L。舌质暗，苔薄黄略燥，脉沉滞。

处方：柴胡10g　陈皮10g　川芎10g　生白芍10g　制香附10g　大贝10g　桔梗10g　天花粉10g　砂仁4g（后下）　蜈蚣粉2g（吞服）

10付，日1付，水煎服

二诊：2014年12月12日

服上方近1月，效可。腹胀较前明显减轻（曾腹胀明显），左乳肿块痛减轻，纳可，饭后泛酸，消化欠佳，眠差，入睡困难，每晚睡4～5小时，大便可，小便频，夜间4～5次，时心烦。口干，不欲饮，夜间为甚。2014年11月15日彩超：左侧乳腺未见明显异常，左侧锁骨上见淋巴结，肝左叶多发囊性占位。舌质暗红，苔薄白，脉细。

处方：清半夏10g　陈皮10g　茯苓10g　大贝10g　炒麦芽15g　炒神曲10g　炒山楂15g　夏枯草15g　川芎10g　皂刺10g　小麦30g　连翘10g　生甘草6g　五味子10g

15付，日1付，水煎服

三诊：2015年1月7日

服上方15付，左乳肿块痛减轻，腹胀减轻，反酸减轻，现：饭后易恶心，干呕，自觉剑突下有气上顶感，下午饭后腹胀明显，矢气多。眠差，易醒，凌晨2点左右易醒，醒后难以入睡，大便不成形，1～2次/日，小便次数多，绝经3年余，近2日感冒，口干，怕冷，怕风。舌质淡暗，苔白腻，脉沉滞。血糖偏于临界值。

处方：清半夏10g　陈皮10g　茯苓10g　炒枳实10g　竹茹30g　黄连

6g　胆南星6g　灯心草3g　夜交藤30g　香橼10g　生甘草3g　小麦30g

10付，日1付，水煎服

按：现代医学“癌肿”一症在传统中医学中属“积聚”的范畴。《灵枢·百病始生》曰：“积之始生，得寒乃生，厥乃成积……卒然外中于寒，若内伤于忧怒，则气上逆，气上逆则六俞不通，温气不行，凝气蕴里而不散，津液涩渗，着而不去，而积皆成矣。”积症的产生有内因亦有外因，在外有风雨寒暑为患，在内乃喜怒不节为因。此案患者癥积在乳，足阳明胃经之直者自缺盆下于乳，贯乳中；足厥阴肝经上贯膈，布胸胁绕乳头而行，肝气郁结，横逆犯胃，脾胃失运津停而为痰，气滞痰凝于乳络而为肿块，病之位则主在肝胃二脏，病之因则主为气机郁滞。予柴胡疏肝散加减疏肝和胃，加桔梗、大贝以化痰散结，加砂仁以醒脾和胃，加蜈蚣、天花粉以助攻毒消肿散结之力。药后肝气条达、肝胃调和，乳肿块疼痛和腹胀自可缓解，纳食消化也随之转佳。后继以二陈汤、黄连温胆汤加味理气化痰、清利肝胆、调和脾胃，故而诸症可续见好转。

噎膈

姓名：梁某　性别：男　年龄：51岁

初诊：2014年10月10日

主诉：恶心、乏力1月余。

现病史：2月前因呕血入住当地医院治疗，确诊为食管癌（未手术），病理：（食管）中分化鳞状细胞癌。入院治疗后，呕血消失，并放疗32次，热疗6次，放疗后，即觉恶心，呕吐黏痰，浑身乏力，食刺激性食物食道部疼，知饥能食，腹不胀，大便不干。未服过中药治疗，亦未服抗癌西药。舌质略暗，舌苔略厚而微黄，脉沉滞。

既往史：慢性乙型病毒性肝炎10余年，肝功正常。癫痫史。饮酒史，每日半斤多（长期）。吸烟史，日1包。

处方：清半夏10g　麦冬30g　北沙参30g　石斛30g　桔梗15g　青果10g　金果榄15g　山豆根10g　白花蛇舌草20g　生甘草10g　壁虎6g　三七粉3g（吞服）　蜈蚣粉1g（吞服）　雄黄0.2g（分两次吞服）

20付，日1付，水煎服

二诊：2014年11月7日

服上药20付，每到第5付服完后，即呕吐，腹泻，1～2次/日，饭量减。不渴，余无不适。大便黏滞。现：浑身无力，言语不清10余天，手脚心出汗多。2014年11月3日查血象基本正常，肝肾功基本正常（γ－谷氨酰酶72U/L↑（7～50U/L）。①肝实质弥漫性损伤，肝囊肿，肝内钙化灶；②右肾小结石。CT：脑实质内未见异常。食管癌治疗后改变，对比原CT，双侧冠脉钙化。舌淡暗，苔黄厚腻，脉沉滞。

处方：党参10g　代赭石15g（包煎）　天冬10g　清半夏10g　郁金10g　大云15g　当归10g　砂仁3g（后下）　大贝10g　茯苓10g　冬瓜子30g　生薏仁30g　蜈蚣粉1g（吞服）　壁虎6g　三七粉2g（吞服）　生甘草6g

40付，日1付，水煎服

三诊：2015年1月7日

服上方至今，效可。精神，面色较前好转，已能自行走路，1月前吃饭噎塞，半月前出现音哑，检发现咽部有肿块（5cm左右），纳食欠佳，不知饥，眠差，胸前疼痛，闷紧，可疼醒，大便可，小便频急。舌质暗，苔黄白厚腻。

处方：党参15g　代赭石20g（包煎）　天冬12g　当归10g　清半夏12g　郁金10g　大云15g　蚤休10g　蜈蚣粉1g（吞服）　壁虎6g　三七粉3g（吞服）　冬瓜子30g　生薏仁30g　石斛15g　诃子10g　桔梗10g　生甘草6g

40付，日1付，水煎服

按：胃气以降为顺，本案患者之恶心实为胃气上逆之象，患者接受放疗之后正气大虚之象尽显。呕吐黏痰，其痰浊内盛可知。酒乃熟谷之液，其气悍以清，过饮则伤人阴液。舌质暗，知其内有瘀血。治宜养阴清热化痰，佐以活血通络为主。方以麦门冬汤加减，并用沙参代替人参，以增清热养阴之效，并辅以相关药物以治其瘤毒。复诊患者反映药后呕吐腹泻纳减，知此患者因多次放化疗，正气戕伐太过，当扶正祛邪同治。思之重症，重点当针对病证施治，调理脾胃为本，使中焦得化，升清降浊，即“有胃气则生”之意。更方以张锡纯之参赭培气汤加减。补中温阳、降逆涤浊兼以活血通络。方药对证，故而复诊见效，三诊随证加减。

医话篇

养生却病，益寿延年

健康长寿，是人类共同追求的愿望，但由于种种原因，不能尽人如愿。如何能实现这一愿望呢？是一个值得研究的问题。我想，除了我国社会制度的不断优越和生活水平的逐渐提高外，还应多了解一些养生和防病治病的知识，对于提高生命水平，也是非常重要的。

人是要老的，生长壮老已，是自然规律，任何人都不能例外，万岁，万寿无疆，是一个美好的祝愿。人若能及早注意一些，延缓这个过程是完全可以的。

人能幸福地度过晚年就是很不错的。这也不是人人都能达到的。因素很多，如家庭生活环境，经济条件等，其中，有一个非常重要的条件就是要有健康的身体。否则，疾病缠身，甚至生活难以自理，其他条件再好，也不能算是幸福。

一、人与自然的关系

自然是人类生命的源泉，不可须臾相离。《灵枢·岁露》说：“人与天地相参也，与日月相应也。”这就明确地指出了人与自然的关系是密切的。

1. 自然变化对人体生理的影响　在四时气候变化中，古人认为春属木，其气温；夏属火，其气热；长夏属土，其气湿；秋属金，其气燥；冬属水，其气寒。生物在这种气候变化的影响下，就会有春生、夏长、长夏化、秋收、冬藏的适应性变化。人体也不例外。

不但四时如此，在昼夜晨昏等的过程中，亦是如此，如《灵枢·顺气一日分为四时》说：“以一日分为四时，朝则为春，日中为夏，日入为秋，夜半为冬。”因此，对人也有一定的影响。如《素问·生气通天论》：“故阳气者，一日而主外，平旦人气生，日中而阳气隆，日西而阳气已虚，气门乃闭。”

自然也包括地区和地理环境，不同地区，不同环境，对人体生理变化也有一定的影响。

2. 自然变化与疾病的关系　由于季节气候的不同，常可以发生一些季节性疾病。人能掌握季节与发病的关系，对预防是有一定意义的。

在昼夜的变化中，对疾病的影响也很明显。一般说，许多疾病在清晨比较轻些，下午则逐渐加重。正如《灵枢·顺气一日分为四时》说：“夫百病者，多以旦慧昼安，夕加夜甚。”

此外，地方环境的不同，对疾病也有一定的影响。

二、防病

防病就是未病先防，中医历来就重视预防。《素问·四气调神大论》说：“圣人不治已病治未病，不治已乱治未乱。……夫病已成而后药之，乱已成而后治之，譬犹渴而穿井，斗而铸锥，不亦晚乎。”

调养身体，才能提高抗病能力

疾病发生关乎到正气和邪气两个方面，一般来说，体质壮实者，正气充盛；体质虚弱者，正气不足。正气不足即易生病。什么是邪气呢？邪气即致病因素，中医把致病因素称为邪气，即通常所说的病因。包括以下几个方面：

1．六淫　风、寒、暑、湿、燥、火，在正常情况下，称为“六气”，在异常情况下，称为“六淫”（淫是过甚之意）。六淫就成为致病因素了。故此，六淫又称为“六邪”。这就是六气与六淫的区别。六淫是反常气候太过、不及、非其时而有其气而成为致病因素。

气候变化作为致病的条件，总是与人体的调节适应能力相对来说的，气候虽属正常，但人体正气虚衰，抵抗力低下，也同样能引起疾病，也属于六淫致病。所以说，人体正气旺盛，就可以抵御外邪的侵袭，正如《内径》所说：“正气存内，邪不可干。”“虽有大风苛毒，弗之能害。”

2．疫疠　疫疠即现代所说的传染性疾病，其致病因素，中医称为疫毒之邪。

3．七情内伤　七情即喜、怒、忧、思、悲、恐、惊七种，即为精神致病因素。七情致病会引起内脏功能紊乱，气血失调，甚至使脏腑发生器质性变化。

4．饮食劳逸　饮食劳逸是饥饱失常、饮食不洁、饮食偏嗜引起疾病。劳逸是劳力过度、劳神过度、房劳过度、久卧、久坐引起疾病。其他还有一些致病因素如外伤、痰饮、瘀血等。这里就不讲了。下面再具体说一下调养身体方面的内容。

（1）调摄精神。精神情志活动，与人体的生理、病理变化有密切的关系。突然强烈的精神刺激，均可使人发病。若在疾病过程中出现剧烈的情志刺激，可使病情恶化。而心情舒畅，精神愉快，经常保持良好的心态，则气血条畅，有利于健康。故《内经》说：“恬淡虚无，精神内守，病安从来。”老同志都已离休退休了，虽然没有工作的压力，但在生活中难免有这样那样的不顺心事情，甚至有些事情还是很伤脑筋的。怎么办？一是正确对待；二是淡化、淡忘。尽量、尽快跳出被困扰的圈子。不妨仰望蓝天、俯视清池、种花、养鸟、访友、操琴、挥毫等，这就自然乐得忘忧了。

（2）适当锻炼。经常锻炼身体，能增强体质，防止或减少疾病的发生。锻炼身体方法多种多样，因人而异。不可逞强，过度劳累，更不要迷信那些歪理邪说，歪门邪道的东西。

（3）生活起居应有规律。《内经》有两段话说得很好。“其知道者，法于阴阳，和于术数，饮食有节，起居有常，不妄作劳。故能形与神俱，而尽终其天年，度百岁乃去。”“以酒为浆，以妄为常，醉以入房，以欲竭其精，以耗散其真，不知持满，不时御神，务快其心，逆于生乐，起居无节，故半百而衰也。”这些话对养生来说，是很有积极意义的。

（4）防止病邪的侵害。病邪是导致疾病发生的重要条件，除了增强体质，提高正气抗邪能力外，同时也要注意防止病邪的侵害。如讲究卫生，防止环境、水源和食物的污染，尽量避免六淫、疫疠、七情与劳逸等致病因素的损害。

三、治病

未病先防，是最理想的积极措施。如果疾病已经发生，就应早期治疗，防止疾病的发展和恶化。因为治病，不是患者本身所能解决的。故不做讲述，这里给大家提点建议：

1. 去比较正规的医院去看病。
2. 找医德、医风、医术比较好的医生去看病。
3. 不要讳疾忌医，贻误病情，坐失治疗良机。
4. 不要轻信秘方和想当然去买药。

《内经》必读

凡是业中医者，没有人不知道《内经》的，也很少有人不读《内经》的。纵观历代大医学家，对《内经》皆有很高的造诣，并多有著述和发挥。如明代的张景岳用了40年的时间研究《黄帝内经》，写成了《类经》和《类经图翼》，堪称为研究《内经》最有贡献者，他曾说：“《内经》者，三坟之一。盖自轩辕帝同岐伯、鬼臾区等六臣互相讨论，发明至理，以遗教后世。其文义高古渊微，上极天文，下穷地纪，中悉人事。大而阴阳变化，小而草木昆虫，音律象数之肇端，藏府经络之曲折，靡不缕指而胪列焉。大哉！至哉！垂不朽之仁慈，开生民之寿域，其为德也，与天地同，与日月并，岂直规规治疾方术已哉？”景岳这段话，对博大精深的《内经》做了精辟的概括和高度的评价，也是他研究的肺腑之言。

也可能有人说，社会发展到今天，进入高科技时代，学习《内经》，研究《内经》，似乎没有必要。我认为不然，《内经》不但要学，而且应作为终生必读之书。有以下几点看法：

一、医学理论源自《内经》

众所周知，《内经》是祖国医学现存文献中最古老的一部医书，也是祖国医学遗产中的一部辉煌巨著，一直被历代医家奉为圭臬，它理论完整，内容丰富，历代医家学术虽有很多发挥和发展，但始终没有脱离《内经》思想理论体系。进而言之，现在国内哪一位知名中医不是如此。如果说在理论上再上一个台阶，我认为还应从《内经》这座高山去攀登。颜渊赞孔子之道曰："仰之弥高，钻之弥坚，瞻之在前，忽焉在后。"而《内经》理论之高坚，亦不亚此。宋宪文在《黄帝内经灵枢注证发微》序中说"夫医之有《内经》也，犹吾儒之有六经也，如水有源，木有根也。谈儒而不本之六经，偏儒也；谈医而不本之《内经》，偏医也。"脱离对经典的继承，就如同无源之水、无根之木。继承与发扬，首先是继承，是说要全面地继承、系统地继承，有了坚实的理论根基，又何恐堤坝之不固哉。作为一个医生来说，要有真才实学，不能徒有虚名。科学是实事求是的，来不得半点虚假，更不能沽名钓誉，唯利是图，今有之，古亦有之。张仲景在《伤寒杂病论·序》中曾指出"怪当今居世之士，曾不留神医药，精究方术，上以疗君亲之疾，下以救贫贱之厄，中以保身长全，以养其生，但竞逐荣势，企踵权豪，孜孜汲汲，惟名利是务，崇饰其末，忽弃其本，华其外而悴其内，皮之不存，毛将安附焉？"这是仲景先师痛斥医生时弊之言，我们应引以为戒。我们既不要把医学看得太难，也不要把它看得太易。真正达到"上工"境界，还是很不容易的。《素问·疏五过论》曰："呜呼远哉！闵闵乎若视深渊，若迎浮云，视深渊尚可测，迎浮云莫知其际。"由此可见医学理论之高深。

二、四诊源自《内经》

望、闻、问、切是中医诊察疾病的主要手段，有着现代仪器不可替代的作用。《灵枢·邪气脏腑病形》说："见其色，知其病，命曰明；按其脉，知其病，命曰神；问其病，知其处，命曰工。"《素问·阴阳应象大论》曰："善诊者，察色按脉，先别阴阳；审清浊，而知部分；视喘息，听音声，而知所苦；观权衡规矩，而知病所主；按尺寸，观浮沉滑涩，而知病所生。"这些经文，都属于望闻问切，至于把望闻问切四诊并提还始于《难经》，《难经·六十一难》曰："望而知之谓之神，闻而知之谓之圣，问而知之谓之工，切脉而知之谓之巧。"有关望闻问切内容《内经》中叙述较多，历代医家对四诊内容又有所发展，并有一些专著，应结合起来学习。尤其经过较长时间的临床实践，再读《内经》有关诊法，就会有新的感受。四诊各有其丰富内容，应切实掌握，但在应用时必须四诊合参，综合分析，方能减少过失。《素问·征四失论》曰："诊病不问其始，忧患饮食之失节，起居之过度，或伤于毒，不先言此，卒持寸口，何病能中？"张景岳对此段经文注曰："诊病之道，必察其致病之因，而后参合以脉，则阴阳虚实，显然自明，不问其始，是不求其本也。若忧患饮食之失节，内因也。起居之过度，外因也。或伤于毒，不内外因也。不先察其因，而卒持寸口，自谓脉神，无待于问，亦焉知真假逆从，脉证原有不合，仓卒一诊，安能尽中病情？心无定见，故妄言作名。误治伤生，损德孰甚，人己皆为所穷，盖粗疏不精所致。"马莳亦曰："不究始时致病之由，妄持寸口之脉，不中病情，伪指病名也。"从此可见，古代医生治学是非常严谨的，是非常实事求是的。同时也指出那些缺少真才实学、粗枝大叶的医生的弊病。或问，诊脉是不是无关紧要呢？答曰：非也。切诊是四诊之一，不同病症有着不同的脉象。诊脉时不仅要注意至数，更要注意脉象。"观权衡规矩，而知病所主。"（《素问·阴阳应象大论》）。"夫脉之小大，滑涩、浮沉，可以指别。"（《素问·五脏生成》）。从脉象变化不但可以测知病情，而且可以测知预后。如《素问·脉要精微论》曰："夫脉者，血之府也。长则气治，短则气病，数则烦心，大则病进，上盛则气高，下盛则气胀，代则气衰，细则气少，涩则心痛，浑浑革至如涌泉，病进而危，弊弊绰绰其去如弦绝者死。"

三、治疗方法源自《内经》

中医治疗疾病的方法，内容异常丰富，可谓千变万化，高深莫测，神而明之，在于其人，才尽其安，可以从以下几个方面注意之：

1. 求病之本　治病求本是医生必须遵循的原则。《内经》明确地告诫我们"治病必求于本"此指阴阳而言。推而广之，本中有本，更当细求。有本就有标，本当求，标亦不可忽。有关标本的论述，应从《内经》中评读之。疾病所生，皆有其因。因乃其本。《素问·调经论》曰："夫邪之生也，或生于阴，或生于阳。其生于阳者，得之风雨寒暑；其生于阴者，得之饮食居处，阴阳喜怒。"《灵枢·口问》曰："夫百病之始生也，皆生于风雨寒暑，阴阳喜怒，饮食居处。"《素问·举痛论》曰："余知百病生于气也。怒则气上，喜则气缓，悲则气消，恐则气下，寒则气收，炅则气泄，惊则气乱，劳则气耗，思则气结。”如此等等皆说明不同的疾病有不同的原因。因此，在诊察疾病时，必须不厌其烦地问起致病原因，张景岳在十问歌中就有“九问旧病十问因”之句。诊察疾病时不仅要问其近因，还要问其远因。王应震曰：“见痰休治痰，见血休治血，无汗不发汗，有热莫攻热，喘生毋耗气，精遗勿涩泄，明得个中趣，方是医中杰。行医不识气，治病何从据，堪笑道中人，未到知音处。”景岳赞之曰：“此真知本之言也，学者当知省之。”《素问·疏五过论》曰：“凡未诊病者，必问尝贵后贱……尝富后贫……凡欲诊病者，必问饮食居处，暴乐暴苦，始乐后苦……凡诊者必知终始，有知余绪，切脉问名，当合男女。离绝菀结，忧恐喜怒，五脏空虚，血气离守，工不能知，何术之语。”此皆治病求本之谕。诊察疾病除求因之外，还应从病机、病性、病位和病体上细求之。有关这方面的内容，《内经》中论述较多，只要系统深入地学习，自有领悟。

2．正邪关系　疾病在发生、发展、变化、转归和终结的整个过程中，始终存在着正邪的胜负关系。因此医生在治疗疾病时要时时注意到这种关系，否则就可能犯虚虚实实（损不足、益有余）之误。从大法来说，正气要扶，邪气要祛（虚则补之、实则泻之）。但在运用上也并不容易，没有高深的医理和丰富的临床经验，也是很难做到恰如其分的。究竟是先攻后补，或先补后攻，或只攻不补，或攻补兼施，如此等等。皆由医者依据病情而定。有关虚实的理论和丰富内涵，还要从《内经》中求之。读了《素问·通评虚实论》和其他各篇有关虚实的论述后，对虚实的理解，自然会更深一层。人的水平高低是相对而言，高一层则有高一层的见识，“欲穷千里目，更上一层楼”也是这个意思。故我们在医学上，不但要更上一层楼，而且要攀登高峰，诸君皆有矫健步伐和登山本领，皆可登上珠穆朗玛峰的最高点。

3．治疗分寸　所谓治疗分寸，是说医生在治疗疾病时，药物用到什么样程度，是调整或停止。这是值得注意的一个问题。太过不及，皆失其宜。一般说容易犯药过其病的过失。为避免发生这个问题，医者要明其理、慎其行。也只有明其理、慎其行才能掌握好用药分寸。兹举《内经》中有关条文说明之。《素问·至真要大论》曰：“久而增气，物化之常也，气增而久，夭之由也。”这句经文的前提是五味的归属的问题，即“酸先入肝，苦先入心，甘先入脾，辛先入肺，咸先入肾”，若过用五味，就会损伤有关脏腑。如《素问·生气通天论》曰“味过于酸，肝气以津，脾气乃绝；味过于咸，大骨气劳，短肌，心气抑；味过于甘，心气喘满，色黑，肾气不衡；味过于苦，脾气不濡，胃气乃厚；味过于辛，筋脉沮弛，精神乃央。”此说明长期服用某种性味的药物，会引起脏气偏胜，甚至死亡。《素问·五常政大论》曰“大毒治病，十去其六；常毒治病，十去其七；小毒治病，十去其八；无毒治病，十去其九。”可知古人用药是非常注意分寸的，至于其未定之邪，用饮食疗法，以扶助其正气。故又曰：“谷肉果菜，食养尽之，勿使过之，以伤其正也。”如果病邪尚不能尽去，可按前法服之。故又曰：“不尽，行复如法。”此守慎也。《素问·六元正纪大论》曰：“有故无殒，亦无殒也……大积大聚，其可犯也，衰其大半而止，过者死。”这是对孕妇用药的原则，也是谨慎的告诫。

4. 方药大小　医生在治疗疾病时，或用大方，或用小方，可谓大小由之。但能恰如其分地用好大方和小方，也不是很容易的，往往是当大而反小，或者小而反大。失之于大，失之于小，皆不能切中病情，医者切勿忽之。其理论、其原则《内经》讲得非常清楚。可重点读《素问·至真要大论》：“气有多少，病有盛衰，治有缓急，方有大小……气有高下，病有远近，证有中外，治有轻重，适其至所为故也。”根据这个道理和原则，不考虑使用大小之剂。什么为大小之剂呢？论中亦讲得非常清楚。为“君一臣二，奇之制也；君二臣四，偶之制也；君二臣三，奇之制也；君二臣六，偶之制也。”这既是组方配伍的原则，也是治病选方的原则，我们虽不能刻板地照搬，但毕竟要有这个规范，没有规矩就不能成方圆。总而言之，方之大小轻重，皆要根据病情而定，舍此就无从谈起用大方和小方了。后世医家“七方”之分类，即是从《内经》这一理论分出的。临床医生每天要看病，看病就要用药，用药就要定方。定方就是我们辨证的落脚点，证虽然辨对了，而立方之不当，也是不会取得理想效果的。我觉得这个东西，说得容易，实际操作是很难的，主要取决于医生的整体水平，只有不断提高整体水平，用方才能达到尽善完美境界。

医生功夫

医生功夫（也作工夫），一词多义，这里是指素养和造诣。各行各业都有他们功夫要求，没有过硬的真功夫，是不能很好地完成他所肩负的任务。

医生是一个特殊职业，肩负着救死扶伤的任务，责任重大，更要有过硬的功夫。清·陈修园曾说：“医者，生人之术也。一有所误，即为杀人。”

医学门类较多，各科有各科的功夫，一个人要具有各科的功夫也有困难，但有一点是相同的，即必须具备的基本功。

刀要常磨，不磨则不利；水要常注，不注则干涸。医生功夫要常练，不练就难以提高。要有决心，要有恒心，要有毅力，千万浮躁不得。

一、理论工夫

从词义讲，理论是说理立论。这里所说的理论，当然是中医的理论。有一点需要说明，现在所说的中医，是西医传入中国以后的称谓，古时也有中医这个说法，但与现在中医的概念是截然不同的。据《辞源》对中医的解释："符合医理。《汉书·艺文志·经方》：'庸医以热益热，以寒增寒，精气内伤……故谚曰有病不治，常得中医。'"意为如让庸医治病，不如不治为好，故以不治为中医。实际上这个中应该为仲音，中的去声。

何谓中医理论？是难以用简单文字和语言说得了的，这里不作具体讨论，但可用博、大、精、深四字来概括。毛泽东主席说："中国医药学是个伟大宝库"，概括得非常好。

有局外人说："中医理论非常玄，玄之又玄。"他说对了，中医理论就是玄，就是奥。这正是中医理论的独特所在。这个理论的形成，经历了实践、认识、理论、再实践、再认识、再理论的反复过程，一步又一步地由低级向高级发展（这个过程永远不会停止）。可以说是"仰之弥高，钻之弥坚。"一直在有效地指导临床。观历代大医家及现代大医家，皆具有高深的理论功底。无论疾病种类怎样繁多，病证怎样千变万化，只要运用好中医理论，皆能治之。如"非典"和"艾滋病"，经中医治疗，皆获得了满意的疗效。"医者理也，以一理而应万变"并非夸张之谈。故此，要当好医生，必须在理论上多下工夫，或者说下一番苦工夫。功夫不负苦心人。

下功夫还要排除一些干扰，如懒惰、自满、浮躁、自弃、追逐名利、华外悴内和讥讽等。

从哪些方面下工夫：我个人之见，要多读书。

1. 经典著作　当推《内经》、《伤寒论》和《金匮要略》。这些书大家都读过，我认为还应再读。

（1）《内经》即《黄帝内经》，是我国现存医学文献中最早的一部典籍，也是一部医学巨著。"理至渊深，包举宏博"（清·汪昂）。要在通读的基础上背诵其重要条文。只有通读，才能观其全貌，只有背诵，才能便于运用。《内经》文奥理深，不易读懂，必须借助注释方能明其深义。兹介绍几家，以作参考。

《类经》对《内经》注释颇为详尽，多有发明。张景岳用40年时间研究

《内经》，写成《类经》一书。深为医家所推崇。可以说为学《内经》的必备参考书。此外，《类经图翼》和后所附的《类经附翼》也不可不读。

《黄帝内经素问注证发微》是明代医学家马莳所著。他用了3年的时间写成此书。在解析医理方面有所见解。

《黄帝内经灵枢注证发微》亦是马莳所著。《灵枢》文辞古奥，医理深邃，非常难懂。马氏长于针灸，有丰富的临床经验，故本书之中多结合临床对《灵枢》经文进行注释。故本书注释水平则高于《黄帝内经素问注证发微》。

《黄帝内经素问集注》是明·张志聪合同学及门人数十人共同注释，是一部集体著作，质量较高。有人称此书开我国医学集体创作之先河，功不可没。

（2）《伤寒论》。《伤寒论》与《内经》一脉相承，它将理论与实践临床相结合，确定了祖国医学辨证论治的完整体系，有人称之为“开辨证论治之先河”是一部理法方药具备的指导临床实践的医学典籍。为了更好地理解《伤寒论》，可以多看一些《伤寒论》注家。如：

《伤寒来苏集》。本书注重理论，与临床联系较紧，颇为后世医家所推崇。柯氏学识渊博，精通医学，他在“自序”中说：“尝谓胸中有万卷书，笔底无半点尘者，始可著书。胸中无半点尘，目中无半点尘者，方许作古书注疏。夫著书固难，而注疏更难。”他对读仲景书深有感触地说：“凡看仲景书，当于无方处索方，不治处求治，才知仲景无死方，仲景无死法。”

《伤寒贯珠集》。本书着眼于临床辨证论治以阐发《伤寒论》。尤氏辨证抓主证，鉴别抓要点。他用自己的研究心得阐释了原书的深文奥义，精简扼要，条理通达。

（3）《金匮要略》。我觉得《金匮要略心典》此书写得很好，注释明晰，条理通达，据理确凿，切合临床。是学习和研究《金匮要略》的必读之书。

2．后世医家著作　自仲景以后，医家辈出，代有发展，其著作可谓浩如烟海，琳琅满目。一个人精力有限，时间有限，难以尽读，只能说多读，但一定要读。《全国名医验案类编》序中说：“不读书不足以明理，徒读书不足以成用；不读书不知规模，不临证不知变化。”

3．现代医家著作　医学随着时代的发展而发展，现代大医家在继承的基础上，结合自己的临床实践，无论在理论上、学术上、经验上都有很多创新和发展。这些著作不可不读，他们都有熔古铸今之功，能使我们眼界大开，受益多多。

4．书要多读，又不能尽读，怎样读才能效果更好呢？我个人体会，应有选择地读，大致可分为精读之书和粗读之书。对于精读之书，要反复读，多下工夫；对于粗读之书，顾名思义要读得粗一些，一览而过。但不可忽视粗读之书也有精读的部分，这一部分同样要精读。

只要学而不厌，乐此不疲，久而久之，自能千丝成锦，百花成蜜。

二、临床工夫

医生不但要有理论功夫而且要有临床功夫。临床在疗效，疗效是检验医生本领的标尺。说得天花乱坠，但治不好病，无异于纸上谈兵。诚然，医生也不可能把每个病都治痊愈，而要看你治疗是否得当。治疗是否得当，医应知之。医生应竭力避免治疗失当，如何避免失当，一是要有高度责任心，二是在技术上要精益求精。从另一方面讲，病人也有个选医的问题。一般说，病人有病乱投医，心情是可以理解的，若投错了医（如庸医、假医、江湖骗子），会造成不良后果。明·张景岳曾说："病有缓急，效有迟速。若以迟病而求速效，则未免易医。易医多则高明本少，庸浅极多，少不胜多，事必败矣。""但知见病求医，而不知医之为医，亦可悲矣。""病不贵于能延医，而贵于能延真医。"

临床功夫是多方面的，我觉得辨证识病和遣方用药最为重要。

1. 辨证和识病证，是对疾病过程中一定阶段的病位、病因、病性、病势及机体抗病能力的强弱等本质的概括。

辨证识病是中医学术的重要部分，舍去辨证识病就难以给予正确治疗。正如清·林佩琴说："治病之难，在于识病，而识病之难，在于辨证。"由此可见，辨证是至关重要的。也可以说，辨证是中医理论和临床经验的集中体现，辨证是疗效好坏的关键。辨证也是中医特色的具体反映，是任何现代仪器所不能取代的，将会永远存在下去。失去辨证，就意味着失去中医的灵魂。辨证说起来容易，做起来也就不那么容易了，没有理验俱丰的功夫，是难以做得好的。

依据我个人的感悟，归纳出辨证思维六要，供诸位参考：

（1）辨证中之证与证外之证，注意其杂；

（2）辨静态之证与动态之证，注意其变；

（3）辨有症状之证与无症状之证，注意其隐；

（4）辨宏观之证与微观之证，注意其因；

（5）辨顺易之证与险恶之证，注意其逆；

（6）辨正治之证与误治之证，注意其伤。

在辨证过程中，还应注意综合、撮要、分析、识变、烛幽等。做到由此及彼，由表及里，去伪存真。

2．遣方与用药　遣方即医生治疗疾病开出的方药，按照立法原则，由多少不等的药味所组成，通过周密地组方，药物可以更好地发挥其作用。根据病证不同，方子规格也各有不同。金·成无己把方的组成不同归纳为大、小、缓、急、奇、偶、复，称为七方，直到现在仍有重要指导价值。

遣方如派兵。派兵要有兵可派，而且要有更多的兵可派，遣方也是如此。如果一个医生掌握的方子不多，到用方的时候就困难了。

中医的方，历代以来，浩如烟海，谁也不能把它都记在脑子里，但常用的基本方不可不记，如最常用的经方、时方和经验方。经方数量不大，其识见高明，用意深远，奥妙难穷，只要用之得当，效如桴鼓。故有曰："起大病者经方也"。时方内容更为丰富，适应面更宽，疗效亦很显著，是中医治疗疾病的发展，应多读多记。经验方包括他人和个人的经验方，有些还是很独特的。予以为多读方、多记方，既可以大大便于临床应用，又是自己组方的基础，多多益善。

但须说明，疾病是千变万化的，也是很复杂的，有些方子可以对证，有些方子不一定完全对证。因此，就要灵活加减变化，或取其方义，或化裁其方，务必与病相符合。正如清·吴仪洛在《成方切用》中说："病有标本先后，治有缓急逆从，医贵通变，药在合宜，苟持一定之方，以应无穷之证，未免虚虚实实，损不足而益有余，反致杀人者多矣。用方之切于病，岂易易哉。"清·汪讱庵在《医方集解》中也说："庸医浅术，视之懵如，乃拘持死方以治活病，其不至于误世殃人者几希矣。"汪氏之言，绝不是不要成方，而是说如何活用其方，不能以词害义。

坚定方向，志在必成

一、明确学习目的，坚定专业思想，这是思想基础

古往今来，医生一直是受人尊敬的，这与医生的特殊职业有关。人总是要生病的，有些病人除自然恢复外，绝大多数患者需经治疗，方能恢复健康。医操性命生杀之大权，患者在治疗期间，就意味着把性命交给了医生。故此，医生对病人，自感重任在肩，不敢有丝毫马虎和懈怠，要尽职尽责、全心全意为病人服务，要想方设法，为病人解除疾病痛苦。医生要具备精湛的医术和高尚的医德，方能称为良医。

有志者事竟成，苦心人天不负。从现在起，大家在学习征程上又迈进了一个新的起点。首先要认识到"中国医药学是一个伟大的宝库，它有悠久的历

史、有长期的实践、有系统的理论、有丰富的经验、有显著的疗效。”概而言之，“博、大、精、深”，取之不尽，用之不竭。它对人类贡献是巨大的，其历史功绩，彪炳史册。大家既然立志学习中医，就要注意排除各种干扰，一定要心明志坚，不达目的决不罢休。

二、刻苦学习，打好基本功，这是理论基础

“根深则叶茂，本固则枝荣”这是经验之言，学习中医，首先要学好中医基本理论，这是基础的基础，千万不要出现“豆腐渣”工程。“行远必自迩，登高必自卑”，只要不懈地努力，一定能达到目的地。

1. 学好教材内容　教材的作用主要把中医理论系统化，由浅入深，由近及远，是最基本的东西。通过老师的讲解，更形象而生动地授予大家，学懂了就会自得其乐。孔子曰：“学而时习之，不亦说乎。”

2. 熟背重要经文　中医经典著作，是古代医家通过漫长的历史实践，逐步总结出来的经验结晶，非常珍贵。纵观历代大医家，无不是在这些经典著作基础上发展起来的。故此，中医经典，不可不学，不可不读，不可不钻。奈经典著作，内容较多，不可能在短期内都背会，而其中最为常用的条文，一定要熟背，熟背才能理解得更深刻。只有熟背，才能运用得更方便，才能够更好地启发自己的悟性。

3. 熟背方歌　辨证、立法、遣方、用药，是治疗疾病不可缺少的过程，而遣方用药又是非常关键的一个环节。他直接关乎到疗效的好坏。方是历代医家在长期临床实践中逐步积累起来的，数量很大，一个人不可能把它都背下来，也没有必要这样做。为了便于记忆医家把最常用的方子编成歌诀，读起来琅琅上口。药如粒粒珠子，歌诀好像一根线绳，用绳子把珠子穿成串，就便提携了。尤其是药味较多的方子，没有歌诀，是很难记忆的，也容易记混。方子记得多不多、熟不熟，也应作为自我检验基本功内容之一。在校期间最好能熟背500个方子，300个也可以。

4. 熟记经脉循行和穴位　经络学说，是祖国医学基础理论之一，它贯穿中医学的解剖、生理、病理、诊断、治疗等各个方面。因此要研究中医学术就必须要了解它，尤其是研究针灸时更为重要。因为在针灸临床处方、取穴、施针等实际操作上，都不能离开它的理论指导，所以经络的内容一定要掌握好。腧穴是人体经络脏腑之气输注聚集于体表的部位。这些腧穴的主治作用，大都和内脏有密切的关系，其所以能够发生关系，是由于他们连属在一定的经脉通路上，因此又叫做“经穴”。至于腧穴有多少，都在什么地方，老师们会给你

们详细讲解的。作为一个针灸专业者来说，必须明明白白，毫不含糊。

5. 博览群书 这不作为必须要求的基本功，有条件的话，可以适当多读一些，经过一段实践，再多读一些历代医家著作，可帮助你开阔视野，拓宽思路，不断丰富知识内涵，不断提高总体水平。

总而言之，一句话，打好基本功，才能后劲大。

三、重视临床实践，不断深化学习，这是实践基础

医学理论来源于实践，光有理论没有实践，那是空的，在校学习期间，可能会安排一些课间见习、阶段实习，更重要的是毕业实习。如果没有这个阶段是不会看病的，希望同学们要重视这一阶段的学习。

四、专心致志，排除干扰，这是要点

大家立志学习中医，方向已明，但在前进道路上，不但要克服各种困难，而且要排除各种干扰，以免松懈意志，扰乱方向。

人贵有志，人贵有恒，既要有决心，又要有毅力，否则会知难而退，半途而废，事业难成。

多读医案

医案是医生临床经验的体现和总结，是非常珍贵的医籍，常为医学家喜读之书。读之能得到很多启发，使人有茅塞顿开、豁然贯通之感，是学习他人经验最有效的途径之一。

医案大概有两种类型，一是一家之专著，一是多家集萃。前者系一人之经验，其系统性、学术性均较强，如参天大树，望之蔚然；后者系医林啜英，如众蜂所酿之蜜，甘味绵绵，二者各具特色，各有其优，皆应读之。

由于医案内容非常丰富，又须及其要、及其法读之，方可收效更好，根据不同内容，或取其论、或取其方、或取其法、或取其则、或取其巧、或取其妙，对其中最精要部分更要细读、反复读、悟其理、会其意。无论何种医案，若有论有方，尤其是理验俱佳的医案，均能切合实际进行分析论述，阐明其义，喻理既精又不空泛，令人读之有味。如《得心集医案》说理充分透彻、精辟，每则医案即是一篇文章，可见谢氏医理之深，文学之高，临床经验之丰。读之不禁而掩卷三思也，举其冷积阻格一案窥见一斑，“胡懋光，四肢

逆冷，面色青白，吞酸呕吐，食不得入，六脉沉伏，大便不通，小水短赤。细察诸症，皆由阳气不舒，理宜先将下部疏通，庶几清气上升，浊气下降。因与大承气汤，叠进三剂，毫不为动，脉症如故，举家惊怖，余亦骇之，谓岂有大黄芒硝重剂，竟不能通者？继知其人嗜酒，每患足疾，今足未病，湿热未曾下注，致停中焦，将成关格之象。视舌滑润，非燥症也，中焦必有停积冷痰，以致闭结胶粘，正所谓阳微阴浊僭倨，非仅承气咸寒可能开者。法当通阳泄浊，开结驱阴。于是以姜附通阳以驱阴，硝黄开结以泄浊，加草乌、皂角，名为霹雳通关之将，以直劫其巢。方成药煎，即忙与服，未及片时，下秽污数斗，小便清长，四肢温暖，食粥二碗，不用再剂，诸症悉痊。此可为冷积绳墨，因详记之。”有些医案说理虽不多但很精辟，寓意用方亦妙。如叶天士医案即是如此，其在脾胃阳虚“王始于胸痹，六七年来，发必呕吐，甜水黄浊，七八日后渐安。自述病发秋月，意谓新凉天降，郁折生阳。甘味色黄，都因中焦脾胃主病。仿《内经》辛以胜甘论，半夏、淡干姜、杏仁、茯苓、厚朴、草蔻、姜汁法丸。”读这则医案，亦如饮下一杯琼浆玉液，回味无穷。上述两则医案，理论与方药俱佳，越读越觉有味。但也有些医案说理非常好，而用方不甚理想，并且未有疗效结果的方子，可重在取其理。有些医案说理虽不太精细，而用方极妙，效果又好，应重在取其方，不知同道以为然否？有些医案则妙中有妙，巧中有巧，有些医案则独辟蹊径，有些医案则棋高一着，令人目不暇接。其方也，如重型炮弹者有之，如轻舟行水者有之，如围魏救赵者有之，如此等等，这正是学习医案的着眼点。愚以为说理易，认论难，而用药尤难也。具备一定理论水平的医生，多读医案为宜，从而不断提高临床治疗能力。

临证用药阐微

现将我临证用药之经验，归纳以下四个方面：

一、以药性为用药之旨

我在治病时，主张以药物之性用药，不主张以化学成分用药。化学成分虽有它的科学性，但有它的局限性。因药物成分非常复杂，很难以某种成分以概其全。如果以其什么素呀、苷呀、碱呀、酮呀等成分用药，是不能尽其中药之性，也难以取得它应有的疗效，不要以为中医理论之玄而走捷径。化学成分只能作为用药的参考，不能作为用药的依据。

药物的四气、五味，升降浮沉，各有其能，各归其经，各入其脏腑，有是病者用是药。须知药物是特殊商品，药源有多寡，产地有不同，价钱有高低，但不能以单纯价钱高低来论药物的疗效价值，如须用薄荷而用人参，须用竹叶而用鹿茸，那就会适得其反了，只有药性合乎病性才能取得好的疗效。如治疗某女，9岁，遗尿案，即是例证。该女孩从小遗尿至今，夜尿3～4次，每夜皆遗。舌淡红，苔薄白，脉弱，饮食欠佳，大便1次/日。曾经多方治疗效果欠佳。方用炙麻黄4g，白果6g，五味子6g，桑螵蛸6g，益智仁6g，山萸肉6g，鸡内金6g，炒麦芽10g，炒山药10g，乌药3g，服完6剂夜尿减为2次，已不遗尿，上方加减又服8剂，未再遗尿。此方从肺肾开阖失司论治，没有扎实的理论功底和丰富的临床经验，是难以做得好的。

二、以人性为用药之旨

以人性为用药之旨。因为我们治疗对象是人，而且是病人，所以在治病时不但要看到人的病，而且更要看到病的人。病性各有不同，而人性亦各有不同，有刚有柔，有动有静，有宽有窄，男女不同，老幼不同，地位不同，职业不同，而性情亦有所不同。但有个共同点，人是有感情的，喜、怒、忧、思、悲、恐、惊，则皆有之。医生在看病时，既要注意到病前的性格，又要注意到病后的情绪变化，这是非常重要的，所以要开好有药处方，又要开好无药处方。所谓无药处方，即针对病人的不同情况，或宽慰或劝导，性急者济之以缓，性柔者济之以刚，根据其性格做适当的思想工作，以调动病人的积极性。正如《类证治裁》说："若不能怡情放怀，至积郁成劳，草木无能为挽矣，岂可借合欢捐忿，萱草忘忧也哉。"在治病中还根据病人文化程度不同开出"无药处方"，如某位女患者，有文化素养，又善于画国画，突有丧偶之痛，整日闷闷不乐。在开完药方之后即赠诗一首"雪里梅花雪后松，冷香高洁耐寒冬，一支画笔重挥洒，何计歪斜与淡浓。"患者非常高兴，心情为之一振，果然又拿起了画笔，恢复常态。

三、以病情为用药之旨

疾病多多，各有其性，中医治病最重要的是针对病情用药。所谓病性，是指疾病的性质，从大类而言，不外乎虚实寒热，但往往寒热并见，虚实夹杂。其孰多孰少，孰重孰轻，孰真孰假，是外感、是内伤、或其他等，若不明其病性就难以给予恰当的治疗。中医治病不重在病名，而重在病机，病机就是病之本，病之性。对于已经确诊的西医病名和诸多化验、仪器检查结果只作参考，不对号入座。我的治病诀窍就在这里。如曾治一男性患者（15岁）发烧后不久，右眼发生见光流泪，逐渐加重，既不能见阳光，又不能见灯光，即使在阴天的灯光下也流泪不止。在当地医院诊为角膜炎，用药无效，曾服中药40多剂亦无效。遂来郑州就医，经某大医院检查治疗亦无效。后经辨证，系心肝火旺，上走空窍，迫液外出所致。遂疏荆芥9g，栀子6g，黄芩6g，黄连4.5g，生地黄12g，木贼草12g，夏枯草15g，连翘9g，菊花9g（后下），生甘草4.5g之方，水煎服，共服30剂，基本痊愈，唯见强阳光稍有点流泪。宗上方去生地，加桑叶30g，密蒙花9g，当归9g，白芍12g，川芎3g，水煎服。月余后得悉，完全康复。

四、以脏腑之性为用药之旨

在治疗有关脏腑之病时，除注意到脏与脏，脏与腑，腑与腑，脏腑之间的关系以及各个脏腑的阴阳属性外，更注意到脏腑之性。所谓脏腑之性是指脏腑的功能特性。如治疗肺的疾病时常注意到它的清肃之性，不容一物，有浊者则涤之。又注意到它的开合之能，失调者则散敛结合，以顺其自然开合之性。遇有声哑者又注意到金之属性，是“金实不鸣”还是“金破不鸣”。肺为娇脏，既恶寒又恶热，在治疗上不要有过寒过热之弊。又如在治疗肝病时，常注意到肝为刚脏，主藏血，体阴用阳，易升易动，易郁易损，肝之肆虐，常能伤及他脏，故有“肝为五脏之贼”的说法。在治疗上或疏或达，或柔或养，或镇或平，皆应注意到它的刚柔之性，尤其是刚性，故此在治疗肝郁时既疏之又养之，“恩威并用”，遂其“将军”之性，以免有愈疏则胁愈痛之虞，是则“将军”不服也。再如在治疗胃病时，常注意到胃以降为顺之性，是消而降之，清而降之，润而降之，和而降之或温而降之，不管是胃积不化，胃气不开，胃气狭窄，胃气不收，胃气不固等，皆勿忘一个“降”字。

总之，临证用药方面要以药性、人性、病情、脏腑之性为用药之旨。我的治学格言是：书要多读，理要精通，自知不足，勤学莫止，决心在先，毅力继之，勿华于外，求实于内。

方药运用的体会

众所周知，方药是治病的，从中医理论来讲，方药之所以能治病，简而言之，是补偏救弊。首先要明确人体疾病，偏在哪里，弊在哪里，是偏阴偏阳，偏虚偏实，偏寒偏热；是血之弊，气之弊，脏腑之弊，营卫之弊，经脉之弊，如此等等。这些东西说起来容易，实际运用比较难。因为中医看病主要依据望闻问切所得来的内容，靠医生个人去分析判断。判断正确与否与医生个人理论水平、实践经验有关，是任何现代仪器不能代替的。张景岳说及“医有慧眼，眼在局外，医有慧心，心在兆前，使果能洞能烛，知几知微，此而曰医。”就用方而言，谈点体会：

一、要知方（知药）

每个方都有每个方的主治证，都有它的组方道理，不明于此是很难用得好的。譬如逍遥散、柴胡疏肝散、化肝煎都能治肝气不舒，但都有它的适应证，不可不分。逍遥散为肝郁血虚、脾失健运之证而设，具有疏肝解郁、健脾和营功能；柴胡疏肝散为肝气郁结、疏泄不及、气郁导致血滞而设，具有疏肝行气、和血止痛之功能；化肝煎（青皮、陈皮、白芍、丹皮、栀子、泽泻、土贝母）为怒气伤肝所致气逆动火而设，具疏肝理气、清热化滞之功能。又如六味地黄丸适用于阴虚相对阳盛火旺之证；而知柏地黄丸适用于既有明显阴虚又有明显阳盛火旺之证，因此二药不能随意而用。

二、要切用

1. 切于病　有是病用是方，方病要相符。

2. 切于人　男女老幼、胖瘦、强弱、精神状态等。

3. 切于脏腑之性　除了脏腑（奇恒之腑）生理功能而外，还应了解五脏苦欲补泄之特性。《素问·脏气法时论》说：“肝苦急，急食甘以缓之。……肝欲散，急食辛以散之，用辛补之，酸泻之。心苦缓，急食酸以收之。……心欲耎，急食咸以耎之，用咸补之，甘泻之。脾苦湿，急食苦以燥之。……脾欲缓，急食甘以缓之，用苦泻之，甘补之。肺苦气上逆，急食苦以泄之。……肺欲收，急食酸以收之，用酸补之，辛泻之。肾苦燥，急食辛以润之。……肾欲坚，急食苦以坚之，用苦补之，咸泻之。”

张景岳曰：“肝为将军之官，其志怒，其气急，急则自伤，反为所苦，故宜食甘以缓之，则急者可平，柔能制刚也。木不宜郁，故欲以辛散之，顺其性者为补，逆其性者为泻。肝喜善而恶收，故辛为补，酸为泻。心藏神，其志喜，喜则气缓而心虚神散，故宜食酸以收之。心火太过则为躁越，故急宜食咸以耎之。盖咸从水化，能相济也。心欲耎故以咸耎为补，心苦缓故以甘缓为泻。脾以运化水谷制水为事，湿盛则反伤脾土，故宜食苦温以燥之。脾贵充和温厚，其性欲缓，故宜食甘以缓之。脾喜甘而恶苦，故苦为泻，甘为补也。肺主气行制节之会，气病则上逆于肺，故宜急食苦以泄之。肺应秋，气主收敛，故宜食酸以收之，肺气宜聚不宜散，故酸收为补，辛散为泻。肾为水脏，藏精者也，肾病者苦燥，故宜食辛以润之，盖辛从金化，水之母也。肾主闭藏，气贵周密，故肾欲坚宜食苦以坚之也。苦能坚，故为补，咸能耎故为泻。”

4．切于季节之会　人与自然息息相关，古代医家经过长期实践，有关这方面知识积累很多，应该多读《内经》有关章篇，如《四气调神大论》、《生气通天论》、《金匮真言论》、《脏气法时论》以及五运六气的六篇大论等。

三、要灵活

医贵通变，药在合宜。疾病是动态的，常因病程长短不同阶段，尤其经过治疗以后，往往有新的变化，甚至有更明显的变化。常云：证变药亦变，药随证变，就是这个道理。医贵有守有变。或权变、或全变、或变治则、或变药味、或变分量。总之，要在合宜而已。用方恰当不容易，而灵活变化更不容易，搞不好就会越变越乱，越变越坏。

四、要巧妙

方药若能巧妙，往往能收到显效和捷效。古人云：“大匠能以人以规矩，不能使人巧。”它在于心悟，在于认证发挥。遣方用药，巧妙非常多。不是师者金针不度，而在于受度之人去领悟，只要行之能著，习之能察，自能臻其妙境。

五、要适量

用方用药必定有量。至于药量大小变化，与疗效好坏有很大关系。详见《漫谈药量大小变化对治疗的意义》。

总之，方药运用是一门很大的学问，也绝非上述所能说明的。限于个人才疏学浅，更说不出来很多道道和所以然，让我们共同努力，在实践中继续探讨这个问题。

浅谈人身中之水火

自然界之水火，是人类生存必不可少的东西，其形象是显而易见的。而人体内自身之水火，是生命活动的极为重要的物质和功能，其形象不是显而易见的。它对于人体生理、病理、诊断、治疗等方面，都具有极为重要的意义，有深入研究的必要。故就个人所知，浅谈于下：

一、水火的来源

人身之水火，可分为先天之水火和后天之水火。先天之水火，禀受于父母，钟于未生之初，与生俱来，即元阴、元阳之气。元阴又称"真阴"、"真水"；元阳"又称"真阳"、"真火"。称真者，意为受生之初，为性命之根，乃先天真一之气，藏之于肾，系于命门，实受之于肾（父母），藏之于肾（自身），而又传之于肾（下一代），如此代代相传，生生不息。后天之水火，源之于水谷，生于脾胃，由脾胃化生的精微物质，或为精为血，或为营为津，从广义而言，皆为阴之体。由这些物质化生的热气、热能，即称为阳气，亦称之为"火"。故《医宗必读》说："人身之水火，即阴阳也，即气血也。"《血证论》也说："人之一身，而阴阳二字，即是水火，水火二字，即是气血。"

二、水火之间的关系

水与火的性质是对立的，自然界之水火是不能同处的，即所谓"冰炭不能同炉。"而人身中之水火则不然。人身之水火，原同一气，不可分离。水为阴，其性寒；火为阳，其性热。假使火中无水，其热必极，热极无阴，而人之生机就要绝灭，即"独阳不长"之谓。反之，水中无火，其寒必极，寒极无阳，而人之生机亦必绝灭，即"孤阴不生"之谓。水之所以生、所以行，全赖水中之火。二者相互依存，相互资生，相互为用，而又相互制约，以维持人体阴阳水火的对立平衡。正如赵献可在《医贯》中说："先天水火，原属同宫，火以水为主，水以火为原。"

虽然水中有火，火中有水，相互贯通，彼此抱合，但火仍是火，水仍是水，各不相混。这种相反相成的关系，正是人体维持相对平衡状态，保持人体正常的生理活动的自身调节。

三、水火的作用

水火在人身的作用是多方面的，兹从以下三方面谈起：

1. 水火对脏腑功能活动的作用　人体的生命活动是脏腑功能活动的反映，而脏腑功能活动的物质基础和动力又是水与火。以阴阳言之，各脏皆有阴阳，如"心阴心阳、肝阴肝阳、脾阴脾阳"等。以水火言之，"有水中之火，有土中之火，有金中之火，有木中之火”;“有火中之水，有土中之水，有金中之水，有木中之水”（《医贯》）。五脏的正常生理活动，就是各脏阴阳协调，水火相济的作用。究其源，各脏的阴阳水火，皆与命门有关，命门是各脏阴阳水火的发源地，正如张景岳所说：“命门为元气之根，为水火之宅，五脏之阴气，非此不能滋。五脏之阳气，非此不能发。”所以心赖之则能主神明，大小肠赖之则能主传导。在脏与脏、脏与腑的关系中，也往往呈现水火的作用，如“心肾相交”就是如此。《慎斋遗书》说：“夫肾属水，水性润下，如何而升？盖因水中有真阳，故水亦随阳而升至于心，则生心中之火。心属火，火性炎上，如何而降？盖因火中有真阴，故火亦随阴降至于肾，则生肾中之水。其所以使之升降者，水火中之真阴真阳也。”这就说明了“心肾相交”是水火阴阳的升降作用。又如肾与膀胱的关系：肾为水脏，膀胱为水府，其水液必须依赖肾脏水中之火的温化蒸腾，才能排出体外，故《素问·灵兰秘典论》说：“膀胱者，州都之官，津液藏焉，气化则能出矣。”总之，命门元气，具有极其强大的生命活力，各个脏腑，各条经脉，各个组织，都必须得到元气的激发与推动，才能发挥生理功能的作用。所以，元气愈充沛，则脏腑愈强盛，体质愈健康。

2. 水火对人体“气化”功能的作用　水火不仅关系到各个脏腑的功能活动，还更关系到整个人体的“气化”作用。所谓气化，简言之，就是体内某些物质化为气，气又化为某些物质，也就是饮食物在体内的气化、吸收、成形和排泄的过程。举凡人体内气机的运行变化、脏腑的功能作用、气血的输布流注、脏腑之气的升降开阖等，都是“气化”作用的结果。“饮入于胃，游溢精气，上输于脾，脾气散精，上归于肺，通调水道，下输膀胱，水精四布，五经并行。”（《素问·经脉别论》），也是通过“气化”的作用，才能完成。在“气化”过程中，“火”是很重要的，火交于水，水才能化为气，若火不足以蒸水，则津液不升，气不得化；反之，水不足以济火，则津液干枯，亦不能化气。人体“气化”功能的基本形式是升降出入。升者，升其清阳；降者，降其浊阴；出者吐故；入者纳新，以此进行新陈代谢，维持生命活动。“上焦如雾”“中焦如沤”“下焦如渎”，这种“雾”“沤”“渎”，一方面概括地形容了三焦的功能，另一方面概括地说明了气化的活力。气化的活力在于火，是通过气化的作用来体现的，所以说三焦为水谷出入流化之道路。正如《华氏中藏经》所说：“三焦者，人之三元之气也，号曰中清之腑，总领五脏六腑，营卫经络，内外左右上下之气也。三焦通则内外左右上下皆通也，其于周身灌体、和内调外、营左养右、导上宣下，莫大于此者也。”

3. 水火对人的生命的作用　水火不仅对人体生理功能活动有重要作用，还对人的生命维持亦有重要作用。人之有阳（火），犹天之有日；人之有阴（水），犹地之有水。天无日则不能光明，人无阳则折寿而不彰。地无水则不能润沃，人无阴则不能生长。故张景岳说："造化之权，全在水火。"水火对于人体的生命的作用主要可归纳为三个方面：第一是人体的防御功能。人体肤表，充满着来自体内的阳热之气，以温煦肌肤和抵御外邪，为卫外之阳气，亦称为"太阳"。这种气主要来源于少阴肾中元阳之气，以熏肤充身，抵御外邪，所以说"少阴为太阳之根"。肾中元气充足，则抗邪有力，外邪不易侵袭，人少疾病，这是健康长寿的重要条件之一；第二是脾胃消化吸收功能。脾胃为"水谷之海"，为气血生化之源，称为"后天之本"。脾胃之所以能"健运"不息，主要与命门真火的作用有关。它们之间的关系，如同灶釜之于柴薪，脾胃如灶釜，命火如柴薪，脾胃之所以能腐化水谷，主要是命火的温煦作用。人能饮食，气血壮旺，亦是健康长寿的重要条件之一，即所谓"纳谷者昌，绝谷者亡"；第三是使生机旺盛，生命力强的功能。一般来说，人的全部生命，体质的强弱，寿命的长短，与先天禀赋的强弱有关。元气旺盛之人，则生长发育良好，衰老也较缓慢，平时生气蓬勃，精力充沛，身体健康，脑力充沛，不易疲劳，劳则易复。有人把元气比作酵母，发酵离不开酵母，人的生命亦离不开元气。正如赵献可所说："譬元宵之鳌山走马灯，拜者、舞者、飞者、走者、无一不具，其中间唯是一火耳"，亦正如花萼之荣在根底也。所以元气也堪称人身之原动力。

四、水火失调的疗理与治法

人身的水火，宜平不宜偏，宜交不宜分。平则为协调，交则为既济。不偏则气和而温滋长养，偏则气乖而萧条寂灭；不分则气顺而氤氲蒸腾，分则气悖而流离颠沛。水中涵火，火中寓水，相依而不相离。明乎此，在治疗水火失调之病，就必须于水中求火，或火中寻水。故王太仆说："寒之不寒，是无水也，热之不热，是无火也。无水者，壮水之主，以制阳光，无火者，益火之源，以消阴翳。"这是"阳病治阴""阴病治阳"的具体运用，也是治疗水亏火旺和火衰水盛的根本法则。

清代程钟龄根据水火失调的不同病理情况，在治疗上又提出了"滋"、"温"、"引"等法。所谓"滋"，是指水亏而虚火上炎，必须滋其水以制其火，亦即"壮水制火"之谓；所谓"温"，是指劳倦所累，元气受伤，而致"阴火"上乘，用甘温除热法治之，即"劳者温之"之理；所谓"引"，是指肾气虚寒，火被阴逼而浮游于上，此火不可水灭湿折，只能从其性而伏之，以“导龙入海”“引火归元”。

有偏盛必有偏衰，是自然之理。人身水火失调后，不是水亏火旺，就是水盛火衰，常呈现偏盛偏衰的病理现象，因而在治疗大法上是扶其不足，抑其有余，臻于平衡。但要分辨出是真正有余，还是相对有余，使治疗更有针对性，以免“虚虚实实”之误。如水亏而火过于旺盛之证和水亏而火相对有余之证，在治疗上就有区别，前者宜滋阴降火，后者宜滋水添阴，否则，就有苦泄损阳，诛伐太过之弊。

根据阴阳互根，水火互济的关系，水与火的偏盛偏衰，是有阶段性的，任何一方虚损到一定程度时，常可导致对方的不足，以致最后出现“阴阳两虚”、“水火两亏”。这些都应当予以注意。

总之，人身中之水火，虽有先天后天之分，但两者的关系非常密切，常相互滋生，相互依存，相互为用；而先天水火是根本，是动力。因此，在中医学中所说的水火，多为先天的水火，本文之意亦基于此。

水火是人身之至宝，人非此无以生、无以立、无以治。正如《慎斋遗书》所说：“故知两肾乃是先天水火之窟，元气之厚薄，于此分焉；形体之寿夭，由此判焉；善保养者，使火不妄动，真气不损，存守于中。”明确人身中水火的特性与功能。对于研究生理、病理、诊断和治疗，都具有极重要的意义，应对它作进一步的探讨。由于个人水平有限，不能尽其理而析其义，本文只作“抛砖引玉”之用，谬误之处，在所难免，请阅者指正。

浅谈用方的体会

病人就医，医必用方，方切于病，才能愈病，可以说，医之治病，必赖于方。犹将之克敌，必赖于武也。从疾病来说，种类非常繁多，而又非常复杂，医生腹内必须蓄有较多的方量，才能应对这种局面，正如谚云：“医生肚子，杂货铺子。”个人认为医生至少要掌握500个常用方，多则更好。众多药方，是历代医家经过长期实践，总结出来的经验，给我们留下来非常宝贵的遗产，切不可轻视它，抛弃它。有些方在当时可能很有效，因年代久远，长期沉睡于浩卷之中。我想起张锡纯大医家在《医学衷中参西录》中一段话：“邑治东二十里，有古城址基，周十余里，愚偶登其上，见城背阴多长白头翁，而彼处居人未之识也。遂剖取其鲜根，以治血淋、溺血与大便下血之因热而得者甚效，诚良药也。是以仲景治厥阴热痢有白头翁汤也。愚感白头翁具此良材，而千百年埋没于此不见用，因此，俚语以记之曰：白头翁住古城阴，埋没英材岁月深，偶遇知音来劝驾，出为斯世起沉疴。”张锡纯对一处白头翁不见用，即有此感叹，而良方埋没者不知有多少，正待“知音劝驾”。

从方源来说，不外乎经方、时方、经验方和民间方。一般来说，前三者多出自医家之手，后者多出自民众之手，各有特色，各有主治，只要用之得当，皆能应手取效。不言而喻，凡从医者对用方皆有体会，兹将个人一点心得与大家交流，不当之处，请指正。

1．原方原量　无论古方、今方，大多皆有方有量，尤其经方对用量和用量比例，要求比较严格，用量不同，其功效也不同。如小承气汤、厚朴三物汤和厚朴大黄汤，方中药味完全相同，但用量不同，其主治就有差异。桂枝汤中桂枝与芍药同量起到调和营卫的作用。故此，在使用经方时要注意其用量，否则，会影响疗效。除此之外的众多方子也有用量要求。如丹参饮丹参用量为10份，檀香、砂仁为1份，否则有悖方义。又如阳和汤，熟地一两，鹿角霜三钱，白芥子二钱，肉桂、甘草各一钱，炮姜、麻黄各五分，水煎服，服后再饮好酒数杯，谨戒房事，服至病愈为止，无论冬夏皆宜，不可妄行增减。体虚极者，肉桂、炮姜可加一二倍用。我用此方时亦守此用量，效果较好。再如补阳还五汤，黄芪用至四两，方能起到主要的作用。一般来说，病证与方药相应者，皆可用原方原量治之。

2．原方变量　是指用原方药味不动，只是在用量上有变化，就可以起到不同的效果。如我用独活寄生汤治疗腰膝疼痛，若气候变化有明显影响者，其中祛风湿药则加重用量，反之，则小其用量，可起到畅行肌肉气血的作用。逍遥散也是我常用的方子，在某些病证情况下，变其方中某些药味的用量，就可以超出该方的治证范围。若加重方中白芍、甘草的用量，可以治疗肝气失疏的呃逆和小便频数症；若加重当归、白芍的用量，可以治疗肝失疏泄的便秘症；若加重方中茯苓的用量，可以治疗肝脾失调的下肢浮肿症。又如我治疗心火内盛、阴伤明显的失眠病，喜用清宫汤，重用麦冬，收效较好。因为心火内盛，必伤心阴，麦冬入心经，滋阴生津，清心除烦，重用则效著。

3．原方加减　根据病情，在某个方子的基础上进行加减，在临床上，用之最广，也最切合实际。仲景先师做得最好，如桂枝加厚朴杏子汤、桂枝加芍药生姜各一两人参三两新加汤、麻黄加术汤。而小柴胡汤加减幅度则更大，“若胸中烦而不呕者，去半夏加人参合前成四两。若胁下痞硬，去大枣，加牡蛎四两。

若心下悸，小便不利者，去黄芩，加茯苓四两。若不渴，外有微热者，去人参，加桂枝三两，温覆微汗愈。若咳者，去人参、大枣、生姜，加五味子半升、干姜二两。”由此可见，仲景对方子加减，非常讲究，非常严谨，没有高深的理论和丰富的临床实践，是难以做得到的。我在临床用方时也往往在原方的基础上进行加减，如银翘散去薄荷，加羌活，变辛凉为辛凉复辛温法，治疗风热感冒而头身疼痛较重者，效果较好。又如用保和丸去卜子、连翘，加党参、白术，变为益气健脾消积法，治疗脾虚食积不化者，效果较好。如此等等，不一而足。

4. 原方合方　合方是指两个或两个以上的方子合在一起使用，这在临床上是经常用的一种方型。大致多在两种情况下运用此法，一是增强本方的作用，我常将半夏泻心汤合厚朴生姜半夏甘草人参汤，越鞠丸合小柴胡汤。二是一个人同时患有两种病证，又须同时治疗者如肺心同病，我常将都气丸合生脉饮；肝胆同病，常将逍遥散合金铃子散；肝脾同病，常将四君子汤合四逆散；脏躁病，常将甘麦大枣汤合百合地黄汤。使用合方，必须合拍、协调，不能无目的撮合，既要发挥各自的作用，增强疗效，又不互相抵触，失去作用。原方合方内容非常丰富，究竟怎样应用得好，只能说，神而明之，存乎其人。

5. 立新方　因为疾病千变万化，又非常复杂，成方往往不能完全合乎病情，必须重组新方，也即是据证立方。这里所说的新方，不是指个人已经固定的成熟的新的经验方，而是根据病情，作出恰如其分的对应方子。立个新方，也容易也不容易，所谓容易，是随心所欲，随时开出，所谓不容易，方子主治方向是否明确，方药配伍是否合理，预期效果怎样，是很费脑筋的。临证立新方，是最常用的一种，但要有理论和实践作底蕴，否则，难免有“乱点兵”之弊。为医者不但会用成方，而且善于立新方，方为至善。诚观历代大医家，皆善于立新方治病，从吾来说，应该努力学习。

6. 用方针对性要强　方对证，才能有效，俗云：“差之毫厘，谬以千里。”医生治病用方，又何尝不是这样呢。若用错方药，不只是差谬问题，甚至发生死亡事故，不可不慎。临床用方，力求针对性强，例如木乘土证，要辨别是肝木乘脾，还是胆气犯胃，二者用方是不同的。再如肝疏泄功能失常，要辨别是木气亢奋，还是木气消沉，二者用方也是不同的。又如脾胃功能失常证，要辨别其失常之主次，因胃为中土之阳，脾为中土之阴，脾不得胃气之阳，则多下陷，胃不得脾气之阴，则失转运，故此，二者用方也是不同的。又如治麻木属气血虚证，要辨别是气中之血虚，还是血中之气虚，抑或是气血俱虚，三者用方也是不同的，如此等等。由此可见，不仅辨证要入微，用方也要入微，才能丝丝入扣。

7. 用方要注重内涵　从词义上讲，内涵是一个概念所反映的本质属性的总和，也是概念的内容。从字义上讲，涵，水泽多也。又容也。这里所说的内涵，更多是包容的意思。有些病在用方上，必须要有较大的包容，例如在治疗慢性乙肝，肝功能正常，DNA也正常，病人又无明显自觉症状的情况下，我多采用养肝活肝治防结合的办法，防止肝纤维化和癌变。又如我用涤浊法，治疗湿热或痰湿内郁较重的病人（血脂高，形体胖），待病去后，让其定时（一个月服7剂）服此方，以防止糖尿病，心脑血管疾病的发生。再如一个病人，同时患有多种疾病，抓住其病机的实质，多可以以一方概括之，往往症状皆能得到改善。个人认为这些属于内涵较大的方子，在使用时，要注意到，内涵大，不是包罗万象，也不是全面撒网，否则，会适得其反。

8. 用方要巧而活　证已明，方已定，如何能使疗效更好一些，还要注意到方的巧与活的问题。巧是灵巧、机灵之意，活是灵活、生动之意。用方要活有两个含义，一是根据病情变化，方药随之变化，即所谓证变方亦变，包括治则的变动，方药的增减及用量的增减；一是在一张处方上要有灵动性。巧也有两个意思，一是用方之巧，一是方中某味药之巧。巧妙之处，出于心裁，任尔加减变化。如治疗某些咳喘病人，方中加入少量麻黄和苏子；治疗某些脾虚或脾胃失和的病人，方中加入小量三蔻之类药味；治疗胃肠功能失调或肝脾失调的腹泻病人，方中加入小量羌、独、防等药味。皆可谓之既巧且灵，增强疗效。古今大医家，用方巧妙灵活之处很多，当认真求索。

9. 用方大小要各得其宜　医生用方或大或小，是根据病情而定的，犹如作战一样，根据敌方势力大小，决定派遣兵力大小，当然也有战略战术问题。《素问·至真要大论》曰："君一臣二，制之小也；君一臣三佐五，制之中也；君一臣三佐九，制之大也……适大小为制也。"总而言之，当大则大，当小则小，若当大而反小，为药轻于病；若当小而反大，为药过于病，过与不及，皆失其宜。对于一些虚弱性慢性疾病，或小虚小实的病人，宜兴"王道"之师，缓缓图之，自能见效，否则，欲速则不达也。更不能诛伐无过。《顾松园医镜》云："凡用药太过与不及，皆非适中，而不及尚可加治，太过则病去药存，为害更烈。"

10. 用方疗效与安全要统一　这个道理，谁都明白，但在实际中，还要提高警惕，以免"遗人夭殃"。在治疗过程中，不仅要注意到近期的安全，还要注意到远期的安全。如外感咳嗽过早用敛镇之药，湿热痢疾过早用固涩之药，或过用大毒之品，更于近期不安全。如长期服用一个方子，即使无毒之味，也应考虑到它的弊病，防患于未然。若系有毒之药，更应注意到它的危害，中病即止。这里举一个我遇到服热药过量的病例。何某，女，33岁，住郑州王立寨北街。2000年，觉身凉怕冷，四肢不温，无关节疼痛。回老家新蔡县，经当地亲友推荐安徽省某村医，用川乌、草乌、马钱子、麻黄、鹿茸、肉桂、蜈蚣、全蝎、川芎、红花、羌活、良姜、干姜、砂仁、草果仁、当归、党参、黄芪等50多种，每味药都是50g，其中马钱子200g，鹿茸200g，用5斤二锅头酒炖药，喝酒，每晚喝一杯酒，共喝3～5斤酒（后5斤未喝完），喝完酒后，发生热症（患者此前身体很壮实）。症见：自感内热大，面红，皮肤热，眼干，阴道干，月经量少，小便少，大便干，心烦急躁，入睡难，口渴引饮，每天喝2～3暖瓶水，还不解渴。经予多次治疗，有所好转。一次是2004年12月24日，用方为生石膏60g，知母20g，玄参50g，生地30g，竹叶10g，夏枯草30g，栀子10g，麦冬30g，水牛角30g（先煎），生甘草6g，6剂，水煎服，每日1剂，两煎两服。服后病情明显减轻，后以此方增减治之，渐轻，后怀孕生一子。

以上诸法，分而述之则有十，合而述之则一也。一也者，理而已矣。正如经云："知其要者，一言而终，不知其要者，流散无穷。"上述，是个人用方的一点肤浅的体会。

漫谈内科杂病之治

一、以常治杂

内科杂病，病种虽多，病情虽杂，以其性质来说，不外乎寒热虚实；从其部位来讲，不外乎表里上下。因此，在治疗上，也不外乎寒者热之、虚者补之、实者泻之等大法，但运用好这些常法，也绝非易事。作为医者，应以仲景先师《伤寒杂病论》原序之言为诫，若不"留神医药，精究方术"；若不"思求经旨，以演其所知"；若不"勤求古训，博采众方"，何以能愈其疾？又何以能称为"上工"？医者在治疗每个疾病时，都离不开辨证，立法，遣方，用药这几个方面，其中辨证是前提，是关键。假若辨证有误，其他方面也就随之而误了。故此每治一病，要在辨证上下工夫。辨证固然重要，而立法，遣方，用药也不可忽视。辨证虽对，而立法，遣方，用药失当，失精，失巧，也直接影响疗效。医者除及时学习当今新的经验外，还要认真深研经典，博览历代医家著作，这都是宝库中的瑰宝，取之不尽，用之不竭。我曾治一病人，即是依据古人理论而获效的。患者赵某，女，36岁，农民，郑州某酒厂工人家属。近2

年来面部皮肤渐变灰黑，口苦，多梦，月经量少，手足心热，全身疲乏无力，步行1km就颇感艰难，多方治疗无效。诊见舌苔淡黄，脉象细数。询其由，乃因生气所得。此为肝肾郁火，瘀阻孙络之候，遂以六味地黄丸加味治之。药用生地15g，山萸肉12g，生山药12g，泽泻9g，丹皮9g，茯苓12g，柴胡9g，白芍12g，炒白术9g，元参9g，地骨皮15g，红花9g，甘草5g，连服20剂，面色灰黑大为减退，口苦，手足心热，疲乏无力等症均消失，步行4km来就诊，也不觉疲劳。宗上方略为加减：熟地18g，山萸肉12g，生山药24g，泽泻6g，丹皮9g，茯苓9g，柴胡9g，白芍12g，当归9g，红花9g，患者欣然携方返里续服。面尘始见于《灵枢·经脉》，“肝足厥阴也……是动……甚则嗌干，面尘脱色”。又曰：“肾足少阴也……是动则病，饥不欲食，面如漆柴。”可见面尘病与肝肾有关。六味地黄丸加柴芍等味，既能清肝肾之郁火，又能散孙络之瘀滞，火清而瘀散，则面尘自去。1976年12月，我治一头痛病人，也是寻求古方而治愈的。患者刘某，男，40岁，郑州某学院干部，原在黄河委员会工作，1958年野外作业，夜间受凉，时常有背恶寒。而后调至某学院，症状仍然如上，因病不重，也未多作治疗。近1个月前，又因着凉，前额疼痛较剧，常睡中痛醒，身发冷烧，后烧退，唯觉后背发凉更甚，全身也有怯寒之感。更有奇者，患者额前，耳后和鼠蹊处，均有小疙瘩，额上疙瘩黄豆大，鼠蹊处疙瘩如小手指头大，曾在本校医务室治疗1个月无效，他曾用细辛、石膏、桃仁、红花、当归、川芎之类药物，非但无效，而且身上发肿，胃纳也差，服西药健胃剂也无效。后就诊于我。舌苔薄白，脉有浮紧之象，此乃素体阳虚，又感风湿之证。遂投以麻杏苡甘汤合麻黄附子细辛汤加味：麻黄9g，杏仁9g，薏仁30g，炙甘草9g，制附子9g（先煎），细辛6g，羌活9g，陈皮9g。2剂，水煎服。上药服后，遍身漐漐汗出，头痛大轻，疙瘩大消，身觉轻快。照上方附子加至12g，2剂，水煎服。服后仍漐漐汗出，哪里痛哪里汗出，不痛之处则不出，头已不痛，疙瘩也消失殆尽。此风湿已去，阳气得复，乃以调和营卫，补益阳气，兼散寒湿之剂以善其后。桂枝9g，制附子12g，细辛4.5g，黄芪21g，当归9g，炙甘草6g，生姜9g，大枣4枚。3剂，水煎服。服后，全身发痒，在此之前，已数月身未发痒，诸症消失，病告痊愈。此患者既有虚寒之见症，又有受寒之原因，阳虚寒甚，气血凝阻，故起疙瘩。风湿在表，宜从汗解，故用麻杏苡甘汤以解表祛湿。湿易伤阳，况患者素体阳虚，易从寒化，故用麻黄附子细辛汤以温经扶阳散寒，加羌活、白芷以增强其温散风寒之力，共服药9剂，顽疾竟愈，由此可见经方之卓效也。

二、以奇治杂

内科杂病多疑难，也多怪异。《素问·奇病论》中的“奇病”，实际上也就是现在所说疑难杂症。由于内科杂病多较奇特，其症状表现，也常稀奇古怪，遇此病以常法之外的方法治疗，多获良效。1978年我曾治愈一例小便不通患者，患者为6岁半小女孩，某日去电影院看电影（两部片子，时间较长），欲解小便，其小姑让她憋住，过一会实在憋不住，其小姑带她出去小便（未到厕所，在墙角处），小便尚未排出，其小姑连催促带吓唬，结果小便未有排出，又继续看电影。回家后小便点滴不出，痛苦不堪，先请某中医给中药通利小便之剂无效，遂紧急入某医院住院治疗，先行导尿，继用针药，但是导尿管一拔出，小便仍点滴不出，用利尿剂，也属枉然，X光拍片，未见异常。10余天来医生愁，病家忧，束手无策。一天由别人引荐给我，思其理可能为肺气壅滞，肝失疏泄，而致升降失常，膀胱气闭，小便不通。采取提壶揭盖法治之，以冀“上窍开，下窍泄”，也是“欲求南风，先开北牖”之意。方用麻黄3g，杏仁6g，升麻4.5g，柴胡3g，白芍9g，牛膝9g，甘草3g。水煎服。嘱其服药后约10分钟探吐，并嘱其先将导尿管拔出，以验药效。出乎意料的是当即便如泉涌，从此不再用导尿管了。观察数日，出院回家。患儿随父母到我家，让我一视，患儿面色较淡，脉象乏力，小便尚有次多量少之现象，尿道不痛，尿色不黄。以补气养阴兼疏利小便之剂，方用生黄芪15g，生白芍9g，干地龙6g，怀牛膝9g，琥珀1g（冲服），滑石9g（包煎），冬葵子6g，甘草3g。水煎服。数剂痊愈。又如1975年治愈一例血管神经性水肿病，也是采用奇治法。患者张某，男，31岁，农民，3年来全身不能被他物触碰，触碰某处，某处即浮肿，约数分钟后消失。平时担水则肩肿，走路用力过重则脚肿，生气时怒打小孩则手肿，跑快了脚也肿，因此不能参加体力劳动。去过多家医院，用过多种抗过敏药物及其他药物，均无效果。就诊时在他皮肤上轻轻划一下，该处立即肿起，与他握一下手，手也立即肿起来，饮食，睡眠，二便均正常，西医诊为血管神经性水肿。我则诊为营卫不和，三焦气化不调证，遂以桂枝汤合小柴胡汤加丹参、葛根、徐长卿、生龙骨、生牡蛎等药，连服20剂而病愈，恢复体力劳动。以奇治奇，有独出心裁，以奇制胜之意。但也绝非无理论，无依据，无辨证的乱施奇法。说是奇法，实际上仍是辨证论治的结果，只不过是治疗方法不同于一般而已。

三、以杂治杂

鉴于内科杂病，病因多杂，内脏功能失调多杂，一个病人身上，往往有多种疾病，多种病因，寒热虚实夹杂者有之，多脏多腑为病者有之，阴阳气血逆乱者有之，旧病加新病者也有之，如此等等，不一而足。因此，在治疗上既要抓住主要矛盾，防止头痛医头，脚痛医脚，又要从实际情况出发，在客观上不允许单一治疗的情况下，往往寒热并用，攻补兼施，表里同治。从《伤寒论》和《金匮要略》治法相对来看，《金匮要略》所用之方药比伤寒所用之方药就复杂得多，这与杂病比伤寒复杂有关，杂不是杂乱无章的杂，而是阵容庞大，或寒热攻补同用，但又组织严谨，主辅协调，针对性强，此非医理透彻，经验纯熟，是不可能运用好这一方法的。究竟如何杂法，杂到什么程度，只能是医者去心悟而使其巧了。1990年9月，我以吉林省名老中医段英廉的清热达郁汤（干姜10g，桂枝10g，远志10g，知母20g，黄芩10g，蒲公英10g，生地35g，公丁香10g，甘草10g）加味，治愈一顽固头痛病，即属较杂之方。患者吴某，男，16岁，患偏头痛2年，因头痛辍学。其疼痛特点，每日上午10点到11点发病，痛作时，有时见风即止，有时得暖则缓；但又有时见风即发或见阳光即痛，到处求治，曾贴膏药及用中西药物治疗，效果不著。我先以疏风清热法治之，效果也不好。细思此证，久治无效，非一般方药所能攻克，改投清热达郁汤加蔓荆子、羌活、僵蚕以治之。以此方略有加减，共服15剂，疼痛全止。后相继参加2个学习班，未再发生头痛，追访至1991年5月，健康如常。杂法是临床经常使用的，只要用之合理得当，的确效果不错，切勿杂而不用。当代已故著名中医岳美中曾用《千金方》耆婆万病丸治愈一例女性小腹膨亨证，就是一个比较杂的方子。耆婆万病丸主治痞块，五脏滞气，积聚壅闭，心腹胀满等证。岳美中在用诸多方法无效后，才选用此方。服药2月，腹围完全正常，服药期间，大便只有些溏薄，小便正常，从未见有下血块及排气或脓样物。按原服法要求，常以微溏利为度。若吐利不止，即以酢（醋）饮两三口止之。清·张璐对此方有比较详细地分析，并曰："凡系实证，便可谅用，不必拘以方剂等治也。余尝用治十年二十年痼疾，如伏痰悬饮，当背恶寒，无不神应；肢体沉重，腰腿酸痛，服之即捷；而坚积痞块，虽未全瘳，势亦大减，惜乎世罕用耳。"（见《岳美中医案集》1978年人民卫生出版社出版）。鉴于诸多原因，我至今未能用此方获得亲身体验，但我相信前贤之不欺我也。通过此例，可以进一步说明以杂治杂的意义。医者在临床上遇到一些治疗效果不好的疑难杂症，也不妨从宝库中去搜寻一下有效方药，岳美中用此方，就是在“我固辞乏术再治”的情况下广查医籍，才获得此方的。

四、以简治杂

内科杂病，有些病固然复杂，但绝非是一概使用复杂之方去治疗，更多的则是执简以驭繁，澄源以清流，主要矛盾解决了，次要矛盾也就迎刃而解了，治病求本，是医者必须遵守的原则。我曾治一老年女患者，集冠心病、糖尿病、高血压、关节炎、白内障、膀胱炎等病于一身，异常痛苦，通过辨证，从瘀（郁）为主进行治疗，结果痛苦减轻。内科杂病，病情多复杂，病情多绵长，治疗也往往棘手，除注意多虚，多瘀，多郁，多痰外，还必须注意脾胃的调理。《慎斋遗书》曰：“诸病不愈，必寻到脾胃之中，方无一失。何以言之，脾胃一伤，四脏皆无生气，故疾病日多矣。万物从土而生，亦从土而归，补肾不若补脾，此之谓也。治病不愈，寻到脾胃而愈者甚多。”我治肝病球白倒置者，多从脾胃着手治疗，效果较好，此正是“治肝不应，求之阴阳”之理也。所以说在治疗内科杂病中，不可忽视脾胃这一重要方面。临床上常有心病从脾胃治，肝病从脾胃治，肾病从脾胃治。正如清·黄宫绣曰：“土有长养万物之能，脾有安和脏腑之德。”又曰：“脾气安和，则百病不生；脾土缺陷，则诸病丛起。”脾胃往往统称，二者关系非常密切，但在属性上，功能上又当区分，当遇到脾胃病时，一定要求其性之所伤。1976年1月，予曾治一比较典型的脾肾阳虚腹泻病，患者张某，男，55岁，工人。腹泻半年多，每夜半至天明，腹鸣腹胀，微痛，泻4～5次（无脓血），纳差，每天约吃200g主食，体重减少15kg多。经胃镜，肝功及其他多方面检查，未见异常。去了不少医院，吃了不少中西药物，均无效果。诊见形体消瘦，舌质淡苔少，脉象沉弱，并有肢冷之象。药用党参24g，焦白术12g，炒白扁豆12g，草果3g，炒神曲9g，制附子9g（先煎），盐故纸9g，吴茱萸9g，煨肉豆蔻9g，干姜9g，赤石脂30g，五味子9g，大枣5枚。水煎服，3剂。上方服1剂，即食欲大增，当天就吃了一顿羊肉面，服完3剂，上症大轻，又照原方继服3剂，每天能吃0.5kg主食，大便1次/日，腹胀腹痛已无。上方去扁豆，加炙甘草9g，制附子12g（先煎），又服6剂，纳食及大便均正常，唯夜间小便6～7次，清长（前次就诊，未曾问及）。方中加桑螵蛸15g，菟丝子15g，益智仁9g，水煎服。又连服9剂，每天可食0.75kg主食，大便1次/日，小便次数减少，嘱其慎起居，调饮食，勿再服药。此病所用之方，系健脾散、四神丸、桃花汤加减化裁而成。此脾肾两虚，水寒土冷，以致上不能纳，下失禁固。又有一夏季贪凉饮冷而致泄泻患者，也曾服许多中西药无效，予以桂附理中丸加桃花汤而愈。若此患者，只健脾止泻，而不温补脾阳，有画龙而未点睛也。

五、以守治杂

守是坚持、遵守之意。慢性疾病虽然比较复杂，但相对来说，病情比较稳定，因此，在确定治疗原则和方药无误以后，应当守方以治之，如若不然，今天一变，明天一变，变来变去，不仅乱了病证，也乱了自己，本来是对的，会越变越错，这是医者之大忌。有些病，病程较长，缓缓图之，自有效果，也正是“王道无近功”之意。去年我治一例6岁小儿癫痫，有时1月发作1～2次，好时也只能停1个多月不发。病发作时抽搐，吐涎并呕吐。我以镇肝息风汤加减治之，药用生白芍10g，天冬4g，怀牛膝3g，代赭石6g（包煎），元参6g，川楝子3g，生龙骨10g（先煎），生牡蛎10g（先煎），丹皮6g，天竺黄3g，桑叶6g，全蝎2g，甘草3g。从1992年1月服用此方至1993年1月（此间未服西药），癫痫发作次数大为减少，1年中只发作2次，而且较轻，但偶尚有头晕感觉，我仍以此方增其量加天麻、钩藤、磁石，让其继续服用。我是治内科病证的，但若他科病证来诊者，我也精心为治，正如张景岳曰：“医之临证，必期以我之一心，洞病者之一本；以我之一，对彼之一；既得其一,万难俱释，岂不甚易。一也者，理而已矣”。我曾治愈一较顽固下肢湿疹患者，也是守方获效的。患者某，女，35岁，郑州某纱厂工人，两下肢湿疹近30年，在六七岁时，两下肢曾患过湿疹，只是在季节变换时发作。自1964年进纱厂后开始加重（布机车间，经常喷雾），未注意治疗。1973年以后，逐渐加重，并发展到全身，但仍以下肢为重，有时流水，有时不流水，瘙痒异常，搔破皮则流水较多。数年来去许多医院治疗。经中西医皮肤科诊治，也只能获暂效，痛苦不堪。1980年3月下旬就诊于我。诊见两下肢湿疹满布，尤以小腿为重，皮肤厚而硬，颜色紫黑，体质较壮。此病虽在皮肤而毒邪在内，为湿热浸淫，湿重于热的结毒证候。方用黄柏10g，炒苍术30g，生薏仁30g，槐花30g，白鲜皮30g，海桐皮30g，土茯苓30g，蜈蚣3g（打粉吞服）

全蝎9g，蚕砂30g，蚤休15g，蝉蜕9g，地肤子12g，鸡血藤30g，陈皮9g，皂刺12g，甘草6g，水煎服。我以此方略有加减，服至6月上旬，已基本痊愈，因天热停药，至9月底又就诊，仅小腿外侧（最早发病部位）皮肤尚硬，有轻度瘙痒，仍以上方略为加减，此后断断续续服药，1年后痊愈。所谓守，是守其则，守其法，守其方，但绝非是一味药不变和分量都不变的死守，若是这样，就难免有“胶柱鼓瑟”之嫌了。

六、以变治杂

除上面所说的守法之外，更多的则是变法，因为疾病是动态的，尤其在治疗后，其动态更为明显，包括有效、无效和加重。因此，在治疗上要以变应变，做到证变治亦变，证变应审出是质变还是量变，一般说质变比较明显，易于辨出，量变则比较细小，往往易于疏忽，医贵能及时把握住这些细小的变化及其发展变化的趋向和转归，便于及时调整治法，变换方药，以期达到最佳用药。10年前我曾治一长期发热小儿患者，历时11个月，多次易方，始告痊愈。患儿高某，女，8岁，持续发烧2年多，体温高时常在38.5℃，39.7℃之间，最高达40.4℃，体温低时常在37.5℃，37.7℃之间，高烧时间少，低烧时间多，发烧时间多在中午12点至夜12点以前，1个月中也只有3～5天不烧。2年来曾在郑州及省外多家医院检查，未查出原因，治无效果。刻诊症见面色潮红（不发烧时面色淡白），舌质淡红，苔少，脉数乏力，小便黄，呈虚弱病容。患儿为稚阴稚阳之体，长期反复发热，以致阴阳严重失调，呈现正虚似邪之象，治疗应本着调补的原则，已达到阴阳气血和平的目的。曾用补中益气汤分别加入鳖甲、白薇、乌梅、知母、地骨皮；六味地黄丸分别加入鳖甲、柴胡、白芍、薄荷、僵蚕、生龙骨、生牡蛎；乌梅丸分别加入鳖甲、元参，便干加大黄；增液汤分别加入鳖甲、龟板、知母、黄芪。此间偶用血府逐瘀汤、桂枝汤合小柴胡汤；或用熟地、细辛、元参、肉桂、白芍、当归、丹皮、制附子、五味子、鳖甲；夏季汗多，偶用当归六黄汤；秋季偏燥，偶用甘露饮。有趣的是每易其方，皆有很好的效果，药后很快烧退，但用之过久，效果又差，故不得不易其方。尽管方虽不一，但皆从不同角度来调整其失调状态，正是殊途同归之理，也正是中医治病的奥妙之处。一病用多方，一方治多病，此无他，理则一也。

漫谈治疗内科杂病的思路与经验

医非难事，亦非易事。所谓非难，只要掌握了中医理论，经临床磨练，自能得心应手。所谓非易，是说没达到更高境界，见微知著，不能愈病。正如张景岳所言，“医有慧眼，眼在局外，医有慧心，心在兆前，使果能洞能烛，知几知微，此而曰医。”因为疾病千变万化，往往寒热虚实夹杂，真假逆顺混见，如果医生水平不高，很可能会造成失误。张景岳针对病人就医情况也说得很好："病有缓急，效有迟速，若以迟病而求速效，则未免易医，易医多则高明本少，庸浅极多，少不胜多，事必败矣。"又曰："但知见医就医而不知医之为医，亦可悲。病不贵于能延医而能延真医。"由此可见，当一个高明医生并不是一件容易的事。

我从医数十年深知其理，距"上工"要求甚远。我的指导思想是活到老干到老，干到老学到老，学无止境，学如逆水行舟不进则退。

根据我们临床体会，给大家讲点治疗思路和经验，供参考。

一、辨证与辨病

病与证是紧密相连的。关于症、病、证的概念与关系，在中医诊断学中已经讲得比较明确，不作赘述。

中医特色之一，就是"治病求本"。这个"本"，在《内经》中指阴阳而言。张景岳则阐发其义说："本，治病之源也……譬言伐木而引其柢，则千枝万叶，莫得弗从矣，倘但知见病治病，而不求其致病之因，则流散无穷。"故此在治疗中，要求病因之本、求病机之本，求病性之本，求病位之本和求病体之本。这些内容我在《河南中医》1981年首刊（即《河南中医》杂志创刊第一期）发表了《谈治病求本》一文。

此外在辨证中，在思维上，还应该注意以下几点：

1. 辨证中方证和证外方证，注意其杂；
2. 辨静态方证和动态方证，注意其变；
3. 辨有症状方证和无症状方证，注意其隐；
4. 辨宏观方证和微观方证，注意其因；
5. 辨顺易方证和险恶方证，注意其逆；
6. 辨正治方证和误治方证，注意其伤。

二、主症与次症

病人往往不是仅有单一症状，在症状纷繁的情况下，一定要分清主症和次症，否则眉毛胡子一把抓，影响治疗效果，尤其是刚踏入临床的医生，有时会把主症当次症，把次症当主症。例如失眠病人，伴有心烦、心慌、头晕、耳鸣等症状，失眠就是主症，其余则是次症，只要抓住失眠的主症主因，其他症状亦会迎刃而解。但对次症也不可忽视，许多病须从次症入手，去分析主症。对于多种疾病共存者，或取其主分治之，或兼而治之，做到"间者并行，甚者独行。"

三、初诊与复诊

医生重视初诊，更要重视复诊。复诊是认识疾病的深化过程，具有十分重要意义。复诊病人，大致有四种情况，即有效、无效、加重和不良反应。对于这种情况，皆要认真分析，对于有效病人，属于基本痊愈者不必再药，“食养尽之”。若需再药者，或效不更方，或微调其方，渐治渐佳。或处方已达目的，需转入下一步治疗者，即使有效，也要更方。对无效，也要分别情况，予以对待。属于病气未伏，应当继续服药，其效渐显，不要轻易更方。如属首次用药有误，应当机立断，不可一误再误。有些病人述说，服前几剂有效，继服又无效了，多属药当变尚未变，药与病不相适应所致，或是病人饮食起居不慎，精神情志失摄引起等，皆当细而察之。对于服药后，病情加重者，大致也有两种情况，一是用药不当，当急改之。二是药症相争的表现，对后者判断较难，细心观察，不可草率。对于服药后不良反应者，这不属于治疗原则错误，可能与煎法、服法不当有关，也要询问病人是否对某种药物过敏。总之，对以上所出现情况，医生应认真对待，多责之于己。

四、治则与机变

医生对待每个病的治疗，皆有其法则，否则就是盲目治疗。由于疾病是动态的，尤其是用药以后，病情变化更加明显，或变其治则，或变其治法，做到当守则守，当变则变。在治则不变的情况下，在药味增减上，用量变化上，皆当药随证变，曲尽其妙。切不可胶柱鼓瑟，刻舟求剑。

五、经方与时方

医生在临床治疗用方上，不外乎经方、时方和经验方。经方药简效宏，用之得当，效果显著。时方也是历代医家长期临床应用，疗效可靠，是医生用方最多的部分。根据病情需要，当用经方则用经方，当用时方则用时方，或经方与时方巧妙结合更能提高其疗效。经验方也是很重要的部分，包括他人经验方和自己的经验方，这些方很多是书本上找不到的，有些传承下来了，有些则人去方失，惜哉，惜哉！甚是惜哉！

六、药量与疗效

临床疗效好不好，与药物用量有很大关系，同样一张方，用量不同，疗效就有差异。该用小量用大量，为药过于病，该用大量用小量，为药不及于病，过与不及，均为失当。此二者是说方量大小问题。在特殊情况下，方中用2～3味小量药，能起到很大的作用，如下肢瘀肿，无心肾病患者，当属气化功能失常，可用六味地黄结合五苓散加入少量羌活、防风，既可散有形之湿，又可升脾阳之陷。药量大小变化，很有讲究，只有深谙医理，才能运用得更好，神而明之，存乎其人。

七、精专与庞杂

治病用方精而专，与庞而杂是两个不同的阵势。对于病较单一，显而易见者，适宜少而精的方药。对于病情严重，需要挽危者，也要急用少而精的方药。所谓少，是指药味少，而用量不一定少，有时用量会很大。若系病较杂乱，寒热虚实并见，相对来说，方药就要庞杂一些，往往寒热并用，攻补兼施。所谓庞杂是指方药阵势大一些，但不能犯无中心，无目的，广罗原野的弊病。乌合之众，是不能战胜敌人的。

八、扶正与祛邪

疾病发生的过程，就是邪正相争的过程。《素问·评热病论》说："邪之所凑，其气必虚。"《素问·通评虚实论》说："邪气盛则实，精气夺则虚。"因此，医者在治疗疾病时要时刻注意到邪正盛衰和邪正消长的关系，善为医者都会时时固护正气。固护正气应贯穿在整个治疗过程中，但非是方方都用参、芪之类药物。张仲景《伤寒论》给我们很多启示，他的"扶正固本"思想，不仅在理、法、方、药中反映出来，而且在病变各个阶段上，亦无不贯穿这一主导思想。我于1981年在《张仲景研究》刊物上（第一期）发表了《试论<伤寒论>的"扶正固表"思想》，这里不作详述。

九、病与病人

中医看病，既要看到人的病，又要看到病的人。病后的人，正气就有不同程度的损伤，上面已述。除此之外，男、女、老、少、胖、瘦、高、矮、黑、白、性格、职业、嗜好以及精神状态等，都是不可忽视的。《灵枢·寿夭刚柔》《灵枢·阴阳二十五人》道理讲得很好，符合实际，说明古代医家在临床上对人的观察是非常细致的。《素问·疏五过论》《素问·征四失论》明确指出医生忽略了"人"的过错。

十、疗效与安全

治病疗效好又安全，是医的首要问题。只谈疗效不注意安全，为害甚大。医生喜见疗效，病人更喜见疗效，但对安全问题，病人是不知道的。作为医生来说，应考虑到疗效之中是否寓有不安全的隐患，尤其对于长期服药的病人更应注意到这一点。《素问·至真要大论》说："久而增气，物化之常也。气增而久，夭之由也。"因为药物性味是各有所偏的，药物的治病，是取其性味的偏胜，以纠正、调和人体的不协调状况。若果用之过量，反而会造成不良后果。《素问·五常政大论》说："病有久新，方有大小，有毒无毒，因宜常制也。大毒治病，十去其六；常毒治病，十去其七；小毒治疗，十去其八；无毒治病，十去其九。谷肉果菜，食养尽之，无使过之，伤其正也，不尽，行复如法。"

十一、有药处方与无药处方

凡来就诊者，医生是要给开个用药处方，这就叫做有药处方。实际上这是一句废话，所要谈的是无药处方。无药处方，是医生对病人的话语，特别是对那些有情志因素的病人，无药处方更为重要。若果能开好一张良性处方，病人精神为之一振，犹如黑暗中看到了光明，大大利于病人的康复。千万不能开恶性无药处方，那是要"毒"死人的。作为一个医生来说，既要开好有药处方，又要开好无药处方，两全其美，岂不善哉。

浅谈药量大小变化对治疗的意义

中医临床治疗，根据疾病的性质不同，有"七方"、"八法"、"十二剂"之别。七方即大、小、缓、急、奇、偶、复。八法即汗、吐、下、温、清、补、和、消。十二剂即补扶弱，重镇怯，轻去实（即发汗解肌之法），宣决壅（宣有三意：①涌吐，②宣散，③纳药鼻中取嚏），通行滞（通利小便），泻去闭，滑去著（滑者润泽之义，从大便降之，较泻剂为轻，如脾约丸，更衣丸之类），涩固脱，湿润燥，燥去湿，寒胜热，热制寒。这是遣方用药的原则大法之一，不可不知。但具体到每个方子，必须组方严谨，针对性强，主攻方向明确，用药不在多而在精和准。每看一个病，每开一个方子，一定要过细、认真、果断。

遣方用药除精专以外，还应注意药量的大小变化，这是祖国医学长期积累的实践经验。我们常看到一张处方上，有些药竟用一两至数两，有些药只用一钱或数分。这种大小悬殊，决不是无原则，无目的地乱用，而是辨证处方，据证用药，或大或小，或多或少，皆有规范。现就我所了解的，略谈于下：

一、处方中之小量

处方中之小量，是说一张处方中多数药量是大的，而少数则较轻。在什么情况下使用较轻药量呢？也没有绝对规定。根据临床经验，大致有以下几点：

1．反佐宜用小量　有些大寒或大热证候，若单用“正治”法，就要发生格拒现象。为了避免这一现象，在大剂温热药加入少量寒凉药；大剂寒凉药加入少量温热药以反佐之外，起到诱导引药深入，不致药性与病性发生格拒。反佐用小量，除药味少量也小以外，还有药味少而量非小的含义。所谓小是与大量寒凉药或大量温热药相对的而言，如白通加猪胆汁汤，方中猪胆汁和人尿并非小量，但与温热药相比，量仍是小的。左金丸重用黄连之苦寒泻火，降逆止呕，少佐吴茱萸之辛温以开郁散结，下气降逆，用吴茱萸就是反佐法，但量是小的。这两种情况在临床上应据病情而斟酌应用。

2．升提中气宜用小量　治疗中气虚而下陷，根据“陷者举之”的治则，在补中益气药中加入升麻、柴胡以引中气之陷而上升，疗效颇佳，但升、柴用量不宜大。如补气升肠饮（人参一两，生黄芪一两，白术五钱，川芎三钱，升麻一分）升麻只用一分。傅氏解释方义曾说：“此方纯于补气，全不升肠，即如用升麻一分，亦不过引气而升耳。盖升麻之为用，少则气升，多则血升也，不可不知。”从临床经验来看，升陷剂中升、柴用量虽然不能局限于一分，但确实不宜过大。

3．疏利气机宜用小量　凡气机因腻滞而不畅者，皆宜用小量理气之品以疏利之。如滋补剂中用小量理气药以宣畅呆滞，祛湿剂中用小量理气药以鼓荡气机。莫看用量小，作用甚大。

4．醒脏腑之困惑唤起脏腑之性者宜用小量　所谓“醒”和“唤”是激发之意。脏腑功能因某种原因而陷于困顿不振的状态（本处是指慢性病症，不包括休克）。治疗除辨证用药外，在一些情况下还应加入小量激发之品，以便促进脏腑功能的恢复。如脾气虚弱，健运乏力，食纳减少，兼有湿象者，临床治疗在健脾益气的方药中，往往佐以小量草果、菖蒲、木香等以醒脾困，比单纯健脾益气效果要好得多。又如肝血不足而性失条达，可在补肝剂中加入小量柴胡、薄荷、独活等以唤起升发条达之性。滑氏补肝散之用小量独活，就是“假风药以张其气也。”但这与疏肝解郁之剂意义所不同，彼在疏肝郁，此在唤肝性。

5．引火归元宜用小量　阴虚于下，火浮于上，此非火真有余，乃肾阴不足，阳失恋火不归宅而上浮。常以小量桂、附加于壮水药中以引火归元，“导龙入海”。

6．助气化作用宜用小量　所谓气化，简言之，就是体内某些物质化为气，气又化为某些物质，也就是饮食物在体内化气、吸收、成形、排出的变化过程。气化过程的维持主要依赖命门原气与宗气。若气化失常，就要出现代谢过程障碍，功能失调。比如膀胱气化失常，最易发生小便不利。因此在治疗上要辨证求因，审因论治，湿者渗利，热者清导，阴虚者壮水，阳虚者补火。为了助膀胱气化功能，即使用渗利和滋阴之剂，亦常加入小量桂或附，或桂附兼用以启肾之气化。在这种情况下使用桂附，不宜大量。

7．兼治标证宜用小量　治标治本，抑或标本同治，俱应依据病症的具体情况而确定，其用药分量大小，也应依据病症的具体情况而确定。一般说，标症不太主要，或标的症状虽显，但不是主要矛盾，若标本同时治疗，而治标药味不宜过多，药量也不宜过大。如顺肝益气汤治疗妊娠恶阻，方中陈皮只用三分，砂仁只用一粒，神曲只用一钱，而人参、当归用至一两，熟地用至五钱。因为本病多是肾水不足，肝血太燥，脾胃衰微，不胜频吐。故重用滋养阴血和补气之品以治其本，仅少佐以开胃之品兼顾其呕恶之标。故傅氏云：“此方平肝则逆除，补肾则肝燥息，补气则血易生。凡胎病而少带恶阻者，俱以此方投之，无不安。”临床上像这类处方不为少见，具有主次分明，功用协调，方不板滞之特点。

他如气病及血，血病及气，阳损及阴，阴损及阳之症，皆应标本兼治。但所及之处，为害尚轻，而治疗就不能平分秋色，当大则大，当小则小。如补阳还五汤证，是元气亏损，半身无气，无气则不能动，不能动即成半身不遂。故重用黄芪四两，以峻补其气，其余活血通经药物皆为小量。此因气虚而致血行不畅，自然补气是主要矛盾了。

此外，剧毒药，某些芳香开窍药之用小量，不在此例。

二、大剂药与小剂药要各得其宜

小量（指一般常用量）用药，或大量用药，是根据病证需要而定。决不能无原则无目的地乱开大包药，不能片面认为药量开得大大的才能治病，小了就不治病。有些病证就不必用大剂药味，如协调阴阳营卫，补扶气血虚弱，扫残余之邪，壮阳补火（火衰虽小剂而可助）等，均宜用小量药剂以缓图之。因为功能失调和虚弱，治疗要有个渐变过程，岂能百废俱兴于一旦。有的医生就是习惯开大方，药味既多，分量又大，也不考虑是否药过于病。我认为这不仅造成药物浪费，增加药费开支，而且效果也不见得好，甚至适得其反。诚然病重药轻，药不胜病，也是难以取效的。如大瘟大毒，大积大聚，红肿热大，或气脱阳亡，或津亏液耗者，均宜用大剂以急治之，正所谓欲起千钧之石，必须有千钧之力。否则，杯水车薪，无济于事。

此外，有一些质重和平淡药物，用量亦不宜过小。有些特殊方药，特殊用量，也不要畏其大。

除了根据疾病轻、重、缓、急，施用小剂或大剂以外，还应根据年龄、体质、地区和气候之特点而斟酌用量，才不至于机械死板。

三、药量大小与配伍变化对疗效的影响

中医处方用药很讲究药量大小与配伍变化，同样的方药，用量不同，就有不同的疗效。如小承气汤，厚朴三物汤，厚朴大黄汤均由厚朴、枳实、大黄三味组成，但在药量上有所不同，而其所主证候及所产生的作用亦有区别。小承气汤是厚朴二两（汉代衡制），大黄四两，枳实三枚，治疗积胀俱轻之证，目的在于攻实；厚朴三物汤是厚朴八两，大黄四两，枳实五枚，治疗胀重积轻之证，目的在于行气除满；厚朴大黄汤是厚朴一尺，大黄六两，枳实四枚，治疗痰饮结实之证，目的在于开痞通便。又如桂枝附子汤与桂枝去芍药加附子汤，药味完全相同，仅桂枝、附子的分量略有差异。桂枝去芍加附汤是桂枝三两，附子一枚；桂枝附子汤是桂枝四两，附子三枚，余皆相同。但两方主治完全不同，前者治阳虚的脉促胸满恶寒，后者治风湿相搏的身体疼烦。这完全由于桂枝、附子的用量关系，特别是附子的用量，小量则温经回阳，大量则力能镇痛。再如桂枝汤能调和营卫，解肌发汗。若再加桂枝二两，即为桂枝加桂汤而治水寒之气上冲的奔豚证。若倍芍药加饴糖，就变为温养中脏，补虚和里的小建中汤了。

另外，还有一些方药分量比例，经过长期实践证明，似有不能随便更动之意。如当归补血汤，黄芪五倍于当归，才能起到阳升阴长，气旺血生之效（血脱须补气，阳生则阴长）。桂枝汤中桂枝白芍等量，方可起到调和营卫之功。因此，临床使用方药，又不可忽略这些经验。

总之，药量大小变化，是临床治疗中不可忽视的一个重要方面，用之得当，疗效就好，用之不当，疗效就差。辨证、立法、用药，三者缺一不可，即使辨证立法都对，而用药不精不准，不适量，同样会影响治疗效果。

谈医与人、仁的体会

医生是个特殊职业，工作对象是病人，生死攸关，责任重大。

这里所说的人，是指医生本人和病人。病人求医，欲去其疾，医生治病，亦欲速愈其疾，前者主动，后者被动，主动便为强势，被动便为弱势。如何平衡这种关系，关键在于医生。作为医生来说，要把这种关系倒过来，始终要以病人为本。《素问·汤液醪醴论》说："病为本，工为标，标本不得，邪气不服。"因此，作为一名医生，首先要做好为人，也就是说，人本要正，心术要正。病不择人而病，医也不能择人而医，病对人是公平的，医对人也应公平。绝不能以病人身份，地位，贫富不同而行医，应一视同仁。毛泽东同志在《纪念白求恩》一文中说的，做"一个高尚的人，一个纯粹的人，一个有道德的人，一个脱离了低级趣味的人，一个有益于人民的人"。做人要做这样的人。

这里所说的仁，是指仁心和仁术而言。医既要有爱人之心，又要有爱人之术。清·喻昌说："医，仁术也。"清·吴瑭说："医，仁道也。"晋·杨泉说："夫医者，非仁爱之士，不可托也。"作为医生，不仅要有高超的医术，还要有高尚的医德。如果医德不好，即便医术再高，也不能很好地为患者服务，甚至会给病人造成一些不应有的损失和痛苦。所以说，仁和术是并重的。总而言之医生对病人，要以心相待，以诚相待，以爱相待，以慈相待，想病人之所想，急病人之所急，医患关系自然和谐，治疗效果也会良好。

仁术不是空谈的，要在治疗各个环节中体现出来，例如：

辨证上：疾病是千变万化的，往往寒、热、虚、实夹杂，真假相混，因此在辨证中要非常仔细，非常认真，不能有丝毫马虎。《素问·疏五过论》和《素问·征四失论》所说的"四失"和"五过"，我们应该好好读读，引以为戒，张仲景在《伤寒论》序中痛斥当时某些医生，不讲医术，不讲医德的行为我们应当戒之。在治病中要实事求是，既不能夸大病情，骇人听闻，又不能说大话，误病机，更不能诋毁他医，以炫耀自己，这些都是有悖于医德的。

用药上：医贵能治病，更贵在能治大病，能治大病者为上医。大病非皆尽能治愈，但要治疗得当，疗效要高。治病就得用方用药，用得好不好，直接关系到疗效。医生根据病的性质不同，轻重不同，以及年龄、性别、体质的差异等而遣方用药。单从用方来说，就有大、小、缓、急、奇、偶、复（七方）之别，这是一个原则，必须遵从。具体到每个方子，又必须组方严谨，针对性强，主攻方向明确，或大或小，或多或少，皆有规范。病轻药重，为药过于病，病重药轻，为药疲于病，过与不及，皆谓失宜。医生在开完处方之后，应仔细审察一下，是否有失当失误之处。“下笔虽完宜复想，用心已到莫迟疑”这是过去医家的名言，非常好。我是按这样去做的。我不赞成乱开大方，药味既多，分量又大，贵重药也多，既浪费药物，增加费用，又与病不利，甚至造成危害，而“遗人夭殃”。中药是特殊商品，药对其症，都是好药，药不对症，虽贵何用。若单从经济利益去开方用药，于心何忍，中医特色也就不知不觉地被淹没在这里面了。总而言之，我们以仁爱之心用药，实事求是地用药，我们心安，病人也心安。“看病贵，看病难”一直是党和人民非常关注的问题，我们共同努力，争取早日解决。

在情感上：医生治病，不但要开好有药之方，而且要开好无药之方。人是有感情的，喜、怒、忧、思、悲、恐、惊人皆有之，医生在看病时，要注意到病前的性格和病后的情绪变化，针对病人的不同情况，或宽慰，或劝导，晓之以理，动之以情，调动病人的积极性。一般说，病人是听医生话的，适当的思想工作可以做得通。我在治病中常根据病人的不同情况，开出各自不同的“无药之方”。对于文化层次较高的而又比较熟悉的病人，也可以文字形式开出。如某位老年女患者，有文化素养和政治素养，喜画国画，实有丧偶之痛，整日郁郁寡欢，在开完有药处方之后，遂赠诗一首，“雪里梅花雪后松，冷香高洁耐寒冬，一支画笔重挥洒，何计歪斜与淡浓。”患者非常高兴，精神为之一振，果然又拿起了画笔，逐渐恢复了常态。“无药处方”，要开得灵活，开得适当，有针对性，不能庸俗，否则会适得其反。人皆乐生而恶死，只要方法得当，入情入理，病人是会愉快接受的。让病人感到温暖，也可能会把看病当成一种精神享受。只要心存仁爱，不怕麻烦，“无药处方”，每位医生都能开得很好，事实上很多医生就是这样的。

退热述治

发热是临床常见证候，从大类来说，不外乎外感和内伤两大方面，但具体到每个发热症候，又有其具体情况，临证时应当细辨。从《伤寒论》问世到晚清温病学的发展，以及历代医家对外感和内伤发热的论治，内容甚为丰富，是我国中医一大特色。但由于近代西医学的发展，发热病人多去西医院就治，以致形成中医院尤其是大城市中医院发热病患来诊者较少，即使少数发烧来诊者，也多是在西医院治疗效果不佳，吃中药试试看。西医自有西医的长处，无可厚非，中医自有中医的优势，理当肯定，中医要充分扬所长，为人类健康继续发展做出更大的贡献。我从事内科杂症的治疗，所遇发热病人亦不少，兹不揣谫陋，愿将个人所治疗的发热病人列举于下，作为抛砖之引。

1. 太阳阳明并病发热　姜某，男，6岁，高烧数日，用西药解热剂，烧不退，患儿父母甚为焦急，乃就诊于予。刻诊：患儿体温39℃，口渴，舌红，腹胀，无汗。发病前天气较暖，突然寒流来临，气温骤降，又阴雨数天，发热无汗，为太阳表邪不解之象，口渴腹满，为邪入阳明之证，此为太阳阳明并病之候，遂仿《医学衷中参西录》之清解汤（薄荷叶，蝉蜕，生石膏，甘草）方义，为疏一方。荆芥3g，蝉蜕9g，连翘9g，葛根30g，生石膏30g，花粉9g，大黄3g（后下），1付，水煎服。

复诊时，患儿父母云：服药后体温缓慢下降，到夜间热全退。嘱其慎风寒，节饮食，无须再药。

此证为感受风寒，未能及时得到辛温解表之剂，以致发热不退。表证未罢，里证又见。故表里同治，药后表邪得解，里热得清，病竟速愈。

2. 少阳阳明合病发热　贾某，男，5岁，寒热如疟，每日下午嫌冷后发烧，烧后汗出，但热不能尽退。曾服西药六七天无效。诊见脉洪数，口渴，舌苔薄黄，舌红，体温39.9℃。据证析之，寒热如疟，为邪在少阳，脉洪数，口渴，为邪在阳明，遂以小柴胡汤合白虎汤加减治之。柴胡15g，黄芩9g，党参12g，清半夏9g，知母12g，生石膏30g，葛根30g，甘草6g，1付，水煎服，汗出热退而愈。

此为少阳、阳明两经证候同时出现而又表里俱重之候，故用小柴胡以和解少阳之邪，用白虎以清阳明之热，葛根为阳明胃经之药，用之以解阳明经热，使其退热更速。张锡纯盛赞石膏之功用，谓之“凉而能散，有透表解肌之力，外感有实热者，放胆用之，直胜金丹”。证之临床，阳明经证发热，石膏配葛根，清中有透，透中有散，可谓相得益彰。

3. 太阳少阳合病发热　连某，男，16岁，1个月前患感冒，而后呈间断性发热，有时1日数次发作，有时数日1次发作，而且多在下午，项强，身困乏力，脉浮数，苔薄黄。发热时作，为邪在少阳之象，脉浮，项强，为邪在太阳之证，此乃太少合病之证，遂以葛根汤合小柴胡汤治之。桂枝10g，白芍10g，葛根30g，柴胡12g，清半夏10g，黄芩10g，党参15g，炙甘草6g，生姜6g，大枣4枚。水煎服。

患者复诊述，上药服3付，发热已止，只头微痛，消化欠佳，乃以扶正健胃为治。1个月后，其母患热痹，亦来就治，并说其子健康如常。

患者发热虽1个月之久，但邪仍留恋于太阳和少阳两经，据经治之果瘥。于此可见，发热时间虽久，只要表证在，仍要从表证治之。又曾有刘某，男，40岁，4个月前患急性黄疸型肝炎，住郑州某医院治疗，黄疸消退。但在黄疸消退之间，新增冷烧病，每隔三五天发作一次（均在下午），先冷后烧，体温39～40℃，2个小时左右，汗出热退。该院认为是输液反应，又疑为疟疾，但未查到疟原虫，多方治疗无效，以致病延近3个月之久，后经他人介绍，就诊与予。脉弦略数，舌苔薄白，此太少兼见之病，遂疏小柴胡汤合桂枝汤原方，3付而愈。

4. 邪客太阳经输发热　冯某，女，44岁，自述感冒半月多，发热不退，体温38～38.5℃，曾用许多感冒药，又输了7天液，烧仍不退。其证恶寒无汗，项强，口渴，苔薄黄，脉浮数。此为邪在太阳经输之候，遂以葛根汤加黄芩、花粉治之。葛根30g，麻黄9g，桂枝10g，白芍10g，黄芩10g，花粉10g，炙甘草6g，生姜5片，大枣4枚。3付，水煎服。

6天后复诊，上方服1付即汗出热退，未有再发烧，后2付未再服，今日来诊，主要是烧退后，胃纳不佳。

本病发烧虽半月以上，见症仍恶寒无汗，并有项背强之象，为邪在太阳经输之阳证，故径投葛根汤以治。苔薄黄，口渴，有化热伤津之初兆，故加入黄芩、花粉以清热生津，有栝蒌桂枝汤和千金阳旦汤之意。

5. 邪在肺卫发热　职某，男，1岁，患病毒性肺炎，在某儿童医院治疗数日，高烧（39～40℃）不退，其父甚为焦急，特寻访于予，应其求，为疏一方。金银花9g，连翘9g，大青叶9g，板蓝根9g，桑白皮6g，地骨皮6g，桔梗3g，甘草3g。2付，水煎服。

第3天其父来诉，上药服毕病愈，服第1付半小时后即汗出热退，未再发烧，是否再药，予思其发热时间较长且甚，阴液必伤，又恐余热未尽，仍以养阴清热为法立方，以善其后。

此方为银翘散加减化裁而成。中医虽无病毒性肺炎之名，但症状表现为高烧，而且只有数日，当是邪在卫分，同时也参考了西医的诊断，故从肺卫论治，亦是辨证与辨病结合治之。方中金银花、连翘，能清宣肺卫，使邪热从表而解。毒热犯肺，非清不除，故以大青叶、板蓝根解毒清热，使热从里而消。桑白皮、地骨皮、甘草为泻肺清热之泻白散，善治肺有伏热，皮肤蒸热之疾。桔梗、甘草为《金匮要略》治肺痈之桔梗汤，诸药合用，共奏清解肺卫之效，药虽平淡，但功用较宏。

6. 阳明经病发热　张某，男，25岁，从山西出差来郑州，突发高热，体温39.5℃，白细胞11×10^9/L，用西药解热药及青霉素针，热仍不退。刻诊：恶寒较重，头身疼痛，口渴，恶心，有时汗出，苔微黄，脉数。此乃感冒风寒，寒邪束表，故恶寒较甚。由于邪入阳明，故身热甚而又口渴。恶心干呕，是邪犯少阳之象。综观此证，为表邪未解，里热已盛，三阳经俱病之候，以柴葛解肌汤加减治之。柴胡12g，葛根12g，羌活12g，白芷9g，黄芩9g，藿香12g（后下），生石膏30g，陈皮9g，生甘草6g，生姜9g。1付汗出热退，第3天活动如常，逛罢公园，特来问予，是否再药。

柴葛解肌汤是解肌清里退热的一个好方子，予遇寒包火之发烧，也多以此方为主，加重羌活用量，每获良效。通过本例治疗，可以体会到中医用药，贵在辨证，不能以体温高，血象高就盲目清热解毒，其疗效不但不好，甚至还有水伏表邪之弊。

7．邪伏膜原发热　张某，男，29岁，低烧3个月，体温常在37.5～38℃，时轻时重，经X线透视，化验检查，未发现异常，在当地医院住院期间，曾多次会诊，用了很多西药，同时也服用中药数十付。予观其方，有以阴虚夹湿为治，有以小柴胡汤证为治，后又经当地县中医院治疗，但都未能取效。后经别人介绍，就诊于予。予据证并参考服药经过，以达原饮加减治之。厚朴9g，黄芩9g，槟榔9g，白芍9g，知母9g，草果6g，竹叶9g，鳖甲30g（先煎），白薇12g，丹皮9g，水煎服。

上方服3付烧即退，患者恐再发烧，又按原方继服6付。15年后，患者又因他疾就诊于予，并告予当时病愈情况。

达原饮为治疗邪伏膜原的要方，本例虽不是《瘟疫论》中达原饮所主的典型病候，但符合达原饮所主的病机，同样获效。予每遇体温不太高而且下午较重，舌苔厚腻者，不论时间长短，辄用达原饮多获良效。至于加味，可随证而酌，故吴又可说："凡疫邪游溢诸经，当随经引用，以助升泄……务在临时斟酌。"

8．肝胆郁热发热

案一：刘某，女，40岁。右胁痛，发热近2个月。在当地医院住院，经中西医治疗无效，遂来郑州就医，经某医院诊为肝脓疡，但2次穿刺无脓，住院1个月，发热仍不下，又转至某中医院住院，治疗亦无效。后邀予诊治，询其病情，为先冷后烧，烧后出小汗，1日数次发作，右胁疼痛。予思其病程虽长，但小柴胡汤证仍在，遂以小柴胡汤加味治之。柴胡15g，党参15g，黄芩12g，清半夏9g，生薏仁30g，冬瓜仁30g，金银花30g，丹参15g，赤芍9g，败酱草30g，远志30g，桃仁9g，甘草9g，生姜9g，大枣5枚，水煎服。

上方服2付，烧退，胁亦不痛，药后全身出黏汗，经观察10天，未再发烧，即出院继服中药，又数日欣然返里。

患者从县到郑州市，经数家医院历时近2个月，中西医治疗无效，我考虑他医可能囿于肝脓疡，忽略了邪在少阳的关键所在。我在立方时，既以治少阳为主，又参照西医的诊断，二者可以并行不悖，况且肝与胆互为表里关系，故以小柴胡加味治之。方中除小柴胡汤主方外，尚有薏苡附子败酱散和大黄牡丹汤方义，远志能治痰湿壅滞的痈疾，故重用之，此番用药若有肝脓疡可治之，若无肝脓疡亦可解少阳和厥阴之结热，可谓一举两得。

案二：林某，男，15岁。发烧右胁痛50天。来诊前曾2次住院，先在开封市某医院住院近1个月，该院诊为肝脓疡，3次穿刺未见脓，用药无效，后来郑州住某医院20天，仍诊为肝脓疡，又穿刺3次未见脓，用药亦无效，后出院住其亲戚家得以就诊于予。诊见舌质深红，舌中间有少量黄厚苔，脉弦数按之乏力。问其发烧情况，为每天下午热重，体温常在39～40℃，身体较为虚弱，遂以气血两清之法为主治之。共服药23付，并告痊愈。在服中药期间，一切西药停用，体温缓慢下降，胁痛逐渐减轻。所用方药，多以小柴胡汤和人参白虎汤加减，余以人参白虎汤和清瘟败毒饮加减，方中犀角以水牛角代之，败酱草、紫草、板蓝根、冬瓜仁、生薏仁等味使用次数较多，因七易其方，不能一一列出，但亦可见其梗概。

9. 食积发热　王某，男，8个月。发烧2个月，体温常在37.5～38℃，服用许多消炎退热药物，烧仍不退，化验检查未有异常。诊见腹胀，叩之有鼓声，头发如穗，舌苔略厚，指纹色紫，此乃喂养失当，乳食积滞化热所致，遂以保和丸加减治之。神曲2g，焦山楂3g，炒麦芽3g，云苓3g，清半夏2g，炒卜子2g，连翘3g，陈皮2g，大黄2g（后下），炒牵牛子2g，甘草2g，水煎服。

上药服1付，烧即退，腹亦不胀，喜进食，全家皆乐。此病并不复杂，唯按食积治之可也。

10. 瘀血发热　宋某，女，49岁。以早期肝硬化入某中医研究院住院。入院1个月后发烧，每日下午体温38℃左右，自感面部烘热，呼吸不畅，经各种检查，未查明发烧原因，经会诊及中西药治疗，烧仍不退，如此缠绵近2个月，后就诊于余。诊见面色暗红，舌质紫暗，舌苔薄黄，脉沉涩。右胁闷胀不舒，余思其患肝病又发烧近2个月，诸药无效，当以活瘀一法，况患者又有瘀血见症，故断然以血府逐瘀汤加鳖甲治之。当归10g，生地30g，桃仁10g，红花10g，赤芍15g，柴胡6g，川芎6g，桔梗6g，牛膝15g，炒枳壳6g，鳖甲30g

（先煎），炙甘草6g。3付，水煎服。

上方3付未尽剂烧即退，体温正常。为巩固起见，继服上方4付，此后患者又多次来诊，让余治其肝病，但体温一直正常。

此例病人发烧近2月，所用药物亦不少，但未用过活瘀法，鉴于此，我乃补其漏一试，果验。

11．气虚发热　黄某，女，36岁，农民。发烧将近1年，当地医院诊为贫血，曾在某地区医院住院治疗，经用青霉素、链霉素等许多西药，烧不退，后用强的松，烧仍不退，体温常在38℃左右，有时39℃，后来郑州就医，经他人介绍就诊于余。余思其发烧近1年，脉证俱呈虚弱之象，补中益气丸正适其证。党参15g，黄芪30g，炒白术9g，当归9g，陈皮6g，升麻6g，柴胡6g，白芍15g，黄连6g，生石膏20g，知母9g，炙甘草6g，生姜9g，大枣5枚。水煎服。

患者家在农村，在郑州服药诸多不便，故持方回家，半年后因他疾又来就诊，并告余曰：前病服此方14付，烧渐退，至今未再发烧。方中加入石膏、知母、黄连意在退火以驱元气之贼，加白芍以助当归滋养阴血，方虽加味，仍不失其甘温除热之旨，亦正是“劳者温之，损者益之”之治也。

12．阴阳气血失调发热　高某，女，8岁。发烧2年多，体温高，时常在38.5℃、38.7℃、39.7℃，有时40.4℃，体温低时常在37.5℃、37.7℃，高烧时间少，低烧时间多，发烧时间多在中午12点至夜12点，1个月中也只有3～5天不发烧，2年多来，经郑州各大医院多次检查，未查出发烧原因，也曾去北京某医院检查，也未查明原因，2年来用了不少西药（包括激素）均未获效。患儿父母为此焦急万分，束手无策，后就诊于余，让我尽力治疗，不再求治他人。诊见患儿发育尚好，面色潮红（发烧时），舌质淡红，苔少，脉数无力。饮食可，小便黄，大便正常，呈慢性病容，体温38.3℃，经余用药，次日渐至36.5℃，连续6天体温正常（以前很少有此情况），患儿父母见服药有效，更树立了治疗信心。从1982年10月至1983年12月25日共服药196付，痊愈。在治疗期间停用西药，只是在感冒时用点感冒清和APC。患儿父母为了观察疗效，从我治疗起每日测体温7次，一直到1983年1月4日，从未间断。病愈后，患儿父母将体温记录送于我，让我总结。观其体温记录，从4月以后，体温很少超过38℃，多为低烧而且烧的时间短。10月以后，发烧时间更少，12月25日停药。以后偶有感冒发烧，即就诊于余。由于患儿坚持服药（不烧时即暂停服药），每次发烧都为低烧，而且烧的时间短，故未间断上学，学习成绩一直优良。因治疗时间长，所用药物亦多，不能一一举出，兹分类以见其梗概。

使用最多的方药

（1）补中益气汤分别加入鳖甲、白薇、乌梅、知母、地骨皮。

（2）六味地黄汤分别加入鳖甲、柴胡、白芍、薄荷、僵蚕、生龙牡、元参、青蒿。有时用麦味地黄丸加白芍、地骨皮、生龙牡。

（3）乌梅丸分别加入鳖甲、元参，大便干加大黄。

（4）增液汤加入鳖甲、龟板、知母、黄芪。

偶用方药

（1）血府逐瘀汤。

（2）熟地、细辛、元参、肉桂、白芍、当归、丹皮、制附子、五味子、鳖甲。

（3）桂枝汤合小柴胡汤。

（4）夏季汗多当归六黄汤，秋季偏燥甘露饮。

此是一例比较顽固的长期发热病，也是治疗时间较长的发热患者。患儿长期发热，其正气必然虚损，况小儿为稚阴稚阳之体，怎奈久病折磨，以致阴阳气血处于严重失调状态，在长达11个月的治疗中，始终本着调补的原则，终于达到阴阳气血和平之目的。在治疗中观察到一个方药不能持续获效，但每更一方，效果皆好，服后烧即退，这正是从不同角度调其失调，恰是中医治病的微妙之处。

验方介绍

由于长期教学和临床，积累了丰富的临床经验，下面介绍几个常用有效的验方，供大家参考。

1. 方名　芍胡汤

方药组成：生白芍30g，当归10g，制香附10g，元胡15g，炙甘草20g。寒者加炒小茴香10g，炮姜6g；腹胀者加乌药10g；有瘀血者加五灵脂10g，蒲黄10g（包煎），山楂炭15g。

适应病症：妇女痛经。

用法：水煎服，1日1剂，两煎两服。于经期前1天开始服用，若经期时间不准，在有痛经感觉时，即开始煎服，连服5剂。如果对症了，当月即可不痛或减轻。连服几个周期，巩固疗效。

按语：本方是以芍药甘草汤为基础，无论哪种原因引起痛经，皆致经脉挛急。芍甘汤可以缓急止痛，是本方的核心药物。根据痛经不同情况，适当加味，效果较好。本方具有药味少、效果好的特点，而且适应面较广，易于临床使用，疗效可靠。

2．方名　消积汤

药物组成：炒麦芽，炒山楂，炒神曲，炒牵牛子，大黄（后下）

适应病症：小儿食积。症见纳呆，消化不良，大便干或不畅，腹胀或隐痛等。

方源：个人经验方。

用法：根据患儿年龄，酌情用量，水煎服，早晚各1次，也可制成散剂，便于服用。

3．方名　金药粥

药物组成：生山药1000g，鸡内金50g

适应病症：脾胃气阴不足所致大便滑泻，纳少，虚弱。

方源：个人经验方。

用法：共为细面，每次30g，先用冷水把药粉搅成稀糊状，慢慢搅入开水锅内煮成粥，稀稠适度，每早1次，与饭同进（当饭吃），可连用1个月或更长时间。

按语：此方系从《医学衷中参西录》薯蓣粥演化而成。原方只山药一味，我加入鸡内金，助其消化，并把治疗范围局限在脾胃气阴不足、消化不良的滑泻病。经长期临床使用，效果较好。

4．方名　润肌膏

药物组成：当归10g，丹参10g，紫草10g，黄蜡10g（另包）

适应病症：用于肌肤某处干裂燥痒。

制法和用法：先将前三味药用香油浸泡（油能淹着药）24小时，文火炸焦，去渣过滤，将黄蜡融入即成。待油温下降，倒入容器内，冷凝成膏，每用少许，日擦2～3次。

方源：《医宗金鉴》。

按语：原方为香油，奶酥油，当归，紫草，黄蜡。我将奶酥油去掉，加入丹参，药量也有变化。此症多由肌热当风，风邪侵入毛孔，郁久燥血，肌肤失养，化成燥证。经予长期应用，效果较好。

5．方名　山车汤

药物组成：生山楂15g，炒山楂15g，生车前子15g（包煎），炒车前子15g（包煎）

适应病症：用于慢性泄泻，腹内有积滞者。症见大便次数多，泻前腹痛，泻后痛减，或不痛但泻者，无虚寒症状表现，经多方治疗无效者，皆可使用。

方源：清·陈修园书中。

用法：1日1剂，水煎服，早晚各1次。

按语：我在初学医时，读陈修园书，见此方用药奇特，经临床验证，效果很好。后来把它定名为山车汤。我在临床使用时，待服用一段时间后酌情加入生山药15g、炒山药15g以健脾益气，效果更好，仍叫它为山车汤。对于久患泄泻者，询其用补法、清法皆无效者，使用本方，每获良效。此方药物生熟并用，有燮理之妙，不可随意更改。

6. 方名　谷青汤

药物组成：谷精草30g，青葙子15g，决明子10g，蝉蜕6g，薄荷10g（后下），菊花10g（后下），酒黄芩10g，蔓荆子10g，生甘草6g

适应病症：凡风热引起头部疾患，如头痛、头昏、头晕、耳鸣、眼胀、鼻流浊涕等病。

方源：个人经验方。

用法：每日1剂，水煎服，早晚各1次。目珠胀痛者加夏枯草30g，头昏重者加荷叶30g，便秘者决明子改为30g，鼻塞者加苍耳子10g，辛夷6g，阴虚火旺者加元参15～30g，阳亢者加生石决明30g（先煎），珍珠母30g（先煎）。

按语：方中多为轻清上浮而又凉散的药物。因头为诸阳之会，清阳之府，风热之邪，易犯人之高巅。只要把握住因风热引起头部的诸多疾患，皆可治之，效果明显。这是我在临床上摸索出来的方子，用之比较顺手，也是我治疗内科杂病“八法”中轻清法的代表方。

漫谈补法的运用

虚则补之：扶弱；挽危。

治虚两大主要药物：人参，附子。

人参：大补元气。“人参能回阳气于垂绝”（《本草经疏》）。

党参：补中益气。“力能补脾养胃，润肺生津，健运中气，本与人参不甚相远，其尤可贵平，则健脾运而不燥，滋胃阴而不湿，润肺而不犯寒凉，养血而不偏滋腻，鼓舞清阳，振动中气，而无刚燥之弊。”所以说，党参既可补气，又可补血，善调脾胃诸疾。补力虽不如人参，但运用较为广泛。

附子：回阳救逆，补火助阳，散寒止痛。虞抟曰：“附子禀雄壮之质，有斩关夺将之气，能引补气药行于十二经，以追复散失之元阳；引补血药入血分，以滋养不足之真阴；引发散药开腠理，以驱散在表之风寒；引温暖药达下焦，以祛除在里之寒湿。”附子不仅用于急救，对于阳虚寒盛之证，也在必用之列。

六审

审虚之轻重（大中小微），各及其宜，恰到好处，慎太过与不及。

审虚之部位（脏腑经脉上中下），治得其所，步步到位，虚在哪里，补在哪里。

审虚之性质（气血阴阳），谁虚补谁，定性是关键。

审虚之偏盛（气血阴阳），孰多孰少，不可颠倒。

审虚之兼杂（痰瘀水食），或先补后攻，或先攻后补，或攻补兼施，贵得其宜。

审正邪关系。

孙思邈《备急千金要方》曰：“凡病服利汤得瘥者，此后慎不中服补汤也。若得补汤，病势还复成也。更重泻之，则其人重受弊也。若初瘥，气力未甚平复者，但消息之；需服药者，当以平药和之。”

喻嘉言说：“伤寒宜用人参，其辨不可不明。若人受外感之邪，必先汗以驱之。惟元气壮者，外邪始乘药势以出。若素弱之人，药虽外行，气从中馁，轻者半出不出，重者反随元气缩入，发热无休矣。所以体虚之人，必用人参三五七分入表药中，少助元气以为驱邪之主，使邪气得要一涌而出，全非补养衰弱之意也。”

五忌：忌蛮补，忌呆补，忌过补，忌误补，忌偏执补。

以上谈得很肤浅也很不全面，作为引子，共勉。

《医宗金鉴·删补名医方论》

独参汤“治元气大虚，昏厥，脉微绝及妇人崩产，脱血，血晕。人参八两随人随证。”

［按］若病兼别因，则又当随机应变，于独参汤中或加熟附补阳而回厥逆，或加生地凉阴而止吐衄，或加黄芪固表止汗，或加当归救血之脱，或加生姜汁以除呕吐，或加童便以止阳烦，或加茯苓令水化津生，治消渴泄泻，或加黄连折火逆冲上，治噤口痢，是乃相及相须以有成。亦何害其为独哉？如薛己治中风，加人参两许于三生饮中，以驾驭其邪，此真善用独参者矣。

《素问·阴阳应象大论》曰：“病之始起也，可刺而已；其盛，可待衰而已，故因其轻而扬之，因其重而减之，因其衰而彰之，形不足者，温之以气；精不足者，补之以味。其高者，因而越之，其下者，引而竭之；中满者，泻之于内；其有邪者，渍形以为汗；其在皮者，汗而发之，其慓悍者，按而收之；其实者，散而泻之。审其阴阳，以别柔刚。阳病治阴，阴病治阳，定其血气，各守其乡，血实宜决之，气虚宜掣引之。”

《素问·至真要大论》曰：“寒者热之，热者寒之，微者逆之，甚者从之，坚者削之，客者除之，劳者温之，结者散之，留者攻之，燥者濡之，急者缓之，散者收之，损者温之，逸者行之，惊者平之，上之下之，摩之浴之，薄之劫之，开之发之，适事为故。”

略谈小柴胡汤和桂枝汤方证及其在临床上的运用

小柴胡汤和桂枝汤，均是《伤寒论》中的方子。小柴胡汤，由柴胡、黄芩、半夏、人参、炙甘草、生姜、大枣等七味药组成，能和解少阳，主治半表半里证。桂枝汤，由桂枝、白芍、炙甘草、生姜、大枣等五味药组成，能解肌发表，调和营卫，主治外感风寒表虚证。临床上想更好发挥这两个方子的作用，必须对这两个方子的理论基础有所了解，才能心中不惑，有的放矢。

小柴胡汤，是和解少阳的方子。少阳经统主三焦及胆。三焦“主持诸气”，为“水谷之道路”，外通腠理，内通膈膜，膈上者清气主之，膈下者浊气主之，介乎上下清浊之间者，即为肝胆所部。少阳为初阳之气，是生气的“少火”。少阳的少火之气来源于少阴肾的元阴元阳之气和其他脏腑之气，它可流行于肌腠皮肤之内，全身各处，无所不到，无所不有，所以又称少阳为“游部”。三焦之所以能化气行水，总司人体的气化作用，主要在于少火的激发与推动，称三焦者，即有火、热之义。三焦有了少火，才能发挥其“如雾”“如沤”“如渎”的功能。假如三焦缺乏少火之气，则气不能化，水不能行，代谢就会发生很大的障碍。

何谓少阳病？少阳即是半表半里证，其症状表现为“往来寒热，胸胁苦满，默默不欲饮食，心烦喜呕”。称半表半里者，为其病在太阳与阳明之间，既不在表，又不在里。但在病变过程中，往往是兼表（太阳），兼里（阳明），不能截然分开。如寒热是兼太阳之表，不欲饮食和呕，是兼阳明之里，唯胁满为少阳所独有。胁居身之两侧，前连于胸，后邻于背，胸为阳明所主，背为太阳所主，所以少阳病容易涉及太阳、阳明。病邪入里和出表，都要经过少阳的枢转，所以又称少阳为枢。少阳为枢，是对少阳经生理功能的精辟概括，它能使表里间阳气转输出入，各得其所。所以治少阳病，就要紧紧抓着这个关键。也可以说少阳病就是少阳枢机不利之病。治少阳的意义，就在于使少阳枢机疏达，枢机一转，则内外通达，不能外出的可以外出，欲内入的即被切断而不能内入，也就是断太阳的来路，开阳明的出路。这就是小柴胡汤的主要作用。

至于小柴胡汤的功用，常称为“少阳枢机之机，和解表里之总方”。而唐容川更有所发挥，他说：“此方乃疏表和里，升清降浊之活剂。人身之表，腠理实营卫之枢机。人身之里，三焦实脏腑之总管。惟少阳内主三焦，外主腠理。论少阳之体，则为相火之气，根于胆腑；论少阳之用，则为清阳之气，寄在胃中。方取参、枣、甘草以培养其胃，而用黄芩、半夏降其浊火，柴胡、生姜升其清阳。是以其气和畅，而腠理三焦，罔不调治。其有太阳之气，陷于胸前而不出者，亦用此方，以能清里和中，升达其气，则不结而外解矣。有肺经郁火，大小便不利，亦用此者，以其宣通上焦，则津液不结，自能下行。肝经郁火，而亦用此，以能引肝气使之上达，则木不郁，且其中兼有清降之品，故余火自除矣。其治热入血室诸病，则犹有深义。人身之血，乃中焦受气取汁，变化而赤，则随阳明所属，冲、任两脉，以下藏于肝，此方非肝胆脏腑中之药，乃从胃中清达肝胆之气者也。胃为生血之主，治胃中是治血海之上源，血为肝之所司，肝气既得清达，则血分之郁自解，是正治法，即是隔治法，其灵妙有如此者。”唐氏此解，深明经旨之义，对于扩大此方的使用范围，有很大的启发性，可资借鉴。

下面再谈谈桂枝汤的方证。桂枝汤是主治太阳中风表虚证的方剂。足太阳经起于目内眦，上额，交巅，下项，挟脊抵腰中，下至足小趾。手太阳经起于手而终于头。从太阳经循行来看，是统辖周身肤表的。周身肤表，经常充满着阳热之气，以温煦肌表和抵御外邪。这种阳热之气，来源于下焦。膀胱为津液之府，由肾阳温化蒸腾，借三焦的道路，循太阳经而通行肤表，起着卫外的作用，故称太阳为巨阳，为阳气盛于外的意思。

由于太阳主一身之表，为六经的藩篱，所以外邪犯表，首犯太阳。从传经方面说，太阳病既能传入阳明，又能传入少阳，也能直接传入三阴，尤其易于传入少阴。阳气虚弱，卫外无力，太阳表热证可以转为只恶寒的少阴虚寒证。“实则太阳，虚则少阴”，就是这个意思。

太阳为三阳之表，以开为顺，开则能使阳气外达，卫外而为固也。若感受风邪，风性疏泄，能使腠理开放，表阳不固，因而营阴不能内守而汗自出，汗出则营弱。这就是太阳中风而致汗出、营卫不和的表虚证。桂枝汤即为此证而设。

桂枝汤，方用桂枝解表，温阳扶卫，祛在表之风邪；白芍敛阴以和营，固在内之营阴；生姜佐桂枝解表，大枣佐白芍和里，甘草调和诸药，并合大枣养胃气。综观此方，配伍严谨，相得益彰，散中有敛，和中有调，故《医宗金鉴》称“此方为仲景群方之冠，乃解肌发汗，调和营卫之第一方也。”

以上是对小柴胡汤和桂枝汤的肤浅认识，其深理奥义，须从《伤寒论》中求之，从临床实践来看，这两个方子不仅疗效好，而且治疗范围也比较广泛，如能用之得当，切中病机，不仅太阳风寒表虚证，少阳半表半里证，能收桴鼓之效，还有其他杂证，只要符合二方的功能主治，也能获得满意的疗效。笔者从推广小柴胡汤和桂枝汤应用范围的角度出发，介绍经我治疗的几则病例，以见其梗概。

例一：孙某，女，47岁，市民。从小咳嗽至今，历40年，每年秋末发作，冬季较甚，夏季自愈。在发作期间，昼轻夜重，甚则难以入眠，痰多而稀，喉咙发痒。从神色形态来看，无明显的病容表现。1970年来诊。窃思此病已数10年，患者服药较多，不见效果，一般治咳之剂，已经用过，若不另想方药，恐难取效。忆起陈修园《医学实在易》治咳论中有云：“胸中支饮咳源头，方外奇方勿漫求，更有小柴加减法，通调津液治犹优。”考虑此方较为合适，遂欣然疏方，以观其效。

柴胡9g，半夏9g，黄芩9g，党参9g，五味子9g，甘草6g，生姜9g，大枣4枚，水煎服。

上方服1付后即能安然入眠。服4付后咳嗽已去大半。继服数付而咳止。

本证并没有小柴胡汤证的典型症状，但遵“若咳者去人参、大枣、生姜，加五味子半升，干姜二两”的垂训，根据患者的具体情况，只增五味子一味，竟能止数十年之咳于数日，乃因“上焦得通，津液得下，胃气因和”故也。此证为风寒之邪，夹津液而上聚于膈中，以致咳嗽不愈。用此方以通其上，即和其中，和其中则愈通其上，如此则三焦通畅，津液得行，其咳自愈。

例二：黄某，男，25岁，郑州大学学生，患荨麻疹已数年。自1973年后，逐渐加重，每遇风寒则发作，瘙痒异常。以前每天服1次苯海拉明片即可控制，以后渐渐无效。于1974年11月5日就诊于予。根据患者发疹情况，为风寒客表，营卫不和所致。遂投以桂枝汤加味治之。

桂枝15g，白芍15g，葛根30g，苏叶12g（后下），蝉蜕9g，羌活9g，川芎9g，甘草9g，生姜9g，大枣4枚，水煎服。

二诊：上方服3付，瘙痒稍减，但不明显。宗上方去蝉蜕、羌活，加丹参30g，徐长卿30g，荆芥9g，水煎服。

三诊：上方服2付，效果显著，就诊时正刮大风，气温较低，亦未发作。

但咽喉有些不利，宗上方加桔梗9g，牛蒡子9g。

四诊：上方服3付，基本痊愈。食欲、睡眠均转好。嘱照上方再服数付以巩固之。1年后，患者来述，至今未发。

本证亦不是桂枝汤证的典型症状，但患者为风寒侵袭太阳之表，留而不去，而致营卫失调，其症不同，其理则然，故宜用桂枝汤加味治之。本方能和营卫，解肌表，祛风寒，寓扶正祛邪之意，较单治风寒为佳。

例三：邢某，女，32岁，干部，患浮肿1年多。每天多次发作，肿时则肌肤虚浮，面部潮红，手足心微痛，消后则一如常人。经多次检查，无任何异常发现。西医诊为血管神经性水肿，西医治疗无效，中药亦曾服过健脾利湿和益气之剂，均毫无效果。患者体质尚好，苔舌正常，饮食二便均可，但脉象乏力。据证分析，既非水肿，又非虚肿。此乃营卫不和，三焦气化失调之证。遂投以小柴胡汤合桂枝汤加龙骨、牡蛎治之。

柴胡9g，黄芩9g，半夏9g，党参9g，桂枝9g，白芍9g，甘草6g，生龙骨30g（先煎），生牡蛎30g（先煎），生姜9g，大枣3枚，水煎服。

上方服3付，发作次数减少。复以原方继服6付，症状基本消失。又按原方继服而愈。

用此方治此证，对我来说还是第1次，证候比较奇特而典型。证既属于营卫不和，三焦气化失调，而治疗应以何方为妥善呢？经过思考认为，桂枝汤外证得之能解肌祛邪气，内证得之能补虚调阴阳，用之比较适宜。小柴胡汤达表和里，升清降浊，能使三焦气化调畅，用之亦比较适宜。因此将二方合并使用，又加生龙骨，生牡蛎以潜阳敛浮。方适其证，证宜其方，故收如此之效。

例四：张某，男，31岁，社员。患者3年来，全身不能触碰，触之即肿，约数分钟消失。平时担水则肩肿，走路用力过重则脚肿，拍巴掌则手肿（不受外界气候变化影响），因此不能参加体力劳动。生产队把他安排在打谷场上看鸡子，看鸡子也不能跑快了，跑快了脚即肿，经多处医院治疗，用过各种抗过敏药物，均无效果。1975年，我们带学生实习在其处，患者乃前来就诊。当时在他的皮肤上轻轻地划一下，该处立即肿起来，又与他握一下手，他的手也立即肿起来。饮食、睡眠、二便均正常。西医诊为血管神经性水肿。我认为此亦属于营卫不和，三焦气化功能失调所致。遂投以桂枝汤合小柴胡汤加味治之。

桂枝9g，白芍9g，柴胡9g，黄芩9g，党参9g，半夏9g，丹参15g，葛根12g，徐长卿30g，生龙骨30g（先煎），生牡蛎30g（先煎），甘草6g，生姜9g，大枣4枚，水煎服。

上方连服20付，乃告痊愈。3个月后，患者来述：现在担挑子、干活都不再肿了。

本证无寒热，无痛痒，唯搔之则肿起，旋又消失，证候比较典型。小柴胡汤，桂枝汤，虽然没有这样的主治证，但从病的性质来说，是营卫不和，三焦气化失调所引起，故取二方合之，以冀阴阳协调，上下通和，表里畅达。药后果收预期之效。

例五：张某，男，成人，干部。患左侧胸背连胁疼痛3个月，治疗无效，于1969年5月就诊于予，此乃太、少经气不利之疾，遂投以桂枝汤和小柴胡汤加白芥子、青皮治之。

桂枝9g，白芍9g，柴胡9g，黄芩9g，半夏9g，党参9g，白芥子9g，青皮9g，甘草6g，生姜9g，大枣4枚，水煎服。

上方服3付而愈。

本证主要是少阳枢机不利，连及胁背而致疼痛。今直取太、少，使太阳之气开，少阳之枢转，而阴阳表里之气得以畅通，故药只3付而病愈。

以上数证，前2例为小柴胡汤和桂枝汤分别使用之例，后3例为小柴胡汤和桂枝汤合并使用之例，皆非小柴胡汤和桂枝汤的典型证候，而是从两方的作用及其所主治的少阳经和太阳经的生理功能与病理变化而斟酌施方的。这说明经方的疗效是卓著的，治疗范围是比较广泛的，应进一步发掘它的潜在力量。然而人的个体有差异，病情多兼杂，又需要加减化裁，才能曲尽其妙，但又不可喧宾夺主，失去经方之旨。

肿证辨治案例

本文所说的肿，不完全属于内科学讲义中的水肿，而是属于杂证中的一些肿证，故只曰肿而不曰水肿。既然是肿，不管原因如何，大多涉及水液输化失常，故又不能说肿证与水毫无关系。文中所举病例及用药，是个人在临床治疗中一些粗浅心得体会，借以就正于同道。

案一：调和营卫，和畅三焦以治肿

史某，女，21岁，农民。产后约20天出现全身浮肿，其特点是时肿时消，肿时则全身明显浮肿，消时则如常人，肿一天消一天，消一天肿一天，如此已5个月余。化验检查，未见异常，服药无效。舌苔薄白，舌质淡红，脉呈虚象。此乃营卫不和，三焦气化失调之候，遂疏桂枝汤合小柴胡汤加生龙骨、生牡蛎与服。

桂枝9g　白芍9g　柴胡9g　黄芩9g　半夏9g　党参9g　生龙牡各30g　炙甘草6g　生姜9g　大枣3枚　水煎服

上方服2付，浮肿未发作，又继服3付痊愈。

小柴胡汤的功用，常称为“少阳枢机之剂，和解表里之总方。”唐容川在《血证论》中对小柴胡汤的解释较为精辟，他说：“此方乃达表和里，升清降浊之活剂。人生之表，腠理实营卫之枢机，人生之里，三焦实脏腑之总管。惟少阳内主三焦，外主腠理。论少阳之体，则为相火之气，根于胆腑；论少阳之用，则为清阳之气，寄于胃中。方取参枣甘草，以培养其胃，而用黄芩、半夏，降其浊火。柴胡生姜，升其清阳，是以其气和畅，而腠理三焦，罔不调治。其有太阳之气，陷于胸前而不出者，亦用此方，以其能清里和中，升达其气，则气不结而外解矣。有肺经郁火，大小便不利，亦用此者，以其宣通上焦，则津液不结，自能下行。肝经郁火，而亦用此，以能引肝气使之上达，则木不郁，且其中兼有清降之品，故余火自除矣。其治热入血室诸病，则尤有深义。人身之血，乃中焦受气取之，变化而赤，即随阳明所属，冲任两脉，以下藏于肝。此方肝胆脏腑中之药，乃从胃中清达肝胆之气者也，胃为生血之主，治胃中是治血海之上源。血为肝之所司，肝气既得清达，则血分之郁自解，是正治法，即是隔治法，其灵妙有如此者。”唐氏此解，对小柴胡汤的应用，颇有启发。

桂枝汤为解肌发表，调和营卫之方，《医宗金鉴》称：“此方为仲景方之冠，乃解肌发汗，调和营卫之第一方也。”清·徐忠可谓：“桂枝汤外证得之，能解肌去邪气，内证得之，能补虚调阴阳。”营卫不和，《伤寒论》是指表证自汗的病理而言，并没有外证见肿之论。我是依据营卫不和之理而广其义的。故用桂枝汤以调和营卫，用小柴胡汤以和畅三焦。药后营卫得和，三焦气化得行，而肿消矣。

案二：半补半疏以治肿

尚某，女，42岁，教师。全身肿胀，时轻时重已6年。常感身倦无力，路稍远一点就走不动，全身有明显的瘀浮之象。经西医检查，一切正常，月经按时来潮，小便量偏少。曾在某中医院按内分泌失调治疗，服中药50余剂，症状毫无减退，且觉心中难受。诊见全身瘀浮，舌苔薄腻，脉沉有滞象。此为气化功能失常，水气瘀阻之候，遂以半补半疏法为治。

炒白术9g　炒白扁豆12g　生黄芪18g　云苓12g　猪苓9g　泽泻9g　赤苓9g　青皮6g　陈皮6g　炒枳壳6g　炒枳实6g　滑石18g（包煎）　通草4.5g　甘草3g　水煎服

上方服4付，肿胀明显减轻，面部和两手已见松皱，身困亦轻，而后以上方略有加减，又服10余付渐愈。

此病较为多见，临床称为瘀胀病，多见于中年人，化验检查无异常，病程往往较长，多为脾虚气滞，水湿失于输化所致。主要症状是全身瘀胀，身困无力，下肢按之有轻度凹陷性肿，肿甚时小便量偏少。在治疗上大补、大利、大攻，皆非所宜，宜施半补半疏之剂，使脾健湿祛。

案三：疏理肝气以治肿

仝某，女，43岁，加拿大华侨，此次回国探亲。平时月经来潮期间，全身肿胀，乳房亦胀，经过则止。但上次月经过后至本次月经来潮，肿胀一直不消。诊见舌苔薄白，舌质略暗，脉沉有弦象，此乃肝气郁滞之候，遂疏逍遥散加制香附、苏叶与服。

柴胡9g　白芍9g　当归9g　炒白术9g　云苓12g　薄荷3g（后下）　制香附12g　苏叶6g（后下）　甘草6g　生姜3片　水煎服

上方服1付，肿胀即消，又继服2付，患者欣然返回加拿大。

逍遥散本非治肿之方，但此患者素有经来身肿胀病史，本次肿胀，1月未消，可见肝郁之重。肝疏泄功能失常，势必影响到气机的调畅，三焦的通利，气和水失去了正常的输化，则外呈肿胀之形，故用逍遥散以疏肝解郁，复加香附以助理气开郁之力。香附为足厥阴、手少阳三焦之药，以气用事，专治气结为病，加紫苏既能理气畅中，又能使腠理开通，我意加此二味，能使逍遥散更能逍遥也。

案四：调理气化功能以治肿

戚某，女，40岁，干部。两小腿及足背浮肿已2年，按之凹陷，内踝处更明显，上午轻下午重，伴两腿酸困。经各种检查，未见异常。曾经他医用健脾利湿和健脾益气之剂无效。诊见体质尚好，舌苔薄白，脉象沉弱有滞象。此乃气化功能失调之候，乃以六味地黄丸加味治之。

熟地20g　山萸肉12g　生山药30g　丹皮10g　泽泻10g　云苓10g　木瓜15g　生薏仁20g　黄芪15g　羌活3g　防风3g　水煎服

以上方加减出入，服至18付时，即明显见轻，又服20余付，浮肿全消。

六味地黄丸虽是滋阴补肾之剂，但补中有泻，寓泻于补，具通补开合之用。清·费伯雄在《医方论》中说："此方非但治肝肾不足，实三阴并治之剂。有熟地之腻补肾水，即有泽泻之宣泻肾浊以济之，有山萸肉之温涩肝经，即有丹皮之清泻肝火以佐之，有山药之收摄脾经，即有茯苓之淡渗脾湿以和之。药此六味，而有开有合，三阴并治，洵补方之正鹄也。"予于此病，用六味地黄丸，亦正是三阴并治，借以调整气化功能。由于气化功能失常，水湿输化无力，故又加瓜、薏以助泽泻之渗，加黄芪以助山药之补。方中羌活、防风更有深义，一则可散有形之湿，一则可升脾阳之陷，用量宜小。本方补中有疏，降中有升，使脏气得调，气化得复，其肿则消。

案五：决壅导滞以治肿

刘某，男，5岁。10天来不明原因从下肢开始浮肿，很快全身皆肿，眼皮肿得合缝，不发烧，尿检除有一个脓球外，余无异常，西医仍按肾炎给药无效。诊见全身浮肿，尤以面部和下肢为重，腹胀满，叩之如鼓。苔较腻。此乃食、水、热互结之候。

炒苍术6g　炒白术6g　大腹皮9g　泽泻6g　麻黄4.5g　神曲9g　炒麦芽9g　炒牵牛子6g　炒萝卜子9g　黄芩6g　水煎服

上方服2付，肿消大半，腹胀大减，又以上方2付，痊愈。

予诊患儿为食、水、热互结致肿，其据有三：一是发病快，病程短，既不发烧，又尿检无蛋白；一是正当旧历七月下旬，小儿生冷食物不慎；一是"诸病有声，鼓之如鼓，皆属于热。"遂"实则泻之"之理。方用二术燥湿健脾以复脾之运，神曲、麦芽以消既停之食，泽泻、牵牛子以驱既停之水。腹皮、萝卜子以行既滞之气，黄芩以消泻既蕴之热，麻黄以散之开之，既可开鬼门，又可洁净府，更有其微妙之处。

案六：调理肝脾以治肿

王某，女，44岁，干部。全身瘀胀，尤以头面手足为重。有几天轻，有几天重，稍有劳累，如洗衣服之后即加重，每值经期更甚，如此以近6年，化验检查正常，治疗无效。诊见苔薄白，质略暗，脉沉弱而有滞象。此为脾虚肝郁，木土失和之候，遂以四君子汤合逍遥散加味与服。

党参21g　炒白术9g　云苓12g　白芍15g　当归9g　柴胡9g　薄荷6g（后下）　木瓜9g　生薏仁30g　丹参30g　甘草6g　生姜3片　大枣4枚　水煎服

上方连服40多付，瘀肿全消，2次月经来潮，亦未引起发作。

本例辨证要点有二，一是劳累加重，一是月经期加重。前者为脾虚之象，后者为肝郁之征，脾虚则水湿失于输化，肝郁则气机失于转动，土虚木郁，木陷土中，不仅木失“敷化”，而且土亦失其“备化”，木土相忤，经气湮瘀，故病淹缠难愈。病较久远，治当从缓，四君、逍遥，守方服之，亦缓图之计也。此用木瓜，既能和理肝胃而化湿，又能疏达肝气以活络，配薏仁增强健脾化湿利水之力。气滞日久，恐及其血，故又加丹参以活血通经，亦不悖“女子以血用事”之理。

案七：攻补兼施以治肿

张某，女，38岁，教师，家在虞城，距郑较远，来诊不易，用药又无效，因而来信询方。其云：脾脏切除后，腹水反复出现，原手术医生说，脾脏肿大，相当于正常的4倍，网膜血管怒张，肝脏实质较硬，体积明显缩小，这种病是比较难治的。予理解患者的难处，根据来信所述病情，遂为疏方。

党参21g　炒白术9g　云苓30g　砂仁9g（后下）　炮山甲9g（另包）　麦芽30g　茵陈30g　薏仁30g　大腹皮12g　泽泻9g　益母草30g　甘草3g　水煎服

后患者来信说，上方连服20付，腹水完全消失，饮食增加，但体质较弱，易感冒，予又疏以扶正为主方药，以期巩固。

由于患者不知医，病情难以详述，但从其来信所说，亦可认为是虚实夹杂之证。腹水反复出现，小便多有不利，肝质变硬，血络必然瘀阻，病久又加术后，其气必虚，既不可大补，大补必壅其邪，又不可大攻，大攻必伤其正，故只能施以平缓之剂。中医诊治疾病，贵得其理，又贵有心悟。正如张景岳曰：“万事不能外乎理，而医之于理为尤切。”又曰：“医者意也，合阴阳消长之机。”

案八：燥湿健脾化痰以治肿

郭某，男，65岁。春节前两脚浮肿但较轻，未药自愈。麦收前两脚又浮肿，较上次为重。近2个月两手亦浮肿。现两手、脚浮肿均较甚，手肿如馒，脚肿如脱，同时在两肘弯内侧各有杏子样大一个囊肿，按之柔软不疼痛，余处不肿。两腿沉困憋闷无力，起来坐下都很困难。在当地治疗无效，故来郑州就医。来诊时患者行动较难，两人架扶。诊见手脚浮肿较甚，两肘弯内侧囊肿物，按之如棉，舌苔厚腻，舌质黯红，脉象濡滑。询其大便一日4～5次，小便量少不利，嗜睡。此为痰湿流注之候，乃以平胃散和二陈汤加味治之。

厚朴15g　陈皮15g　炒苍术15g　半夏10g　云苓15g　炒白芥子10g　生薏仁30g　木瓜30g　防己10g　威灵仙12g　甘草3g　3付　水煎服

二诊：精神较好，浮肿未见消退。

厚朴15g　陈皮15g　炒苍术10g　炒白术15g　炒薏仁30g　炒山药

30g　半夏10g　云苓12g　炒白芥子10g　威灵仙12g　防己10g　桂枝10g　甘草3g　3付　水煎服

三诊：大便次数减少，2次/日，小便仍量少不利，手脚浮肿觉松。

厚朴15g　陈皮15g　炒苍术10g　炒白术15g　半夏10g　云苓30g　猪苓30g　木瓜30g　生薏仁30g　防己10g　炒白芥子10g　炒山药30g　甘草3g　3付　水煎服

四诊：大便1次/日，小便量增多，手脚肿胀明显消退。

厚朴15g　陈皮15g　炒苍术15g　炒白术15g　半夏10g　云苓20g　猪苓30g　炒山药30g　炒白芥子10g　防己10g　生薏仁30g　木瓜30g　甘草3g　3付　水煎服

患者见病已大轻，出来时间较长，要求回家服药，遂取药10付带走。

五诊：因路远患者未来，其子代诉：上药服完10付，在当地又按方取10付。现：手脚肿胀基本消失，看不出有明显肿胀，两肘弯内侧囊状物完全消失，已能骑自行车了，饮食二便均正常。尚觉下肢无力，精神不旺。

厚朴12g　陈皮10g　云苓15g　炒苍术9g　炒白术10g　半夏10g　猪苓10g　炒白芥子10g　防己10g　生薏仁30g　木瓜15g　炒山药30g　黄芪30g　甘草3g　水煎服　取药20付，嘱忌生冷油腻，后未再来。

脾主四肢，今见手脚肿胀，下肢沉困无力，苔厚腻，脉濡滑，知为湿困脾土，痰湿流注为患，况两肘处又有囊状肿物，亦正是流痰之明征，病证较为典型。既是痰湿为患，自当痰湿论治，二陈、平胃为燥湿健脾化痰化浊较强之剂，故始终以此二方为主，适当加入渗湿利水之味，以增强其疗效。白芥子能治皮里膜外之痰，其性辛温，又有利气通行经络之用，正如朱丹溪曰："痰在胁下及皮里膜外，非白芥子莫能达。"痰湿为有形之物，况又流在四肢，治难速效，故守方服用29付，方见大功，假若中途变换治则，可能偾事。

案九：温宣降浊，清热燥湿以治肿

刘某，男，49岁，农民。两下肢刺痛2个多月后又很快浮肿起来，而疼痛仍在，伸屈不利，自觉患处发热，但皮色不红。曾服补气、补血、活血等药无效，乃来郑州就医。先到某医院检查，未明确诊断，并说无好法治疗。后就诊于予。诊见舌苔白腻微黄，脉濡缓。两下肢浮肿较重，遂以湿气下注治之。方用鸡鸣散和二妙散加减。

吴茱萸12g　防己12g　槟榔12g　陈皮12g　木瓜24g　苏叶12g（后

下） 海桐皮30g　黄柏9g　炒苍术9g　水煎服

上方共服9付，浮肿消失，行动比较灵活。此为湿邪壅注经络，气血不得宣畅，发为下肢肿痛，属湿脚气之病。湿邪壅滞日久，又有化热之象。本病主要是湿邪为患，其性偏寒，故用鸡鸣散以辛温逐湿为主，因有化热之象，故又用二妙散以清热燥湿为辅，海桐皮以化湿祛风通络，临床常用于湿热下注，腿部热痛之证，配伍得当疗效颇佳。又由于脚肿较重，故加防己以利水渗湿。诸药相伍，能使诸者行之，其效自捷。

案十：解表、利水、清热以治肿

吴某，男，8岁。患急性肾小球肾炎，全身浮肿较甚，经用青霉素数天，肿未见消。予正暑假返家，适在其处，邀予诊治，此为风水，遂以复方地肤子汤与服。

地肤子15g　荆芥9g　苏叶9g（后下）　桑白皮9g　瞿麦9g　黄柏9g　车前子9g（包煎）　蝉蜕6g　水煎服

隔数日，我又至其处。患儿祖父（中医）说：此方真灵，服6付浮肿全消，尿检正常。

此方源于《新中医》1975年第五期，题名为《复方地肤子汤治疗急性肾炎79例小结》，有效率达98.7%，作者对该方有较详细的解释，兹不赘述。因我多次用之皆验，故作以介绍。

案十一：益肾化气行水以治肿

刘某，女，50岁，干部。患全身瘀胀数年，经多次检查，未见异常，中西药治疗无效，特来郑州求治，后就诊于予，予见其全身瘀浮，询其瘀肿重时小便偏少。即以气化功能失调为治，方用六味地黄丸和五苓散加味。

熟地30g　山萸肉12g　生山药24g　茯苓9g　泽泻9g　丹皮9g　猪苓9g　炒白术9g　桂枝3g　大腹皮9g　水煎服

患者持方回家服用，8个月后又来郑州就诊于予。上方服70付，基本痊愈，故未及时来诊。予仍以调理气化功能为治，方用小柴胡汤加味。

柴胡9g　黄芩9g　党参30g　半夏9g　云苓15g　薏仁30g　炙甘草6g　生姜9g　大枣4枚　水煎服

次8月，其同事来郑州告予曰：上方服10付，病遂痊愈，至今如常。

本病为脾肾偏虚，以致气化功能失常，长期缠绵不愈。六味地黄合五苓，实乃脾肾之剂，白术配山药，健理脾胃有相得益彰之功，白术健脾阳，山药滋胃阴，张锡纯在资生汤中已有论述。加入大腹皮既利水消肿，又行气导滞。本方治在脾肾，重在化气行水。古云："王道无近功"，故服药时间较长。最后用小柴胡汤加苓、薏，意在调整三焦气化功能，以善其后。

试论《伤寒论》的"扶正固本"思想

《伤寒论》是《伤寒杂病论》中的伤寒部分，重点论述了人体感受风寒之邪以后所引起的病理变化和证候特征。其内容之丰富，理论之精深，学术之渊源，疗效之显著，犹如高山大海，确有取之不尽，用之不竭之感。自《伤寒论》问世后，历代注述研讨这一经典著作者，不下三百家，他们明其理，析其义，莫不叹其高深。为了更好地继承发扬祖国医学遗产，进一步探索《伤寒论》的深理奥义，是非常必要的，应从各个方面去探讨之，研究之，以发其隐旨寓意。笔者且不论《伤寒论》中的具体证候，姑就其"扶正固本"思想，谈点意见。

《伤寒论》中的"扶正固本"思想，不仅在理、法、方、药中可以反映出来，而且在病理过程各个阶段上，亦无不贯穿这一主导思想。兹从以下几个方面进行探讨。

一、固阴阳之本以扶正

人的生命活动之气，概而言之，就是阴阳二气，阴是物质基础，阳是功能活动，都是非常重要的，但从生命活动来看，阳气却占重要地位。故《素问·生气通天论》说："凡阴阳之要，阳密乃固。"又曰："阳气者，若天与日，失其所则折寿而不彰"。当疾病发生以后，阴阳势必失调而受损。况伤寒为病，乃人体感受风寒之邪，风性疏泄，易致卫不外固、营不内守，而使阴阳受伤；寒为阴邪，易伤阳气，故寒邪伤人以后，阳气就有不同程度的虚弱，尤其传至三阴以后，阳气虚损，更为明显。仲景在《伤寒论》中始终以护阳为主导思想。如太阳病发汗太过，致表邪未去而阳气已虚，出现汗漏不止之症，即于桂枝汤中加附子温经固表以扶阳；太阳病误下，邪陷于胸，损伤心阳，但表仍未解，出现脉促、胸满、微恶寒之症，即又于桂枝汤中去芍药加附子以温经扶阳。去芍药者，因其阴柔，有碍复阳。从此可以看出，仲景在外感表证初期，对有阳虚之象的，即注意护阳。再如太阳病八、九日，面色反有热色，身痒，此时表邪未解而正气已虚，不适于专用桂枝汤或麻黄汤，故用桂枝麻黄各半汤，取其微汗解表而不伤正。此虽未用扶阳之药，已深寓扶阳之义，可见仲景用心之良苦。“阴者藏精而起亟也，阳者卫外而为固也”（《素问·生气通天论》），护阳亦为护阴也。

仲景在《伤寒论》中，虽详于论寒，治重于温，但亦未忽于阴，他即注意到阴虚之体，也注意到阴虚之证。如“尺中迟者，不可发汗”（50条）；“疮家虽身疼痛，不可发汗”（85条）；“衄家不可发汗（86条）；“亡血家不可发汗”（87条）；“汗家重发汗……”（88条）等，皆为阴虚之体，属于禁汗之例，假若误用汗法，重伤阴液，势必出现一系列不良后果。在疾病的不同阶段，损阴的情况也有所不同，如阳明病，少阴化热证，阴液都有不同程度的损伤，仲景在立法用药上，皆充分考虑到阴伤的情况。

总之，仲景在固阴阳之本上，是阳虚者益其阳，阴虚者益其阴，阴阳俱虚者则兼而治之，然而鉴于伤寒病的特点，固阳又多于固阴也。

二、固气血之本以扶正

气血虽属于阴阳范畴，但又有其个性特点。从生理上讲，气血是人身中最为重要的物质，正如《素问·调经论》说：“人之所有者，血与气耳”。试观《伤寒论》的用药情况，亦足见仲景在治疗上是非常注重气血的，其用益气之品并不少于益阳之味，仅人参就使用了20次。在太阳病中用之，少阳病中用之，阳明病中用之，在三阴病中更用之。从证候情况来看，即使气不太虚，在某些情况下，亦用人参，如小柴胡汤用人参，不重在补气，意在同姜枣益气和中以养正，以杜邪传入里之路，这是仲景扶正固本思想的深谋远虑。若患者气虚较重，不但重用人参而且与附子并用，如“发汗后，身疼痛，脉沉迟”（62条），用“桂枝加芍药生姜各一两人参三两新加汤”治之，此非人参不足以补汗后之虚；少阴感寒入里，邪随寒化的附子汤证（304条），不但气虚，而且阳虚，故用附子以温真阳之本，人参以回生气之源，使之相得益彰。由此可见，仲景固气之本，也是非常突出的。

气为血之帅，血为气之母，气主煦之，血主濡之，无气则血失其帅、其煦，无血则气失其源、其濡，故仲景在《伤寒论》中，既重气又重血，尤其对有明显血虚之征的，仲景谆谆告诫之曰：“伤寒五六日，不结胸，腹濡，脉虚复厥者，不可下，此亡血也，下之，死”（347条），“血弱气尽，腠理开，邪气因入”（99条）；以及前面已述的“衄家”，“亡血家”，“尺中迟者”等，均可以说明仲景在用药之前就慎重地考虑到患者的气血虚弱情况，以免有损血之误。及至因病而致阴血亏损已甚者，仲景常以治血为急务，虽有他疾，亦应从缓，如384条的四逆加人参汤证，因霍乱耗津过甚（津血同源，津伤血必枯）而致脱液亡阳，故急用四逆加人参汤以回阳而兼生津养血。此不以血药为主者，因有形之血（津），不可速生，无形之气所当急固，故此以固阳固气为急。固阳固气，即是更好地固津固血。从此不难看出，仲景在临床治疗中，既注意到患者有否血虚之病史，又注意到患病之后的血虚情况。或专而治之，或兼而治之。各得其所，皆适其宜。

三、固津液之本以扶正

津液在人体以营养滋润为其主要功能，是人体生命活动的主要物质之一，正如《灵枢·平人绝谷》说："平人七日不食饮而死者，水谷精血津液竭尽故也"。可见津液在人体是非常重要的。有则生，少则病，无则死。因此，仲景在《伤寒论》中对津液的存亡，是非常重视的。尤其对津液已伤的病人，在治疗上也是非常小心的，如83条云："咽喉干燥者，不可发汗。"咽喉干燥，是胃津不足之象，若误发其汗，则津液更伤，可能变证百出。对于津液已伤，尚能自复的患者，原则上是不用药，以防重伤津液。如58条云："凡病，若发汗，若吐，若下，若亡血，亡津液，阴阳自和者，必自愈。"59条又云："大下之后，复发汗，小便不利者，亡津液故也，勿治之，得小便利，必自愈。"仲景在此启示人们，对于误治伤津的病人，要慎重用药，倘病人本身功能不衰，阴阳可自趋调和，津液渐回者，可不药而愈。即使用药，亦应以益津液为原则，这是仲景言外之意。

仲景对损津的治疗，一是直接的补益，如白虎加人参汤、竹叶石膏汤，均为清热养阴、生津益气之剂，皆能直接补充津液之不足，它适宜于病势比较缓者；一是间接的补益，如阳明病的"三急下"证和少阴病的"三急下"证，皆有刻不容缓之势，若不急下，火热之邪不能从大肠急引而出，津液必致尽劫，所以后人称此为"釜底抽薪"之法，亦谓"急下存阴"之法。仲景有胆有识，速投峻下之剂，以制"亢害"之危，正如《医宗金鉴》云："急以大承气汤下之，泻阳救阴，以全未竭之水。"仲景深恐后人对此有忽，故以"急下"垂训，意义深远，当细玩之。后世温病学家"留得一分津液，便有一分生机"之论，盖本于此。

四、固脏腑之本以扶正

脏腑之在人体，所关甚巨，是精气藏守之所，又是人身形体强壮的根本，故《灵枢·胀论》说：”脏腑之在胸胁腹里之内也，若匣匮之藏禁器也。”《伤寒论》虽以六经为纲进行论证，但其基础，仍是脏腑，所以仲景在《伤寒论》中是非常重视脏腑的。

太阳经包括膀胱与小肠，从其经脉循行来说，足太阳膀胱经，起于目内眦，上额交巅，下项夹脊抵腰中，下走足小趾，络肾属膀胱。手太阳小肠经，起于手小指而走头，络心属小肠。故足太阳经分布范围较广，统辖周身肤表，气血借此以灌注于肤表，起着卫外作用。人们称太阳为人身之藩篱，统一身之营卫，即此之谓。由于太阳统一身之营卫，而营卫关乎心肺（心营肺卫）。所以太阳病营卫不利，就容易影响到心肺，如麻黄汤证之“喘”，麻杏石甘汤证之“喘”，均为太阳病涉及于肺之例。桂枝甘草汤之心下悸，炙甘草汤之心动悸，皆为太阳病涉及于心之例。太阳与少阴相为表里，少阴为太阳之根，若少阴先虚，根蒂不固，表邪极易内陷少阴，“实则太阳，虚则少阴”就是这个道理。膀胱为太阳之腑，经腑相通，在经之邪，可直接犯于膀胱，影响水道通调，发生“蓄水”证，成为经腑同病，仲景即用五苓散两解表里，此是太阳自病之例。太阳虽为六经之表，三阳之首，但与他经他脏，关系极为密切，所以仲景在治疗太阳病时，不仅注意到经，还注意到腑，以及与太阳有关的脏腑，使受影响的脏腑能得到及时的治疗，不致损害过甚，这也是仲景扶正固本思想的具体表现。

再从少阴经观之。心属火、肾属水，肾水上交于心，心火下济于肾，心肾相交，水火既济。但火（心）中有真阴，水（肾）中有真阳，在人的生命活动中，肾为先天之本，肾阴称为真阴，肾阳称为真阳，是生命之根本，故病入少阴，动辄关系人之生死，所以少阴之死证，不是亡阴，就是亡阳。由于心肾为水火阴阳之脏，故邪犯少阴，既可以从阴化寒，也可以从阳化热。但从少阴病的性质来看，多为心肾阳气不振，甚至衰竭，所以仲景以“脉微细，但欲寐”为少阴病的提纲。若少阴病，阳气大虚而“脉沉者”，仲景则以四逆汤急温之，以防阳脱。若少阴病，邪从阳化，证见“心烦、不得卧”，仲景则以黄连阿胶汤，以救水枯火炎之急。于此可见，少阴的救阴救阳法，皆是为固少阴心肾之本而设。

从太阳病和少阴病的治例来看，仲景虽以六经论证，但在治疗上始终都在注意脏腑之性能及其病变情况。仲景固脏腑之本的思想，还充分表现在脾胃方面，除阳明、太阴两经多论脏腑外，其他各经也都充分体现这一主导思想。《伤寒论》虽不是治脾胃病的专书，但从112方来看，有相当部分是专治或兼治脾胃的，其理之精，其法之妙，难于一言而尽，可以说仲景《伤寒论》为脾胃病的治疗，开创了许多法门，值得进一步探讨。

仲景为什么这样重视“扶正固本”呢？因为疾病的发生，关系到人体正气和邪气两方面，在疾病过程中，二者是互相斗争，互有胜负的，正胜邪退则病趋向痊愈，正不胜邪则病趋向危重。可见正气虚，不仅是疾病发生的根本原因，而且也是疾病的发展、变化、预后和转归的根本原因。因此，在治疗疾病时，除注意致病因素外，还要着重调整机体的功能，以增强抗病能力。尤其伤寒病变化较多，或“循经传”，或“越经传”，或“表里传”,“或并病”，或“合病”，或“直中”等，无不关乎人体正气强弱这个主要因素。一般说，人当感邪以后，正气就有不同程度的损伤，尤其在疾病的中、后期，正气损伤更为严重，临床治疗，若不考虑正气这个本，就难免有弊端。

总之，仲景的扶正固本思想，贯穿《伤寒论》的始终。汗不忘本，如桂枝汤之啜粥、取微汗；下不忘本，如大承气汤“得下，余勿服”；吐不忘本，如“得快吐乃止。诸亡血家，不可与瓜蒂散”；清不忘本，如“凡用栀子汤，病人旧微溏者，不可与服之”。如此等等，皆是仲景扶正固本之例。

以上是个人的管见，限于水平，不能尽观仲景学术之富美，只作引玉之砖。差谬之处，在所难免，诚希指正。

谈治病求本

本，是本始、根本、由来之意。宇宙间各种各样的现象，都有它的真实本质。与本相对的就是标。所谓标，是指次要和现象而言。一般来说，现象是本质的反映，有什么样的本质就反映出什么样的现象，现象与本质是一致的。然而事物的变化是错综复杂的，往往有现象与本质不一致的，通常叫做假象。从疾病来说，人的个体有差异，病情有间杂，也往往出现现象与本质不一致的病证。鉴于此，透过现象去认识疾病的本质，是医者首务之急。所以《素问·阴阳应象大论》说：“治病必求于本”（此本指阴阳而言）。张景岳则阐明其义说：“本，致病之源也，人之疾病，或在表，或在里，或为寒，或为热，或感于五运六气，或伤于脏腑经络，皆不外阴阳二气，必有所本，故或本于阴，或本于阳，病变虽多，其本则一，知病所从生，知乱所由起，而直取之，是为得一之道，譬之伐木而引其柢，则千枝万叶，莫得弗从矣。倘但知见病治病，而不求其致病之因，则流散无穷。”历代医家，凡技术高明，疗效显著者，莫不遵循这个原则而后然。在祖国医学里很早就有这样几句话，即“见痰休治痰，见血休治血，无汗不发汗，有热莫攻热，喘生休耗气，精遗不涩泄，明得个中趣，方是医中杰。”这是治病求本之理，也是治病求本的真知卓见之言。

辨证，立法，用方，这三个环节，缺一不可，若有一个环节不精不细，就会影响治疗效果，而辨证是其中最重要的一个环节，假若证辨错了，其立法用方，自然也就错了。究而言之，辨证就是求本。

一、求病因之本

各种疾病，都有其致病之因，既有其因，就必须求其因。然而疾病的原因又非常复杂，有因外感六淫而得的，有因内伤七情而得的，有因饮食劳倦而得的，有因外伤而得的，亦有因瘀血痰饮而得的。但痰饮、瘀血并非原始病因，而是脏腑功能失调的病理产物，它能直接或间接地作用于机体的某些脏腑组织，引起各种疾病，所以也称它为致病因素，有人说它是第二致病因素，也有其一定道理。固然，各种致病因素都有其致病之因，但由于人的体质情况不同和自然气候变化的复杂性，在感受六淫之邪以后，往往出现“互见互化”的情况。所谓互见，是指同时感受两种以上病邪而发病；所谓互化，就是在一定条件之下，可以出现相互转化。所以在研究外界气候变化与疾病发生的关系时，必须注意到人体的内在因素。不仅外感是这样，内伤也是如此，如“五志”化火，食积化火，饮冷化寒等，都与人的体质有一定的关系。由此可见，治病求因重要，求因中之因则更为重要。临床上都必须下功夫探求各种致病之因，而后从因施治，方可无误。故《素问·至真要大论》说：“有者求之，无者求之，盛者责之，虚者责之。”“有者”“无者”是指有邪或无邪，有邪者辨其邪，无邪者辨其虚。也有人认为“有者”“无者”，是指有此症状和无此症状。有此症状的就要追求它发生的原因，应有此症状而反不发生此症状的，也要追求它不发生的原因。此两种解释虽有不同，但从求因的实质精神来看则是一致的。每一个疾病所出现的症状，是错综复杂的，症状上所表现的虚实，往往不等于实际的虚实；同时，同一实证和虚证，情况也有所不同，如实证应下者，尚有三承气之别，虚证应补者，亦有气血阴阳之分。如果不研究其盛何以盛，其虚何以虚，就失去了辨证求因的原则要求和实际意义。

1973年我与某老师协同治一湿热为患且较严重的脚气病，就是求因而治愈的。患者某，男，57岁，化工厂锅炉工人，因劳动后用装过化学漆铁桶贮存的水加温洗澡，第二天即感不适，继之右足胫浮肿，不数日，整个右下肢肿胀欲裂，疼痛也较严重。当地医院先诊为过敏，后诊为栓塞性静脉炎，曾用过各种抗过敏药物和消炎药物，中药亦曾用过清热解毒，活血化瘀之剂，辗转月余，病势日增，谓非截肢不可。患者不同意手术，乃来郑州就医，经某医院检查，亦谓非截肢不能治。患者仍不同意手术，遂就诊于河南中医学院（现河南中医药大学），我同某老师会诊，证见右下肢焮然而肿，肿势很重，小腿和足部发红而紫黯，不能伸屈，舌苔厚腻而黄，舌质紫暗，脉象滑数有力。但体温一直不高，白细胞正常。根据患者发病整个情况来看，乃为劳后汗出肌疏，感受水湿之邪而致。由于水湿之邪瘀阻经络，压迫脉道，郁而化热，郁而致瘀，瘀和热是病之标，湿是病之本，此属湿脚气之重证。即以鸡鸣散加减投之，方药为木瓜30g，吴茱萸12g，陈皮12g，防己12g，苏叶12g（后下），槟榔12g，苍术12g，黄柏12g，土茯苓30g，薏仁30g，水煎服。患者服第1剂后即觉见效，经加减服至30付后，能下地行走，服至60付后，基本恢复正常，欣然返回原单位，继续服中药治疗，随访3年，健康如常。此治疗期间未用任何西药。

二、求病机之本

病机，是疾病发展变化中最紧要和最本质的部分，正如张景岳所说："机者，要也、变也，病变所由出也。"所以中医在审查疾病时，非常重视病机，只要把病机真正找出来了，理、法、方、药的运用，必然合拍而恰当，治疗效果也自然显著而迅速。诚如唐·王冰所说："得其机要，则动小而功大，用浅而功深。"反之，如果抓不住病机，或分析不出病机，在治疗上就难免有盲目性，甚至出现不良后果。故《素问·至真要大论》反复告诫要"审查病机""谨守病机"。究竟哪些算是病机呢？举例来说，如《素问》"病机十九条"就是病机的概括。它反映出中医辨证的基本方法。它把相同的病因出现不同的症状，和相近似的症状而病因不同，进行了概括性的归类，以便于同中求异，异中求同。这对于临床辨证，起到了执简驭繁的作用。再如《伤寒论》太阳经证，在治疗上之所以有麻黄汤、桂枝汤之别，就在于病机不同，前者为表实，后者为表虚，表实和表虚，就是太阳经证中的具体病机。临床上只要把表实和表虚这个病机找出来了，麻、桂二汤的使用，也就各适其宜了。

再从完整的概念来说，病机应包括发病、病因、病位，疾病的性质和传变等方面，它可分为具体证候的机理和疾病的总机理，二者是密切相关的，但后者具有普遍指导意义。如阴阳失调，邪正虚实和脏腑、经络、六气等病机，就具有普遍指导意义。兹就此再略述其义。

在正常生理情况下，人体阴阳是经常处于相对平衡状态的，即《素问·生气通天论》所说："阴平阳秘，精神乃治。"若因为某种原因，平衡协调遭到了破坏，即有偏盛的状态出现，有偏盛就有偏衰，偏盛偏衰，就是病理状态。尽管疾病有多种多样，若从阴阳这个原则来分析，总不外乎阴阳的偏盛偏衰。所以分析疾病首先要分析出阴阳的偏盛偏衰。偏盛偏衰的症状出现，可概括为"阳虚则外寒，阴虚则内热，阳盛则外热，阴盛则内寒"。这种概括，可以说是由博返约，至精至要之言。明于此，乃能触类旁通，探精入微。例如，阴虚这种证候，就应辨出几种不同情况：一为阴虚而相对的阳盛，此非阳之过盛，乃阴之不足，显得相对的阳盛，在治疗上采取滋阴以配阳，即"壮水之主，以制阳光"的治法，亦即《素问·至真要大论》所说"诸寒之而热者取之阴"之理。可用六味地黄丸治之，或加桂附以引火归元，导龙入海。若妄用苦寒，则有损阳之弊。一为阴虚而火旺，即既有明显的阴虚，又有明显的阳盛火旺之象，宜用大补阴丸，知柏地黄丸之类以滋阴降火。不如此，则阴难复而火亦难平。一为水涸而火飞，多为温热病后期，真阴大伤，阳失偶而飞越，病势较重，应急予三甲复脉汤以滋水涵阳，挽救垂危。

总之，疾病的发生，可谓之阴阳失调，但引起失调的原因和失调后的变化是比较复杂的，临床贵于详辨。1978年予曾治一阴阳失调的低热病人，男，26岁，干部。自述于1978年6月，发生头痛、头晕、低热、四肢无力、失眠、食欲不振，形体瘦弱。经当地及郑州医院检查，均未找到低热的原因，后就诊于予。根据其整体情况及治疗经过，诊为阴阳失调且属阴阳具不足并有阳浮之象。随以桂枝龙牡汤加味治之，即桂枝9g，白芍9g，生龙骨30g（先煎），生牡蛎30g（先煎），白薇12g，制附子9g（先煎），麦冬12g，炙甘草6g，生姜9g，大枣4枚，水煎服。服药6付，体温由37.3℃降至36.9℃，低热消失，精神，睡眠均好转。于此可见，治病必须审查阴阳的盛衰，以求其本。

三、求病性之本

所谓病性，是指疾病的性质。从大的方面来说，疾病的性质不外乎虚实寒热而已。虚与实，是体现人体正气与病邪相互斗争消长的病理。所谓实证，主要是指邪气过盛和机体功能亢盛，或机体正气虽伤而未衰，正气积极与邪气抗争，正邪相搏，其势俱盛，在临床上即出现一系列有余、亢盛的证候，如白虎、承气汤证。此即《素问·通评虚实论》所说："邪气盛则实。"所谓虚证，主要是指正气虚衰，功能衰落，或正气不足以与邪气抗争。在临床上即出现一系列不足、衰退的证候，如四逆、理中汤证。此即《素问·通评虚实论》所说："精气夺则虚。"

形成虚实证，除与人体正气强弱有着重要关系以外，与病因性质和病程长短亦有密切关系。一般说，外感六淫，或痰、食、血、水的停聚，常为形成实证的因素，阴阳气血不足，常为形成虚证的因素。从病程来说，疾病初期、中期多为实证，疾病后期或久病不愈，多为虚证。实际上这与正气受损程度不同有关。在疾病发展变化过程中，邪正双方在疾病中的地位决定着疾病的虚实性质。同时疾病的转归，也取决于正邪斗争的结果，正旺邪衰则病退，邪盛正衰则病进。所以我们在审查病机时，必须注意到邪正消长情况。临床上依据虚证和实证所表现于外的症状，再加以去粗取精，去伪存真地分析研究，是不难辨认的。

由于正邪斗争的消长变化，虚实证也不是一成不变的，往往出现虚实互相转化的情况。如实证病程较长或攻伐太过，正气损伤，即由实转虚。虚证日久，治疗失时，正气无力祛邪，常可形成痰、食、水、血结聚的虚实夹杂的证候，所以说虚实证是相对的，不是绝对的。

寒与热，是辨别疾病性质的两个纲领，用以概括机体阴阳偏盛偏衰的两种证候。阳盛是机体脏腑组织器官兴奋性增高，代谢活动增强的一种反应，它可以由于温热外邪侵袭或情志郁而化火所致。阳虚是机体脏腑组织器官的反应性低下，代谢活动减弱，本身生理功能减退的一种反应。阴盛是机体脏腑组织器官抑制性增高，代谢功能障碍的一种反应。它可由于寒湿之邪侵袭，超过人体阳气的温运功能所引起，亦可由阳气虚弱，无力温煦运化阴液所致。前者属实，后者属虚实夹杂。阴虚是机体由于精血、津液等阴液不足，相对地造成阳气偏亢，而使机体脏腑组织器官的功能活动虚性亢进的一种反应，即所谓阴虚生内热。总之，寒为阴象，热为阳征，热可以由于阳盛，亦可由于阴虚；寒可以由于阴盛，也可以由于阳衰。偏盛属实，偏衰属虚。辨证之寒热，实际上就是阴阳之盛衰。

在病变过程中，寒证和热证是可以相互转化的。本属热证，但因日久正气虚衰，阳气不足，可出现虚寒证候。反之，虚寒之证，正气来复，由寒转热，是为病退转愈之兆。

总之，虚实寒热，可以说是疾病性质的四个大方面，临床上能把虚实寒热分辨清楚，治疗就不会有原则错误。单纯的寒热虚实证，并不难于分辨，难在寒热虚实错杂和真假，它们孰多孰少，孰主孰次，孰真孰假，往往有似是而非之象，辨之不可不详，不可不慎。

寒热虚实不是空泛的，具体到某个病证上，都有其具体内容。如《伤寒论》阳明腑实证，症见潮热谵语，便秘，腹满而痛，脉沉实等实热之象，具体进一步分析出这是外邪入里化热，与大肠燥热相合，以致津液被耗，燥结成实，成为里热实证。这就是阳明腑实证的性质。临床所见之证，都应当把它的性质找出来，才能明确地确定治疗方针。

1977年经我治愈一例右眼流泪羞明之症，就是按照这个原则进行辨证的。患者某，男，15岁，沈丘县人，自述于1977年10月份发烧，服安乃近而烧退。而后不久，右眼发生见光流泪，逐渐加重，既不能见阳光，也不能见灯光，在阴天和灯光之下亦流泪不止。当地医院诊为角膜炎，曾用氯霉素眼药、红霉素眼药、泼尼松眼膏等均无效。又用中药40多付亦无效，于同年12月来郑州就医，经某医院检查为浅树枝状病毒性角膜炎，用药亦无效。后就诊于余。证见右眼泪如雨下，自觉泪水发热，眼胞微肿，不红不痛，视物不昏，脉呈弦象，舌苔薄黄，根据脉弦、苔黄、泪热之症，乃系心肝火旺，上走空窍，迫液外出之证，遂疏方与服。荆芥9g，栀子6g，黄芩6g，黄连4.5g，生地黄12g，木贼12g，夏枯草15g，连翘9g，菊花9g（后下），甘草4.5g，水煎服。1978年3月13日复诊，上方服30付，基本痊愈，唯见强阳光稍有点眼泪，综上方去生地，加桑叶30g，密蒙花9g，当归9g，白芍12g，川芎3g，水煎服。月余后得悉，病人完全恢复健康。

四、求病位之本

疾病的变化部位，不外乎表里上下。表里是代表病变部位的浅深，标志着病理变化的趋势。上下亦代表病变的部位，体现阴阳气血升降顺逆之机。

表与里是相对性的概念，表中有表，表中有里，里中有里，里中有表。至于表里证的形成，大致有如下三方面的因素：①病邪性质与表里证的关系：一般来说，六淫之邪首先犯表，形成表证；七情、饮食、劳倦所伤，则起病于里，形成里证，正如《素问·调经论》所说："其生于阳者，得之风雨寒暑，其生于阴者，得之饮食居处，阴阳喜怒。"②正气强弱与表里证的关系：如素体虚弱，感邪之后，正气不支，邪易入里，"实则太阳，虚则太阴"，即是此义。③治疗正确与否与表里证的关系：这也关系到正气的问题，当疾病形成之后，治疗是否得当，直接关系到疾病预后是否良好。假如失治或误治，造成正气损伤，抗邪无力，病邪即由表入里，成为里证。若治疗适当，正气来复，病邪即可去表或由里出表，温病学中“透营转气”之法，就是这个道理。由于邪正双方斗争的力量不断变化，所以表里证亦不断有出入的变化。临床上辨别病变表里部位固然重要，而辨别表里出入的趋势尤为重要，因此，必须用动态观念去对待它、分析它。此外，表里同病，以及表里与寒热的关系等，均应注意，不可忽视。

上与下，是代表病变部位的高低。一般说，在上部出现的症状，是上部病变的反映；在下部出现的症状，是下部病变的反映。然而人体经络相通，升降相因，往往有病在上而反映于下，病在下而反映于上的不一致情况。如肺热叶焦而出现的萎躄，肾阴亏虚而出现的眩晕，前者为病位在下而病本在上，后者为病位在上而病本在下。在正常生理情况下，脾主升，胃主降，是人体阴阳气血升降的枢纽，当升则升，当降则降，升中有降，降中有升，二者是相辅相成的。其他各个脏器，无不配合脾胃以完成升降活动。如果升降之机失常，就会出现太过、不及等失调现象。不及方面，有升之不及的，如气虚不能上升出现眩晕、耳聋、目障等；有降之不及的，如肺失清肃出现的喘咳、气逆等。太过方面，有升之太过的，如肝气上逆出现的眩晕、耳鸣等；降之太过的，如肺气清肃过度而致心气被抑出现的心悸、气短等。在升降失调后，还有上不制下的，如中气虚的脱肛，肺气虚的遗尿，小便频数等；有下不制上的，如肾不纳气的喘息气短等。有应升而降的，如脾失升清而反下降的飧泄病；有应降而升的，如胃失降浊而反上逆的膜胀等。由此可见，上下与升降是密切相关的，故在临床上，有病在上而取之下，病在下而取之上的。

1978年我曾治愈一例小便不通患者，主要是遵“病在下取之上”的原则治疗的。患者某，女，6岁半。某日，患者随其小姨看电影，欲解小便，她小姨吓唬她，让她强忍住，由于精神紧张，回家后小便就排不出来了。即服中药2付无效。乃住院治疗，先行导尿，继用针药，但导尿管一取出，仍然不能排尿，拍片2张，未发现异常。辗转10天之久，而后询方于余。根据患者忍尿的当时精神状态，乃系肺气壅滞，肝失疏泄，以致升降失常，膀胱气闭，小便不通。遂采取提壶揭盖法治之，以冀“上窍开，下窍泄”之效。方用：麻黄3g，杏仁6g，升麻4.5g，柴胡3g，白芍9g，牛膝9g，甘草3g，水煎服，并嘱服药后10分钟探吐。患者家属先把导尿管拔掉，按法服药，当时小便即通，不再用导尿管了，观察数日，乃出院回家。但小便有次多量少之象，尿道不疼痛，尿色不黄。证见面色较淡，脉象乏力，乃改用补气养阴兼疏利之剂与服。方用生黄芪15g，生白芍9g，干地龙6g，怀牛膝9g，琥珀1g（另包），滑石9g（包煎），冬葵子6g，甘草3g，水煎服，即服数付而痊愈。

五、求病位之本

祖国医学认为疾病的发生、发展与人的体质往往有密切的关系。由于体质的不同，正气强弱有异，有感邪后立即发病的，也有不立即发病的，有很快就痊愈的，也有延久不愈的。一般还认为肥胖体质，多偏阳虚，多痰多湿；消瘦体质，多偏阴虚，多火多气。阳虚和阴盛之人，感邪后易从寒化；阴虚阳盛之人，感邪后易从热化。还由于年龄的不同，发病情况也不同。如儿童为稚阳之体，体内阳气萌发初升易动，故感邪后易于化热化风；青壮年气血旺盛，病后多见实证、热证；老年气血亏虚，元气不足，病后多见虚证、寒证。

除注意体质情况与发病的关系外，还应注意到人的精神状态。人的精神面貌、思想状态，对疾病的发生、发展和预后，有很大影响。可以促进病愈，又可以促进病进。例如精神情志受到过度而强烈的刺激，可使人眠食俱减、形体衰弱，此即所谓“因郁致病”。所以医务人员在治疗因精神因素而引起的疾病时，必须首先做好过细的思想工作，充分调动患者的积极性，从而树立战胜疾病的信心。否则，单纯药物治疗，效果是不会好的。正如《类证治裁》所说：“若不能怡情放怀，至积郁成劳，草木无能为挽矣，岂可借合欢捐忿，萱草忘忧也哉。”

也可能有人这样问，中医治病不像西医那样诊断具体，况且方药又很不一致，为什么能获得疗效呢？这就是中医辨证论治和因人制宜的结果。如果只见病不见人，不根据体质情况，单纯的见病治病，是不能获得满意疗效的，甚至会导致不良后果。

在一定意义上来讲，人体在患病以后，正气存在着不同程度的虚弱情况，从《伤寒论》112方，用药93味来看，用炙甘草者70方，用大枣者40方，用附子者23方，用人参者22方。这说明仲景在治疗指导思想上，以固正气为本。当然这也并不是说每个病每个方都要加上扶正药物，而是说时时要考虑到人体的正气情况，方可立于不败之地。

1979年我曾用加味补中益气汤治愈一例感冒发烧患者，就是从体质因素方面考虑施治的。患者某，女，50岁，干部。素体气虚，容易感冒，每次感冒，需服补益之剂而后愈。此次感冒，系风热为患，投以辛凉解表之剂而愈。但初愈之后即上班工作，又复感寒，发热不退，每天体温38℃左右，下午较重，夜间心烦少寐，背恶寒明显，缠绵20余天不愈。予曾投辛凉和解之剂均无效。细审此证，仍为气虚感冒，遂用补中益气汤加味治之，即党参15g，黄芪30g，炒白术9g，当归9g，陈皮6g，升麻3g，柴胡3g，青蒿9g，鳖甲30g（先煎），白薇9g，夜交藤30g，合欢皮12g，炙甘草6g，生姜3片，大枣3枚，水煎服。上方服2付半，热即退，能下床活动，唯觉夜间尚有烘热之象。原方加白芍30g，继服数剂而痊愈。

运用活血祛瘀法的体会

血是营养人体的重要物质，既不能缺少，也不能妄行，更不能瘀滞。如果因某种原因而致血液瘀滞，就成为机体的有害物质了，从而产生新的病理和新的病变，故称瘀血为第二病因。血液既瘀，就应消而去之，必须采用活血祛瘀方法治疗。

活血祛瘀法，是祖国医学治疗疾病的一种独特方法，它与现代医学的抗凝剂和扩张血管药的作用是不一样的。这种治疗方法，是我国劳动人民长期和疾病作斗争的经验结晶。早在《内经》中就有很多关于论述瘀血方面的病因病理内容。如《素问·五脏生成》说："卧出而风吹之，血凝于肤者为痹，凝于脉者为泣，凝于足者为厥。此三者，血行而不得反其空，故为痹厥也。"这就说明痹厥因风邪袭入而致血瘀的病因病理。《素问·举痛论》说："寒气客于小肠膜原之间，络血之中，血泣不得注于大经，血气稽留不得行，故宿昔而成积矣。"这是谈的因寒邪而致血气凝涩，日久而聚集成形的病理。《内经》对瘀血的治法，也有一些论述，如《素问·阴阳应象大论》说："血实宜决之"，《素问·至真要大论》说："结者散之，逸者行之"等，皆是谈的瘀血治疗法则的，但详于理而略于药。可从时隔不远的《神农本草经》，便可看到很多有关活血祛瘀的药物记载。如"牡丹除癥坚瘀血。""桃核仁主瘀血，血闭癥瘕"，"大黄主下血"，"水蛭主逐恶血瘀血月闭，破血瘕积聚"。这些药物，直到现在仍然是临床常用而有效的祛瘀药物。从此不难看出，我国医药学早在两千多年前，甚至远古时期，对瘀血治疗就有了比较丰富的实践经验和理论知识。而后随着社会的前进和医疗经验的不断充实，活血祛瘀法也日趋发展。如《伤寒论》《金匮要略》中诸逐瘀方剂比以前更有发展了。尤其近些年来，活血祛瘀的理、法、方、药，又有新的发展，取得了许许多多的成就并有创见。

瘀血证候，临床上比较多见，有的症状既明显又典型，有的症状不明显不典型。典型者容易辨证，不典型者就容易忽略，对此应加以注意。首先求受病之因。造成瘀血的原因是多方面的，外感、内伤、跌打损伤均可引起瘀血，若不注意诊察，就可能遗漏。再者，从病程上考虑是否有瘀，根据叶氏“初病在气，久病入血”的理论，确乎有一些病日久而及血络，以致瘀滞。其次，应从治疗过程中寻找途径，临床上有些病，经过多方治疗，效果不好，往往采取活瘀方法，竟获一药而愈之效，故有“诸药不效，活瘀一法”之说。笔者曾用活血祛瘀法治疗一些症状不典型的瘀血证，均获良效，这里不作具体介绍。当然也不能毫无根据，毫无分析地乱用活瘀法，不能理解为凡是治不好的病，都要试用活瘀法。

凡是瘀血证，瘀血是矛盾的共性，都应使用活血祛瘀方法治疗。但由于瘀血的原因，瘀血的部位，瘀血的新久，以及患者体质等诸方面的差异因而活瘀方法又不尽相同。下面谈点体会并附病例。

1. 与适当的理气药同用　血与气的关系，是气为血帅，血为气母，相互依存，相互作用。所以气病日久能及血，血病日久能及气。因此，治疗慢性瘀证，在祛瘀方药中要适当加入理气药味，以增强活血祛瘀的效能。

病案举例：董某，男，38岁，高中教师。患间断性胃脘痛已10年。有时一月一发，有时数月一发，每次发作疼痛剧烈。钡餐透视未发现病变。1976年6月10日，疼痛发作，痛而兼胀并有呕逆。我先用木香、丁香、高良姜、吴茱萸、半夏等品治疗，先效后无效。注射杜冷丁亦毫无止痛作用，只得任其自行缓解，数日来，痛苦不堪。后投以丹参饮，服后1小时痛即止，又继服数剂，观察数月，未见其痛。

处方：丹参一两，檀香一钱，砂仁一钱。水煎服。

方中重用丹参以活血化瘀，少佐檀香调气行气，砂仁温胃畅中。此方用于血瘀气滞的胃脘疼痛，确有良效。假若只用丹参而不用檀、砂为佐，肯定效果不好。反之，只用檀、砂而不用丹参，也是无效的。本例曾先用理气之剂，效果不好，就是这个道理。

2. 与适当的化痰药同用　痰是水湿凝聚而成，血与水俱瘀，郁久可化热，热炼水津而为痰浊。故治癥瘕、痞块等疾患，并兼用化痰之药，否则瘀不易去。又有水与血互结之证，宜逐水逐瘀并用，如《金匮要略》：“妇人少腹满如敦状，小便微难而不渴，生后者，此水与血俱结在血室也，大黄甘遂汤主之。”方中大黄下血，甘遂逐水，阿胶养正而不至伤阴，药仅三味，组方严密，疗效显著。

病案举例：曹某，女，24岁，河南新蔡县社员。右上腹内有一圆形肿块，大如小碗，已2月余。当地医院疑为肝癌，让其速来郑州检查。经某医院超声波和肝扫描检查：肿瘤与肝不连，肝无占位性病变，肿块性质不明。动员做手术。后又经郑州某医院检查，亦未查清肿块性质。仍动员做手术。患者坚意不做，故转诊中医。患者自述于2个月前，因家事生气，不久在右上腹里面生一疙瘩如鸡蛋大，发展很快，2个月来已大如小碗，走路伸不开腰。按其肿块，形圆而质较硬，边缘整齐光滑不移动，压痛不明显。诊其脉沉实而有力。观其舌苔无明显异常。体质尚好，饮食尚可，无寒热，但精神压力较大。

处方：桂枝五钱，茯苓四钱，赤芍三钱，丹皮三钱，水蛭四钱，土元三钱，昆布五钱，海藻五钱，远志三钱，炮山甲三钱，制马钱子一分。水煎服。

上方服6剂，肿物大为消减，质变软。患者喜出望外，更坚定服中药的信心。而后在此方基础上去远志或去山甲（因缺货），加生薏仁、冬瓜仁、大黄、附子，后又加黄芪以扶正。按此方增减，调治2月而愈。愈后不久，又获生子之喜。至今2年，健康如常。

此方是桂枝茯苓丸加味而成，增入薏仁、冬瓜仁、大黄、附子等味，乃取薏苡附子败酱散和大黄牡丹汤之意。况大黄与附子同用，一凉一热，一攻一补，对于蕴郁结聚之邪，自能推陈出新，曲尽其用。综观此方，具有活血祛瘀，软坚散结，祛痰行水之功，故获满意疗效。

3. 与适当的补气药同用　气行则血行，气滞则血滞，气滞故可导致血瘀，要知气虚亦可导致血瘀，其因不同，其理则一，皆因血失其帅而不行之故。对于因气虚推动无力，血行缓慢，而致血液瘀滞之证，在治疗上就不能单纯活瘀而不补气，如补阳还五汤，重用黄芪，治疗半身不遂，就是这个道理。另一方面，有些瘀证，虽非气虚所致，但血瘀日久，又须长服攻坚之剂，亦应佐用适当的补气药物，既攻瘀不伤正，又能提高攻瘀的疗效，可谓善法。

病案举例：张某，男，74岁，社员。体质素壮，能从事重体力劳动。时值夏季，劳后当风而卧，次日遂得半身不遂之症。正当病后2天，我们开门办学，巡回医疗至其处。经诊查，右侧肢体瘫痪，血压不高，心肺正常，脉象沉涩乏力，苔舌无大异常。乃投以补阳还五汤和黄芪桂枝五物汤以补气活血通经。

处方：生黄芪一两，桂枝三钱，赤芍三钱，川芎一钱，当归三钱，干地龙三钱，桃仁三钱，红花三钱，生姜三钱，大枣四枚。水煎服。

上方服3剂，能下床扶杖而行，又以上方继服数付而渐愈。

此患者虽年老犹壮，但毕竟是高龄年迈，元气未免亏损，况又过度疲劳，当风而卧。元气亏损，半身无气，无气则不能动，不能动则成半身不遂。劳后当风，感受风邪，而致血行不畅。此乃内因外因，两凑于身。故取补阳还五汤，重用黄芪以峻补其气，取黄芪桂枝五物汤以温阳行血。气得补，血得行，气血臻于和平，虽不祛风而风自去。又因患者体质素好，治疗及时，故收速效。

4．与适当的温热药同用　寒为阴邪，易伤阳气，能使人经脉蜷缩，血液凝滞。因此，治疗因寒邪而致血凝的证候，必须加入适当的温热药，以温阳散寒。否则，犹如以棒击冰，必难消化。加入温热药，则如滚汤泼雪，红炉熔冰，易于净尽。

病案举例：赵某，郑州大学中文系学员，患痛经病10年。自述于1963年冬天，正值经期，2次趟冰水，而后发生痛经并逐渐加重。每当月经来潮前，痛不可忍，只得服止痛片以取暂效。月经周期正常，血块较多。于1974年11月来诊。患者体质较弱，面色较淡，有怯寒之感，又有明显受寒之因。据此，乃投以温经散寒，祛瘀止痛之剂。

处方：桂枝五钱，白芍五钱，当归三钱，吴茱萸四钱，巴戟天四钱，炒小茴三钱，元胡三钱，灵脂三钱，没药三钱，乳香三钱，干姜炭三钱。3剂，水煎服。

于经前服1剂，月经即来，但无一点疼痛，乃喜出望外，又接服2剂。下次经前和经期，又续服6剂，仅有轻微疼痛。而后又服药2个经期，乃告痊愈。

此例痛经，有明显的血瘀之象，若不注意其受寒之因和形寒之征，而单独按血瘀痛经去治，效果是不会好的。据患者说，过去也曾服过中药无效，也可能忽略了这一方面。

5．与适当的凉血药同用　有些瘀血，是因火热之邪，迫血妄行，溢于脉外，著而为瘀。瘀于肌肤，则呈现青紫斑点，同时兼见火热之象。治疗就要采用凉血化瘀之法。

病案举例：步某，女，25岁，工人家属。于1975年8月19日以皮肤紫斑就诊。自述近几天，突然浑身起紫斑，越起越多，口苦，心烦热。血小板计数正常。诊其脉数而有力，望其舌绛红并起血疱一个如黄豆大。患者和其爱人，担心病重难治。宽慰之后，遂投以凉血化瘀之剂。

处方：生地炭一两，地榆炭一两，丹皮四钱，赤芍四钱，大黄炭三钱，黄芩炭三钱，黑栀子三钱，旱莲草一两。2付，水煎服。

二诊：上药服后，出血和热象均减轻。宗上方加减。

处方：大黄炭钱半，生地炭一两，黄芩炭四钱，赤芍四钱，地榆炭一两，荆芥炭一钱，仙鹤草一两，黑栀子三钱，旱莲草一两。2付，水煎服。

三诊：身上紫斑逐渐消失，仅少数大片紫斑有点遗痕，舌上血疱也消失了。仍宗上方加减。

处方：大黄炭钱半，生地炭一两，黄芩炭四钱，赤芍四钱，地榆炭一两，荆芥炭一钱，仙鹤草一两，黑栀子三钱，红花三钱，苏木三钱，旱莲草一两。2付，水煎服。

四诊：全身紫斑完全消失，仅有一些心热之感。乃更以清散余热，佐以扶正之剂，以善其后。

处方：连翘四钱，金银花四钱，鲜竹叶一两，麦冬四钱，元参四钱，白扁豆四钱，党参四钱。此方服4剂，完全恢复健康，欣然回队参加生产。嘱其近期勿食辛热之品。

此例是比较典型的血热妄行之证，始终宗凉血化瘀法治疗，起到热去、血宁、瘀散之效。况药多炒炭，已寓止血于其中，少佐以止血之品，以赞助其止血之功。

6．与适当的攻下药同用　凡瘀血结于下焦，少腹呈现急结硬满坚痛等之症的，皆应佐用攻下之品易推荡之，如桃核承气汤、抵当汤、下瘀血汤、大黄牡丹汤，皆佐用大黄以攻坚破积。不仅如此，它如跌打损伤，瘀血停留，疼痛较剧，二便秘涩者；血随火升而郁于上，头痛头胀，目赤齿痛者以及妇人血瘀经闭，或产后恶露不下，少腹坚痛等，皆应祛瘀攻下并用，以迫血下瘀，引热下行，迅收疗效。

病案举例：李某，女，社员。1963年夏季患崩证，崩止而小便疼痛，乍痛乍止，痛如针刺，正在行走时若疼痛发作，就得停步坐下，病延月余未愈。适我暑假返里，乃来就诊。根据其疼痛性质，脉象沉涩和崩后所得，断为留瘀之证。遂以下瘀血汤，抵当汤和失笑散三方合用。

处方：桃仁四钱，䗪虫三钱，虻虫两钱，大黄三钱，炒灵脂四钱，蒲黄三钱。3付，水煎服。服后大便下污秽之物甚多，病若失。正如《金匮要略》“下如豚肝”之谓。

活血祛瘀法与他法配合运用，是多方面的，根据病因、症状、部位病程和患者体质状况等不同，灵活运用，不拘一格，事实上，临床单纯使用活血祛瘀药物是不多的。

活血祛瘀法，是祖国医学治疗疾病的一个很重要的方面，它能解决很多问题，我们应当进一步去研究它、实践它、发展它。

问渠哪得清如许，为有源头活水来

这个题目是宋·朱熹《观书有感》诗中的两句，是借题发挥，现在就源头谈几点意见：

一、求经典之源头

说起经典，首推《内经》《伤寒论》和《金匮要略》，是中医必读之书。

1.《内经》 即《黄帝内经》，是我国现存医学文献中最早的一部典籍，也是一部医学巨著。“理至渊深，包举宏博”（清·汪昂）。要在诵读的基础上背诵其重要条文。只有通读，才能观其全貌。只有背诵，才能便于运用。

由于《内经》文奥理深，不易读懂，必须借助有关注释，方能明其深意。现介绍几家注释，以作参考。

《类经》对《内经》注释颇为详尽，多有发明。张景岳用40年时间研究《内经》，写成《类经》一书，单就《内经》成书而言，费了数十年时间，他在序中曾说：“凡历岁者三旬，易稿者数四，方就其业。”为学《内经》的必备的参考书。此外，《类经图翼》和后附的《类经附翼》也不可不读。

《黄帝内经素问注证发微》是明代马莳所著，他用了3年时间写成此书，在解析医理方面有所见解。

《黄帝内经灵枢注证发微》亦是马莳所著，《灵枢》文辞古奥，医理深入，非常难懂。马氏长于针灸，有丰富的临床经验，故本书之中多结合临床对《灵枢》经文进行注释。故此书注释水平则高于《黄帝内经素问注证发微》。

《黄帝内经素问集注》是明·张志聪和同学及门人数十人，共同注释，是一部集体著作，质量较高。有人称此书开我国医学集体创作之先河，功不可没。

2.《伤寒论》《伤寒论》与《内经》一脉相承，它将理论和临床实践相结合，确定了祖国医学辨证论治的完整体系，有人称之为“开辨证论治之先河”，是一部理法方药具备的指导临床实践的医学典籍。为了更好地理解《伤寒论》，可以多看些伤寒论注家，如：

《伤寒来苏集》。本书注重理法与临床联系较紧，颇为后世医家所推崇，柯氏学术渊博，精通医学，他在自序中说："尝谓胸中有万卷书，笔底无半点尘者，始可著书；胸中无半点尘，目中无半点尘者，才许作古书注疏。夫著书固难，而注疏更难。"他对读仲景书深有感触地说："凡看仲景书，当于无方处索方，不治处求治，才知仲景无死方，仲景无死法。"

《伤寒贯珠集》。本书着眼于临床辨证论治以阐发《伤寒论》，尤氏辨证抓主证，鉴别抓要点。他用自己的研究心得，阐释了原书的深文奥义，精简扼要，条理通达。

《金匮要略心典》。我总觉得本书写得很好，注释明晰，条理通达，据理确凿，切合临床。是学习和研究《金匮要略》的必读之书。

此外，后世医家著作浩如烟海，琳琅满目，不可不读，但又不能尽读，只能有选择地读，这里不再赘述了。

二、求方药之源头

方药是治疗疾病的武器，战略战术再好，没有精良武器，仗也是难以打胜的。药是战胜疾病的最基本成分。因此，对于常用中药的性能归经，必须了如指掌，得心应手。建议大家把中药学学好，中药亦称本草。不但要会用药，而且要认药，既要认识饮片，而且要认识生药。不但在标本室里认，而且要到产地认。先有感性认识，为今后理性认识奠定坚实的基础。

方是医生治疗疾病开出的药方，有的放矢。按照立法原则，由多少不等的药味所组成。如派兵一样，通过周密地组方，药物方能更好地发挥其作用。中医的方，历代以来，浩如烟海，难以把它都记住，但常用的基本方不可不记。例如常用的经方、时方、经验方。经方数量不大，其识见高明，用意深远，奥妙无穷，只要用之恰当，效如桴鼓，能起大病者经方也。时方内容更为丰富，适应面更宽，疗效亦非常显著，是中医治疗疾病的发展，应多读多记。经验方主要是近代人的临床经验方。有些还是很独特的。我认为多读方，多记方，既可以大大方便临床应用，又是新组方的基础，多多益善。

三、求临床实践之源头

医生不但要有理论功夫，而且要有临床功夫。有人云："熟读王叔和，不如临证多"我则曰："熟读王叔和，还得临证多。"临床在疗效，疗效是检验医生本领的标尺，说得天花乱坠，但治不好病，无异于纸上谈兵。诚然，一个医生不可能把所有病都治好。主要看你治疗是否恰当。作为一个高明医生，应手眼俱高，不遗人夭殃。临床功夫是练出来的，没有长期临床积累，经验是不会丰富的，要在“实”字上下功夫，所谓实就是“实扎实”，当一个名副其实的临床家。从现在起，同学们要注重每一次临床机会。提倡早临床、多临床，特别是毕业实习非常重要。要会学、要善学，不但要学会老师的有形东西，更要学老师的无形东西。有形东西容易学，无形东西就不那么容易学了，重在悟上。我在80岁兴怀诗中写道：“荏苒光阴八十春，未曾搁笔负良辰。常开俗眼习经典，如履薄冰疗病人。青出于蓝桃李众，金由入火资质纯。知难而进不停步，悟透玄机始见神。”我认为临床要走长征路，一步一个脚印，踏破铁鞋才能收获更大。现在穿好鞋，打好行装，朝着临床实践道路，阔步前进，为人民看病看到100岁！

四、求文学功底之源头

医学与文学关系非常密切，没有深厚的文学功底，要想成为大医，也是比较难的。因为医理、文理、哲理是相通的。试观古今大医学家，也大都是文学家。否则对医理就难以大彻大悟，张景岳说的：“医有慧眼，眼在局外；医有慧心，心在兆前。使果能洞能烛，知几知微，此而曰医。”可想而知，没有高深的文学，没有高深的医理，没有高深的实践，是难以做得到的。祝愿诸位，医文并茂，理验俱丰。

动和平观

我幼上私塾，诵读经史，对“四书”“五经”包本背诵（很多古文和唐诗，至今仍能琅琅背诵），为后来学好中医奠定了古文学基础，同时也深受儒学思想的影响，崇尚致中和平。学医之后，用心研读了四大经典，并广采百家之长，勤于临证实践，几十年不曾间断，逐渐形成了自己独特的动、和、平学术思想，即和态下运动发展观、和态失常的疾病发生观、病证变化的动态观、动态的和平辨治观、动态的求本治本观、临床用药动和平观。

一、和态下的运动发展观

正常情况下，人与自然、人体自身都处于不断运动、变化、发展的“和态”，即和谐状态下的运动发展变化。

1. 人与自然的和谐　自然界一切事物的发生、发展和变化，都是阴阳对立统一矛盾的结果，而且事物都是在局部不平衡的运动中求得总体平衡、生存与发展。如《素问·天元纪大论》说：“太虚寥廓，肇基化元。万物资始，五运终天。布气真灵，总统坤元。九星悬朗，七曜周旋。曰阴曰阳，曰柔曰刚。幽显既位，寒暑弛张。生生化化，品物咸章。”说明宇宙蕴生万物，与天之五运、九星、七曜和谐相应，运动不息，生化无穷。人类依赖自然界的物质基础而生存。《素问·六节脏象论》说：“天食人以五气，地食人以五味。五气入鼻，藏于心肺，上使五色修明，音声能彰；五味入口，藏于肠胃，味有所藏，以养五气，气和而生，津液相成，神乃自生。”人体必须与自然和谐相应，才能无恙。《灵枢·顺气一日分为四时》说：“春生，夏长，秋收，冬藏，是气之常也，人亦应之。”同时，人也随应春温、夏热、秋凉、冬寒，阳生阴长，阳杀阴藏，不断地进行自我调节。《灵枢·五癃津液别》说：“天暑衣厚则腠理开，故汗出；寒留于分肉之间，聚沫而为痛。天寒，则腠理闭，气湿不行，水下留于膀胱，则为溺与气。”在适应自然的过程中，人类也不断地认识自然、改造自然，使人与自然更加和谐。《素问·四气调神大论》说：“所以圣人春夏养阳，秋冬养阴，以从其根，故与万物沉浮于生长之门。”人的机体之所以能够进行正常的生命活动，就是阴与阳相互制约、相互消长取得统一，达到“阴平阳秘，精神乃治”的和态。

2. 机体自身和谐平衡　阴阳平衡，即是阴阳平秘的和谐运动状态。人体的和谐平衡，是发展着的平衡，并不是固定在一个水平上，而是由一个水平线上的动态平衡到另一个水平线上的动态平衡的发展过程。在人体生长、发育的不同阶段，平衡的内容不同。《素问·上古天真论》说：“女子七岁，肾气盛，齿更发长，二七而天癸至，任脉通，太冲脉盛，月事以时下，故有子……则齿发去。”幼年阴阳平衡中阳气偏盛，新陈代谢旺盛，生长发育迅速；中年气盛血旺，阴阳平衡处于均衡时期；老年阳气先衰，阴气渐衰，重新建立新的阴阳平衡，阴气相对偏盛。因此，阴阳平衡是动态平衡的发展过程。各脏腑组织器官在生理功能上相互资生、相互依存、相互制约的协调状态下所产生的平衡，即动态平衡。《素问·五脏别论》说：“所谓五脏者，藏精气而不泻也，故满而不能实。六腑者，传化物而不藏，故实而不能满也。”不同的脏腑、经络、组织，又有不同的平衡内容。《素问·五脏生成》说：“故人卧血归于肝，肝受血而能视，足受血而能步，掌受血而能握，指受血而能摄。”这种动态的调节是人体健康的基本保证。气、血、精、津、液的互生互化，维持着一个有效的动态平衡，从而保证了人体正常生命活动的进行。《灵枢·营卫生会》说：“人受气于谷，谷入于胃，以传于肺，五脏六腑，皆以受气，其清者为营，浊者为卫，营在脉中，卫在脉外，营周不休，五十而复大会，阴阳相贯，如环无端。”因此平衡是相对的，运动变化是绝对统一的。

二、和态失常的疾病发生观

运动过程中的和态，是人体生命维持正常的保证，是生命运动向前发展的基础。任何疾病的发生，都是人体生理功能和态被破坏的结果。

1．人与自然失和　人必须与自然之气相和谐，顺应自然。自然界有风、寒、暑、湿、燥、火六气；人依靠自然之六气、水谷之气而生存，并循着四时气候变化、生长收藏规律而生长发育。《素问·宝命全形论》说：“人以天地之气生，四时之法成。”当气候变化异常，超过一定限度，如六气的太过或不及，非其时而有其气（如春应温而反寒，秋应凉而反热等），以及气候变化急骤，都会使人与自然不能和谐相应。机体正气亏虚，不能抵御外邪时，即导致疾病发生。《灵枢·百病始生》说：“此必因虚邪之风，与其身形，两虚相得，乃客其形。”

2．人与社会失合　人的健康在受多种自然界因素影响的同时，也受到社会诸多因素如政治、经济、道德、心理、饮食等的影响。《内经》中论述了人与社会和谐相处的状态，“适嗜欲于世俗之间，无恚嗔之心，行不欲离于世，举不欲观于俗，外不劳形于事，内无思想之患，以恬愉为务，以自得为功”达到“德全不危”境界。若嗜欲无穷，孜孜汲汲唯名利是务，纵欲贪色，皆伤精坏神，致“精气弛坏，荣泣卫除”，“神去之而病不愈也”。道德衰落，易罹患疾病，而且病情复杂，不易治愈。如果社会的不良刺激影响到人的情志，导致喜怒忧思悲恐惊七情过激，情志失和则伤害藏神的五脏，出现精神与躯体病症。《素问·举痛论》说：“怒则气上，喜则气缓，悲则气消，恐则气下，寒则气收，炅则气泄，惊则气乱，劳则气耗，思则气结。”又《灵枢·本神》说：“心怵惕思虑则伤神，神伤则恐惧自失，破䐃脱肉，毛悴色夭，死于冬……肾盛怒而不止则伤志，志伤则喜忘其前言，腰脊不可以俯仰屈伸，毛悴色夭，死于季夏。”

3．机体自身失和

（1）阴阳失和，疾病产生：机体阴阳双方处于相对平衡、协调而有序的状态时，人体就健康无病，即《素问·生气通天论》“阴平阳秘，精神乃治”之意。一旦某种病因作用于机体，导致人体阴阳相对平衡、协调而有序的和态遭到破坏，即“阴阳不调”“阴阳不和”或“阴阳相失”，便产生疾病。阴阳失和有三种表现：一是人体阴阳在势力上的失衡，即阴阳任何一方的太过或不及，均可导致疾病。《素问·阴阳应象大论》说："阳胜则热，阴胜则寒。"《素问·调经论》说："阳虚则外寒，阴虚则内热；阳盛则外热，阴盛则内寒。"说明阳偏胜和阴偏胜的病理状态，临床表现有寒热之特点。《素问·脉要精微论》说："阳气有余，为身热无汗；阴气有余，为多汗身寒。"二是人体阴阳在相互关系上的失和，即阴阳互根互用、和谐协同关系受到破坏。《素问·生气通天论》说："故阳强不能密，阴气乃绝。"又说："阴阳离决，精气乃绝。"说明阴阳彼此失和，轻则为病，重则丧命。三是人体阴阳之序失和，即明阳之气在循行次序、部位等方面的失常。《素问·阴阳应象大论》说："清气在下，则生飧泄；浊气在上，则生䐜胀。此阴阳反作，病之逆从也。"指出人体清阳和浊阴之气升降逆行致病。又《素问·生气通天论》说："阳气者，若天与日，失其所，则折寿而不彰。"更明确指出阳气失其位，严重者可影响人的寿命。

（2）脏腑失和，疾病发生：五脏主藏精气而不泻，满而不能实；六腑主传化物而不藏，实而不能满。若五脏不能被精气充满，出现亏虚之证；若湿痰瘀浊填塞五脏，出现脏实证。五脏可以相互累及，脏病也可以及腑。六腑以通为用，以降为顺，若被邪气壅塞，传化失职，升降失常，出现腑实证；若六腑不能被气血滋养，导致传化无力，升降不及，出现腑虚证。腑病可以及脏，导致脏腑失和。

（3）气血失和，病变丛生：气与血之间具有相互资生、相互依存、相互为用的关系。气对于血，具有温煦、推动、化生和统摄作用；血对于气，则具有濡养和运载作用。因此，气的盛衰或升降出入失常，则影响及血，如气虚则血无以化生，血必因之而亏少；气虚则推动、温煦血液功能减弱，血必因之运行不畅。血虚则气无所养，亦必随之而衰少；血脱则气失所依，外散而脱逸；血瘀则气滞不畅。

（4）气机失和，疾病立生：升降出入是人体气的基本运动形式，是脏腑、经络、气血、津液运动的基本过程。气机升降出入状态直接关系到脏腑、经络、气血、津液等各方面的协调平衡，《素问·六微旨大论》所谓"故非出入，则无以生长壮老已；非升降，则无以生长化收藏。"升降出入的运动，在总体上是保持动态平衡的，如果气机动态平衡失常，则影响脏腑、经络、气血、津液等各方面的功能活动，从而在五脏六腑、表里内外、四肢九窍等各个方面产生多种病变。例如胃气以通降为顺，胃失和降则出现脘胀、食少等症，胃气上逆还可见到嗳气、呃逆、恶心、呕吐，脾气以升清为职，脾气不升则运化无权，出现腹胀、肠鸣、便溏；肝为刚脏，主动主升，其气易亢易逆，肝气逆上则出现头痛而胀、面红目赤、急躁易怒，若血随气逆，络破血溢，则为咯血、吐血，甚则血壅于清窍而突然昏厥，不省人事；若肾气不足而摄纳无权，可致气逆不降，出现呼吸表浅，动辄气喘等症；若肺宣降失常，不相协调，则出现咳嗽、气喘等症。即所谓“出入废则神机化灭，升降息则气立孤危”。

三、病证变化的动态观

病证发展转化规律表明，疾病是人体生命活动过程中的一种运动形式，任何疾病总不是静止的。如《灵枢·顺气一日分为四时》说：“朝则人气始生，病气衰，故旦慧；日中人气长，长则胜邪，故安；夕则人气始衰，邪气始生，故加；夜半人气入脏，邪气独居于身，故甚也。”在不同的发展过程和同一发展过程的不同发展阶段，疾病的矛盾不断发展转化，表现为不同的证候。它随外界气候，随患者个体体质，随邪正关系的对比，随治疗措施当否……证亦时刻随之变化。

1．证随个体体质而变　体质对某些致病因子的易感性及其所产生病变的倾向性起重要作用，不同的体质对疾病有不同的反应，产生不同的证型。仲景创外感疾病六经辨证体系，病邪传向何处，是由表入里，还是由里出表，关键在人身阳气之强弱，阳盛者则由太阳传至阳明，阳弱内寒则由阳经传入阴经，故后人有“实则阳明，虚则太阴”之说。《伤寒论》第7条：“病有发热恶寒者，发于阳也；无热恶寒者，发于阴也。”说明个体阳气强弱不同，发病的证型就各不相同。又如六气之邪，有阴阳不同，其伤人也，又随人身之阴阳强弱变化而为病。面白阳虚之人，其体丰者，多痰湿，感受之，多化寒湿，体壮阳盛之人，多湿热，感受之，从阳化热，湿热胶结必黏滞难解。面苍阴虚之人，其形瘦者，内火易动，感受之，湿从热化，反伤津液，与阳虚之证相反。

2．证随治疗措施当否而变　治疗疾病有它特定的原则，如协调阴阳平衡，病邪当因势利导，在表当汗解，里实当攻下，其高者因而越之，其下者引而竭之；盛者泻之，虚者补之，寒者热之，热者寒之等。而且治疗当适事为故，过犹不及。如若辨证不明，治疗方法失当，则事与愿违，往往导致疾病证型发生改变。如《伤寒论》中太阳病发汗太过，致阳虚汗漏并表证不解，证随邪正对比的变化而变。邪正对比决定疾病的转归，也决定证型的转变。

3．病证随四时阴阳的变化而变化　邪正之间的盛衰消长不仅决定疾病的发生与否，还直接影响疾病的发展变化。而邪正的盛衰消长又受自然界阴阳变化所制约，故《灵枢·顺气一日分为四时》根据昼夜阴阳变化节律而得出百病多以旦慧、昼安、夕加、夜甚的传变规律。疾病的传变亦与人体内部脏腑功能失调状况密切相关，由于“五脏相通”，因此疾病发展变化每每“移皆有次”（《素问·玉机真脏论》）。要了解疾病的传变，就必须着眼于脏腑之间的互相联系，互相影响，从整体失衡的角度去认识和估测病变趋势。而且，人体五脏之气又与自然界四时五行之气相通应，《素问·脏气法时论》据此提出了五脏病在一年、一月、一日中各不同时间段中“愈”“甚”“持”“起”的病情变化规律。

总之，疾病是一个动态变化过程，影响这一过程的因素，有外在的致病邪气，又有内在的抗病正气；既有体内环境的失调状况，又有天地四时阴阳变化。必须从整体角度综合考虑各种内外因素对疾病的影响，才能准确把握其发展变化机制。把疾病视为受外界环境所影响的异常生命活动过程，以动态的观点，从整体失衡的角度研究疾病发展变化机制，把握疾病传变规律，这种整体联系，恒动变化的病理观，贯穿在诊治疾病的始终。

四、动态的和平辨治观

人体之气血、阴阳等都有可能产生“不和”之处，治之之法，当为和法，“和法之制，和其不和也”。《内经》有关“和”的论述较多，如《素问·上古天真论》说“上古之人，其知道者，法于阴阳，和于术数……度百岁乃去”。治法的最高境界是“和”。《素问·生气通天论》说：“凡阴阳之要，阳密乃固。两者不和，若春无秋，若冬无夏，因而和之，是谓圣度。”又说：“是以圣人陈阴阳，筋脉和同，骨髓坚固，气血皆从。如是则内外调和，邪不能害，耳目聪明，气立如故。”《伤寒杂病论》里多处提到和法，如治疗“卫气不和”“营弱卫强”用桂枝汤，“小和之”使“营卫和则愈”；对“里虚”及“营气不足，血少”之表证，主张用益气养血法，待“表里实，津液自和，便自汗出愈”；又如倡导用十枣汤治疗“表解里未和”所致的悬饮证；以调胃承气汤“和胃气”“小承气汤微和胃气”治疗阳明腑实证；投小柴胡汤于少阳、阳明同病，可收“上焦得通，津液得下，胃气因和，身濈然汗出而解”之效。和法的外延始于戴北山，他认为“寒热并用谓之和，补泻合剂谓之和，表里双解谓之和，平其亢厉谓之和”，拓宽了和法的思路。蒲辅周说：“和解之法，具有缓和疏解之意，使表里寒热虚实的复杂证候，脏腑阴阳气血的偏盛偏衰，归于平复。”治疗的目的，纠正失和之态，“谨察阴阳所在而调之，以平为期”。正如《医学心悟》中所言："和之义则一，而和之法变化无穷焉。"和法应用是多方面的，兹撮其要，分为和调阴阳、和调脏腑、和调气血、和调气机，以叙述之。

1．和调阴阳　纠正疾病过程中机体阴阳的偏盛偏衰，损其有余而补其不足，恢复和重建人体阴阳的相对平衡。对于阳偏盛，表现出阳盛而阴相对未虚的实热证，采用清泻阳热的方法治疗，使阳热得清，与阴相和，临证八法之一的轻清法即是据此立法，代表方剂是谷青汤（谷精草、青葙子、决明子、薄荷、菊花、蝉蜕、酒黄芩、蔓荆子、生甘草）。因头为诸阳之会，清阳之府，风为阳邪，其性轻扬，易犯人之高巅，热亦为阳邪，其性炎上，亦易伤于人之高巅，所以人之头部疾患、热证多而寒证少，实证多而虚证少，故此多采用轻清法以治之。即用轻清上浮而又凉散的药物，易于速达病所，以祛除病邪。阴偏盛，表现出阴盛而阳相对未虚的寒实证，应用温散阴寒的方法治疗，如临床中用乌附麻辛桂姜草汤治疗寒痹。对于阴或阳偏衰不足的病证，用"虚则补之"的方法治疗，勿忘"阳病治阴""阴病治阳""阴中求阳""阳中求阴"。更要重视人身之水火，从其来源来说，可分为先天之水火和后天之水火。先天之水火乃真阴真阳，禀受于父母；后天之水火，源于水谷，或为精为血，或为营为津。水之与火，宜平不宜偏，宜交不宜分，平则为协调，交则为既济。治疗水火失调之病，必须火中求水，或水中寻火，扶其不足，抑其有余，臻于平衡。先天之水火是根本，是动力，脏腑、经脉、组织必须得到元气的激发与推动，才能发挥其生理功能的作用，因此确立了固元法补元气方（黄芪、党参、菟丝子、淫羊藿、巴戟天、枸杞子、山茱萸）。方中菟丝子、淫羊藿、巴戟天、枸杞子、山茱萸补肾以充先天之气，黄芪、党参补脾肺之气以助后天之气，符合元气产生于先天、充养于后天之理论；菟丝子、巴戟天、枸杞子不仅能补肾阳，还兼补肾阴，不至于使阳盛损阴，而达到阳得阴助而源泉不竭，阴得阳助则化生无穷的效果。对于阴阳失调的患者，要析其失调的具体状态，是属偏胜偏衰，是失交失恋，还是失平失秘。只有紧扣其现状，进行燮理，方为妥善。

2．和调脏腑

（1）明辨病位：治疗脏腑失和之病，要根据脏腑生理特点、病变规律和常见证候，确定病变的脏腑，明辨病位是在脏，是在腑，或脏腑同病。如肝主疏泄，其性升发，喜条达而恶抑郁，在病理上，疏泄失职则其气易郁，升太过而阳气易亢，气郁可化火，阳亢则生热化风，因此在证候类型上表现为气、火、阳、风。同时，肝内藏阴血，其病则多血虚、阴虚之证，阴血不足失去濡养，多见与肝相关之筋、目、爪、甲等处症状。若出现筋、目、爪部位的疾病，或疾病具有气、火、阳、风的特点，要考虑病位在肝，余脏腑仿此。即“求病位之本”之义。

（2）明辨疾病先后：脏病引起腑病，或腑病引起脏病，治疗时要调脏以和腑，或调腑以和脏，或脏腑同调，以平为期。依脏与腑的关系而调，五脏“藏精气而不泻”，六腑“传化物而不藏”（《素问·五脏别论》），因此原则上虚则补其脏，实则泻其腑。如泻小肠热以清心火；泻大肠以清肺热；补脾治胃虚；滋肺阴以润肠通便；补肾气以治膀胱失约；补肝治胆虚。也可依生克乘侮规律而调，如滋肾阴潜肝阳的镇肝息风汤、杞菊地黄丸等滋水涵木；疏肝健脾的逍遥散抑木扶土；清心火养肾阴的导赤散泻南补北。

（3）顺其脏腑之性：心主血脉，心血宜养宜活；肝主藏血主泄，肝血宜养，肝气宜疏；脾主运化主升清，“脾以运为健”；肺喜清肃主宣发，故治疗肺部疾患时常用轻、清、宣、透、润；肾主藏精主封藏，肾精宜固不宜泻，治法用药以顺其脏腑特性，达到和谐共济之目的。

（4）重视浊阻脏腑之证：外感六淫，内伤七情，或饮食劳倦，均可导致脏腑功能失调，产生湿痰瘀等浊邪，进一步阻滞脏腑，影响脏腑气化功能，出现诸多病变。浊阻之证较为多见，宗《素问·汤液醪醴论》“去宛陈莝……疏涤五脏”之旨，立涤浊法，根据浊邪所在脏腑的不同，治法亦有不同（详见临证八法）。

3. 和调气机　气机升降出入应和调有序，气机逆乱失和，出现太过或不及，会导致升降失常。如肺气亏虚，宣发无力，气短息促，声低乏力，用升陷汤补气和调，而肺气过升，失于肃降出现咳喘，则应用苏子降气汤降气和调；脾气不升，中气下陷，脱肛，崩漏，久泻，久痢，以补中益气汤益气升举；胃失和降，其气上逆而恶心呕吐、呃逆，以旋覆代赭汤、丁香柿蒂汤降逆和胃；胆气不降则黄疸，口苦，善怒，以蒿芩清胆汤清胆降逆；肝气横逆，升发太过，出现头痛目赤，胁痛，耳聋，以龙胆泻肝汤泻热降逆；肾虚下元不固的尿频，遗尿，遗精，带下，则可用缩泉丸、菟丝子丸、固精丸、收涩止带汤等。五脏气争，九窍不通，气机郁滞，五郁随生，解郁疏达，和畅气机。调和气机升降重点是和调肝（胆）脾（胃），因肝（胆）脾（胃）为气机升降之枢纽，脾升胃降、肝升胆降带动诸气升降。解郁的要点是达肝气，据此立了达郁法，拟制了郁达汤：柴胡、白芍、炒枳实、炒苍术、制香附、草果、黄芩、栀子、蒲公英、防风、羌活、生甘草。方以柴胡、苍术为君，以疏木土之郁；臣以香附、草果，助君药之用；郁则气必滞，佐以枳实以理气；郁久必生热，佐以栀子、黄芩、蒲公英以清热；木土壅郁，乱于腹内，故又佐以少量羌活、防风，既祛湿邪之胜，又可鼓荡气机之滞；白芍既可柔肝又可护阴，甘草调和诸药用以为使。肝脾之郁得解，则邪去正安，脏和气顺。同时，和调气机升降应顺应脏腑升降特性，注意其升降相因，如脾升胃降，肝升胆降，肾升心降等。脾不升清则胃难降浊，肝失疏泄则胆气难降，肺失宣发而难以肃降，肾不升而小便不利等，“其本在肾，其末在肺”（《素问·水热穴论》）。曾采用提壶揭盖法，治愈癃闭患儿，取效甚佳。

4. 和调气血　人身以气血为本，人之有形不外血，人之有用不外气，气血平和则身安无病，气血失和则百病由生。《医学心悟》中说：“且气之为病，发为寒热，喜怒忧思，积痞疝瘕癖，上为头旋，中为胸膈，下为脐间动气，或喘促，或咳噫，聚则中满，逆则足寒，凡此诸疾气使然也。血之为病，妄行则吐衄，衰涸则虚劳，蓄之在上，其人忘，蓄之在下，其人狂，逢寒则筋不荣而挛急，夹热毒则内瘀而发黄，在小便为淋痛，大便为肠风，妇人月事进退、漏下崩中，病症非一，凡此诸疾，皆血使之也。”由于气血为患是疾病产生的本质，尤其内科杂病病因繁多、病机复杂，多脏受损，虚实兼夹，但均影响气血的正常运行，出现偏盛偏衰，因此气血辨证较之阴阳辨证更为具体，不仅可反映阴阳辨证的主要内容，还可弥补八纲辨证之不足。由于气血辨证既是辨病过程中的必要环节，又是施治中的主要依据，故在辨治内科杂病中，要善于调气血。

（1）调气以和血：历代医家有关调气的论述很多，但论之较详者应推张景岳。他在《景岳全书》中说：“夫所谓调者，调其不调之谓也。凡气有不正，皆赖调和，如邪气在表，散即调也；邪气在里，行即调也；实邪壅滞，泻即调也；虚羸困备，补即调也。由是类推，凡寒之、热之、温之、清之……正者正之，假者反之，必清必静，各安其气，则无病不除，是皆调气之大法也。”我在继承前人经验的基础上，结合自己的临床体会归纳出以下几方面。

1）清气。清气即清气分之热邪。根据气分邪热之轻重分为微、轻、中、重四法。微剂用于外感邪热末期，或脏腑功能失调产生的邪热郁于气分，出现低热，或无热，身困不舒，口干，鼻出气热，或咳或不咳，头懵头昏，或鼻塞流涕，大小便正常，舌质红或淡红，苔薄白或苔黄，脉滑数，此乃轻微邪热郁于气分或伏于气分所致，非轻清宣透疏达调和莫能解也，方用清气汤，药用忍冬藤、白茅根、丝瓜络、通草、桑叶、桑白皮、金银花、薄荷、竹叶、苇根、黄芩、甘草等；若邪热侵袭阳明经，或风寒化热入里波及阳明，出现壮热烦渴，面赤恶热，大汗出，口干舌燥，脉洪大等阳明经热盛之证，用白虎汤加减；或气分郁较重，夹湿或湿热蕴郁，或湿初起，症见头痛恶寒，身重疼痛，面色淡黄，胸闷不饥，午后身热，舌白不渴，脉濡，用三仁汤加味，此为清热中剂；若气分热毒炽盛，症见大热烦扰，口燥咽干，错语不眠，或头面红肿焮痛，咽喉不利，舌燥口渴，舌质红苔黄，脉数有力，用黄连解毒汤或普济消毒饮，此为清热重剂。另外，尚有阳气陷于阴分，也属气分之郁热，但既有阳郁之热，又有阴经气虚，虚实夹杂，更当细辨。从微观辨证来说，可将气分分为表中之表，表中之里，层次分明，体现了表里之相对性与可分性。至于阳邪陷于何种阴经，要加详辨。

2）理气。理气，即疏理气分之郁滞。人若气血流通，病安从作？一有怫郁，病即生焉。如当升不升，当降不降，当化不化，或郁于气，或郁于血等。《内经》言“百病皆生于气”，后人言“百病皆生于郁”。治郁之法，《内经》云：“木郁达之，火郁发之，土郁夺之，金郁泄之，水郁折之。”根据内科杂病多郁或兼郁的特点，将气郁分为上焦、中焦、下焦及三焦之郁四部分。上焦气郁关乎心肺，神之原总由于心，因情志不遂，则郁而成病，肺主气，“诸气膹郁，皆属于肺”。心肺气郁出现胸闷不舒，胁胀气促，咽喉憋闷，药用合欢皮、全瓜蒌、薤白、枳壳、桔梗、乌药、白檀香等。若上焦气逆则用枇杷叶、炒枳壳、赭石、厚朴、炒紫苏子、白前、旋覆花等降逆气。中焦气郁与肝胆、脾胃关系密切。肝主疏泄喜条达，脾主运化升清气，胃主受纳降浊气，胆疏泄胆汁。中焦气郁则肝失疏，脾失升，胃失降，胆失泄，出现胁肋胀痛，脘腹痞满，呕恶吐逆，嗳气口苦，腹痛肠鸣等。肝脾失调应分为肝强脾弱，肝弱脾弱，肝弱脾强，肝气犯脾，胆气犯胃，分别治以逍遥丸、升阳益胃汤、半夏泻心汤、小柴胡汤、大柴胡汤或蒿芩清胆汤等。具体到单纯的脾气郁、胃气郁、肝胆气郁，则对应施治。下焦气郁，多由于肾气虚弱，推动无力，气行不畅，出现小腹坠胀，单用理气药物乏效，选用金匮肾气丸加补骨脂、小茴香，取其壮肾敛气归元，郁浊之气归膀胱，气化而出。清代韦协梦《医论三十篇》中说：“古方金匮肾气汤乃胀满之圣药。方中桂、附补火，地、薯补水，水火交媾，得生气之源；而肉桂又化生舟楫，加苓、泽、车、膝为利水消胀之佐使，故发皆中节，应手取效。今人动用利气消滞之药，劫效一时，而贻害无穷，亦何弗思之甚耶？”遇肾虚腹胀，多加用补骨脂，效果较著。对三焦气郁，即机体的整个气机郁滞，出现面目及四肢郁胀，胸闷咽憋，脘腹胀满等，治疗可采用经验方郁达汤。

3）补气。内科杂病，一方面多郁，另一方面则多虚。在治气虚方面，除重视补脏腑之气外，尤要注重补大气、补中气、补元气。大气乃《内经》中所谓之宗气，积于胸中，出于喉咙，以贯心脉，而司呼吸，胸中大气不足或下陷，则气短不足以息，或努力呼吸有似呼喘，或胸胁胀满，心悸怔忡。努力呼吸莫作气逆而降气，似呼喘莫作平喘，胸胁胀满莫作气滞而行气，此乃大气虚衰之象，选《医学衷中参西录》之升陷汤加减。补中气常用补中益气汤治疗中气不足或中气下陷引起的诸多疾病，诸如发热、感冒、头痛、眩晕、泄泻、胃胀、心悸、子宫下坠、脱肛、自汗等，临床以倦怠乏力，气短头晕，面色少华，大便溏薄，脉沉细弱等症状多见，不能硬搬西医诊断病名而应用之。其加减用药，以兼肾阴虚者，加山药、茯苓、山茱萸，正好为半个六味地黄汤，说明补益后天脾土的同时，不忘补先天肾虚；另加茯苓等，与原方中党参、白术、甘草组成四君子汤，益气补中，健脾养胃；兼血虚者，加白芍、熟地黄、枸杞子，与方中当归配伍增强补血之功；兼虚阳上扰者，加生龙骨、生牡蛎、天麻、钩藤，以平潜亢奋之虚阳而不伤正气；兼气虚发热者，加白芍、白薇、知母，以滋阴清热，使补气的同时不伤阴血；兼外感者，加金银花、连翘、桑叶、荆芥；兼阳虚者，加附子、淫羊藿、仙茅以益气温阳。元气，《内经》称之谓“真气”，禀受于先天，与谷气相合而存在于人体内，有推动人体的生长发育、抵抗病邪侵袭和祛除病邪的作用，人要长寿，须善于保养此气。《素问·上古天真论》说：“恬淡虚无，真气从之，精神内守，病安从来。”因此，在临床中要重视元气的盛衰，并善于调补元气。自拟固元汤，即为补元气而设。

（2）理血以和气：人身之中，气为卫，血为营。《内经》云：“营者，水谷之精气也，和调于五脏，洒陈于六腑，乃能入于脉也。”血液之来，生化于脾，总统于心，贮藏于肝，宣布于肺，施泄于肾，灌溉一身，目得之而能视，耳得之而能听，手得之而能摄，掌得之而能握，足得之而能步。《内经》又云：“血之与气，异名同类。”故气即无形之血，血即有形之气。人之一身，气血不能相离，气中有血，血中有气，气血相依，循环不息，因此，调血总关乎气，气旺则血旺，治血虚除补血外应兼顾补气。针对脏腑生理特点的不同，采用的补血方法也不尽相同，如心主血脉，故心血宜养宜活，药选当归、生地黄、白芍、川芎、龙眼肉、丹参、炒酸枣仁等；肝主藏血，主疏泄，肝血宜补宜疏，药选当归、生地黄、白芍、何首乌、香附、郁金、枸杞子等；脾主统血，主运化，脾血虚宜养宜摄，药选当归、龙眼肉、阿胶等；肾主蛰，封藏之本，肾血虚宜养宜敛，药选熟地黄、白芍、怀牛膝、枸杞子、当归、女贞子、肉苁蓉等；肺主肃降，主气，肺血虚宜润宜降，药选当归、生地黄、百合、龙眼肉、阿胶等。气滞则血瘀，故治血瘀之证，除用活血化瘀药物外，宜选加调气之品。

5. 疏利条达　人之一身，经络贯穿为之脉，脉者，血之隧道也。血随气行，周流不停。筋者，周布四肢百节，联络而束缚之。人身之血，内行于脉络，外充于皮毛，渗透肌肉，滋养筋骨，故百体和平，运动无碍。津液者，血之余，行乎外，通一身，如天之清露，若血浊气滞，则凝聚而为疾。内科杂病属功能性病变者有之，其病因病位病情多非一端，而气血失调，经脉不畅，痰瘀交结是其基本病机。因此，我制订了疏利法。疏是疏导，有分陈治理之义；利是通利，有运行排遣之义。常用于水湿失于输布出现全身郁（瘀）胀，似肿非肿的经络湮瘀证。常疏其气血，令其条达，而致平和。《素问·至真要大论》云："谨守病机，各司其属，有者求之，无者求之，盛者责之，虚者责之。必先五胜，疏其血气，令其条达，而致和平。"疏即疏通、疏利、疏达之意，具体内容见临证八法。

五、动态的求本治本观

疾病是动态的，因此，医生要不断地辨证，使诊断的概念，判断和推理随之变化，根据病证的变化而改变治法。但万变不离其宗，要辨证求其本，治疗固其本。详见前文"谈治病求本"。

六、临床用药动和平观

1. 用药平和　用药要平和，如固元法中的固元汤，用菟丝子、山茱萸、枸杞子、补骨脂、淫羊藿，味辛甘，性温或微温，非大辛大热之品，温补肾阳兼补肾阴，阳得阴助而源泉不竭；谷青汤中的谷精草、青葙子，味甘或微苦，性平或微寒，薄荷、菊花、蝉蜕、蔓荆子味多辛甘，性多凉或微寒，均属于疏风清热之品，非大苦大寒之味；疏利法选用的药物更是"平淡之味"，如忍冬藤、鸡血藤、丝瓜络、橘络、白茅根、竹茹、通草、生薏仁等；涤浊法使用的冬瓜仁、生薏仁、桃仁、茯苓、赤小豆、冬葵子等可药食两用。凡此种种，不一一列举，临床使用得当，能够平淡之中建奇功。

2. 燮理阴阳　在治疗阴阳失调时，分析阴阳偏盛或偏衰，调阴以和阳，或调阳以和阴，前文已简述。除此之外，选择用药时，也注意阴阳相伍，如山前汤中生山楂、炒山楂、生车前子、炒车前子、生山药、炒山药，生熟并用，一刚一柔，一阴一阳，颇具燮理之能。

3．疏利调和　疏利脏腑气机，常用疏补相兼方。药用炒苍术、炒白术、茯苓、猪苓疏利脏腑，青皮、陈皮、炒枳壳、炒枳实疏利气机，泽泻、木瓜、生薏仁、赤小豆、滑石、生甘草疏利水道，用于治疗脾虚失运，水湿失于输化，阻滞气机，发生全身郁胀证。方中多用对药，是其特色，看以平淡，寓意较深，用之得当，每获良效。疏利经络筋脉，常用酒桑枝、丝瓜络、姜黄、木瓜、生薏仁、通草、制天南星、橘络、鸡血藤、当归。方中药味多为宣通之品。宣可去壅，通可行滞，尤其天南星伍橘络，善去经络中之风痰，姜黄为行血利气之药，具通利经脉之功。

4．动静结合　临证用药，要动静结合，动中有静，静中有动，动贯穿其始终。如治疗肾不纳气的哮喘，使用都气丸加小量的麻黄、炒紫苏子，纳中有宣，降中有升，静中有动。运脾法中的运脾汤，把握脾以运为健、胃以降为顺的特点，以槟榔、牵牛子，通可行滞为君；以蔻、砂醒脾畅中为臣；以茯苓健脾渗湿，以楂、曲消运化滞为佐使。以动为主，诸药合用，共奏运通之效。临床上有许多病宜轻而取之，若用重剂会适得其反，此类病证，用灵动法治之，具有药味少、分量轻，或药味虽多而分量很轻。如胃气虚弱、又不耐药的患者，出现纳少，胃胀，嗳气，喜暖恶寒，舌质偏淡苔薄白脉弱等，用轻量香砂六君子汤加味，每味药量可轻至3～5g，取灵而动之之义，往往能取得很好的疗效，否则药过于病，有“治胃反伤胃”之弊。

治杂方法

所谓杂病，泛指邪正矛盾复杂，迁延难愈的一些病症。一般具有以下特点：一，病情错综复杂，或表里同病，或寒热错杂，或虚实互见；二，病邪深痼，如风邪、火毒、沉寒、顽痰、湿黏、瘀血、滞积相互胶结，不易被祛除；三，病邪峻厉，人体正气不能与之抗拒，或患者意志委顿，神气消索，对治疗失去信心等。兹从以下几个方面谈谈治疗杂病的方法。

1．以常治杂　内科杂病，病种虽杂，以其性质来说不外乎寒、热、虚、实；从部位来讲不外乎表、里、上、下。因此在治疗上不外乎寒者热之、热者寒之、虚则补之、实则泻之等大法。但是用好这些常法，也绝非易事，作为医者，应以仲景所言“留神医药，精究方术”，“思求经旨，以演其所知”，“勤求古训，博采众方”。医者在治疗每个疾病时都离不开辨证、立法、遣方、用药这几个方面，其中辨证是前提，是关键，假若辨证有误，其他方面也就随之而误了。故此，每治一病都要在辨证上下功夫。辨证固然重要，而立法、遣方、用药，失当、失精、失巧也直接影响疗效。医者除及时学习当今新的经验外，还要认真深研经典，博览历代医家著作，这是宝库中的瑰宝，取之不尽，用之不竭。我在以常治杂时多采用经方、时方和自拟方。

（1）经方治杂：通常所说的经方，是指张仲景及其以前的方剂。经方药味虽少，然组方严谨，义理精深，君臣佐使分明，它的疗效显著性和可靠性，是历代医家所公认的，能治大症与重症。且经过长期临床检验，用之若能药证相符，则效如桴鼓。

【病案】宋某，女，24岁，农民。产后半月开始出现全身水肿，其特点是时肿时消，肿时则全身明显水肿，消时如常人，肿一天消一天，如此已5个月余，化验检查未见异常，服药无效。舌质淡红，苔薄白，脉虚弱。此乃营卫不和，三焦气化失调之候。治以调和营卫，和畅三焦。方用桂枝汤合小柴胡汤加味。处方：柴胡10g，黄芩10g，清半夏10g，党参10g，桂枝10g，白芍10g，生龙骨30g（先煎），生牡蛎30g（先煎），炙甘草6g，生姜3片，大枣3枚。3剂，水煎服，每日1剂。服1剂后，第2天全身水肿较前明显减轻。3剂服完，水肿已未发作。效不更方，继服3剂而病愈。

小柴胡汤的功用，常称为“少阳枢机之剂，和解表里之总方”。唐容川在《血证论》中对小柴胡汤的解释较为精辟。他说：“此方乃达表和里，升清降浊之活剂。人身之表，腠理实营卫之枢机；人身之里，三焦实脏腑之总管。惟少阳内主三焦；外主腠理……以其宣通上焦，则津液不结，自能下行。”桂枝汤为解肌发表，调和营卫之方。清代徐忠可谓：“桂枝汤外证得之能解肌祛邪气，内证得之能补虚调阴阳。”故用桂枝汤以调和营卫，补虚调阴阳，用小柴胡汤以和畅三焦。药后营卫得和，三焦气化得行而肿自消。

（2）时方治杂：时方是指张仲景以后医家所创用的方剂。时方数量大，内容也非常广泛，是临床治疗的进一步发展，是历代医家经验的结晶，已成为临床治疗中举足轻重、不可缺少的方面。随着医学的发展，新的有效方剂也不断出现，显示了中国医药学的强大生命力。一个人限于时间、精力，不可能全部掌握，清代陈修园为了便于应用，从众多方剂中精选了108首，这些方大都为医界所知，疗效可靠。对于医生来说，多掌握一些方剂，用药方能有章有法。在应用时方时也与应用经方一样，绝非生搬硬套，而是变而通之，为我所用。

如补中益气汤加减可治疗气虚头痛、气虚发热、气虚水肿、小腹坠痛、胃下垂、脱肛、眼睑下垂等多种疾病，总之凡具有补中益气汤证者均可使用，贵在加减。

【病案】宁某，女，28岁。1年前无明显诱因出现低热，经治疗热退，此后低热经常发作，多在午后夜间，体温波动在37.2～37.5℃，发作时伴有头痛，恶寒无汗，全身乏力。夏季发作频繁，纳食尚可，但食后胃易胀，夜寐佳，二便调，舌质淡红，苔薄白，脉细无力。根据症、舌、脉表现，诊断为气虚发热。方用补中益气汤加减。处方：党参15g，黄芪30g，白术l0g，当归10g，陈皮10g，升麻6g，柴胡6g，白芍12g，知母10g，白薇10g，鳖甲15g（先煎），炙甘草6g。6剂，水煎服，每日1剂。药后低热渐退，体温波动在36～37.1℃，头痛减轻，渐感有力，舌、脉同前。守上方去鳖甲，加生龙骨30g（先煎），生牡蛎30g（先煎），继服6剂。前后加减服药20余剂，其病告愈。

运用补中益气汤治疗发热时，根据病情，可加白薇，以退虚热；下午及夜间发热重者，加生白芍以敛阴养血；若有阳浮之象者，加生龙骨、生牡蛎，可收敛外浮之阳以入内，又可收敛元气归根；若有阴伤之象者，加知母，既可滋阴之化源，又可制黄芪之温；若兼有火热者，加生石膏、黄连，意在退火以去元气之贼。上述几味，可以单加，也可以兼加，视病情而定。

（3）自拟方治杂：社会在发展，自然环境在变迁，疾病谱亦在演变，故有“执古方难以尽愈今病”之说。有感于此，在灵活运用古方的同时，还要多组新方，以应疾病无穷之变化。如自拟丹百汤，药用丹参30g，檀香3g（后下），砂仁3g（后下），百合30g，乌药10g，全瓜蒌30g，郁金10g，治疗气滞血瘀，兼有阴虚的胸痛、胁痛、脘腹痛；自拟眠安汤，药用百合30g，生地黄10g，麦冬30g，炒酸枣仁30g，茯神10g，灯心草3g，竹叶10g，胆南星6g，生龙骨30g（先煎），生牡蛎30g（先煎），小麦30g，甘草6g，大枣6枚，治疗阴虚阳浮、心神失宁并火旺的失眠、脏躁等症；自拟谷青汤，药用谷精草30g，青葙子15g，决明子10g，酒黄芩l0g，蔓荆子10g，薄荷10g（后下），桑叶10g，菊花10g（后下），蝉蜕6g，夏枯草15g，甘草6g，治疗风热、郁热所致的头痛、眼痛、鼻渊等；自拟面痤消汤，药用黄芩10g，黄连10g，牛蒡子10g，玄参30g，桔梗10g，板蓝根30g，升麻10g，马勃10g，连翘10g，陈皮10g，僵蚕10g，薄荷10g（后下），生薏仁30g，白芷6g，赤芍15g，甘草10g，治疗火毒较重的面部痤疮。

【病案】赵某，男，36岁。头晕，脑鸣2年余。患者长期在国外从事翻译工作，且平时抽烟量大，每日2包，渐出现头晕，脑鸣，多梦，舌质红，苔薄黄，脉沉滞。证属风热上扰清窍。方用谷青汤加减。处方：谷精草30g，青葙子15g，酒黄芩10g，蔓荆子10g，薄荷10g（后下），桑叶10g，菊花10g（后下），蝉蜕6g，怀牛膝10g，生龙骨30g（先煎），生牡蛎30g（先煎），甘草3g。6剂，水煎服，每日1剂。药后头晕消失，脑鸣减轻。夜晚入睡慢，多梦，照上方加炒酸枣仁30g，茯神10g。继服6剂，症状消失而停药。后因工作劳累，脑鸣复作，睡眠多梦，口干不苦，食欲可，大便排泄慢（30～40分钟），小便正常，舌质红，苔薄黄，脉沉滞，治疗仍守上方加荷叶30g，槐角30g。继服10剂而愈。

谷青汤主要药物多入肝经，如谷精草、青葙子、菊花、薄荷、蔓荆子、决明子、酒黄芩、夏枯草等。因为头目疾患虽与阳经有关，但与厥阴肝经也关系密切。头为诸阳之会，与厥阴肝脉会于巅。方中药物性多寒凉，味多辛甘，质多轻清，多为风药。头为诸阳之会，其位最高，非风药莫能上达至巅；风热之邪壅塞清窍或阳气郁而失展，非寒凉莫能清，非辛甘莫能散，只清不散则取效不捷，只散不清则取效不彻，故应清散合用，里外同治，使风热之邪无潜藏之所。

2．以奇治杂　内科杂病多疑难，也多怪异，《素问·奇病论》中的“奇病”，实际上也就是现在所说的疑难杂症。由于内科杂病多较奇特，其症状表现也常稀奇古怪，遇此病以常法之外的方法治疗多获良效。以奇治杂，有独出心裁，以奇制胜之意，但也绝非无理论、无依据、无辨证地乱施奇法。说是奇法，实际上仍是辨证论治的结果，只不过是治疗方法不同于一般而已。

（1）反激逆从：本法是用性味、功效或作用趋势相反的药物相配伍，从而激发出新的治疗效应。适用于病机复杂，或寒热相混，或虚实相兼，或表里并存等病证。

1）升降并用。升降出入，是人体气化功能的基本形式，是脏腑经络，阴阳气血矛盾运动的基本过程。人体脏腑经络功能活动，脏腑经络以及气血阴阳，无不依赖于气机的升降出入。升降出入，是机体各脏腑组织的综合作用。升降失调是疾病发生的基本病机之一，故治疗时采用升降并用法调节。现以补中益气汤加味治疗气虚兼有阳亢之头痛加以说明。

【病案】李某，女，20岁。头痛、头晕间作2年余，加重半年。患者平时易生气，2年前开始出现头痛头晕，时全头痛，时偏头痛，时前额痛，多于劳累、生气时发作，与气候变化无关，休息后可以缓解。近半年休息后已不能缓解，缓解后头部有空虚感，精神缺乏，时欲睡，乏力，食欲缺乏，夜寐多梦，二便正常，舌质淡红，苔薄黄，脉数无力。既往各项检查，均无异常发现。诊断为头痛。证属中气不足，清阳不升，兼有阳亢。以补中益气汤加味。处方：党参10g，黄芪15g，炒白术10g，当归10g，陈皮10g，升麻6g，柴胡6g，蔓荆子10g，白芷6g，生龙骨30g（先煎），生牡蛎30g（先煎），钩藤20g（后下），炙甘草6g。6剂，水煎服，每日1剂。后因患其他疾病来诊，询问服上药情况，告之服上方6剂后头痛发作次数明显减少，程度减轻，持续时间缩短。守上方又服12剂而愈，已1年未发。

补中益气汤有补中气、升清气之功效。方中虽有升麻、柴胡升发清阳之气，又加蔓荆子、白芷以增升清之功。气虚患者往往体质较差，多兼有虚阳上浮之象，且患者平时易生气，致肝郁化火，肝阳上扰，故加生龙骨、生牡蛎以潜之，钩藤以平之。方中有升有降，相反相成，收到较为满意的疗效。

2）寒热并投。由于阴阳互根，寒热转化，临床中不少慢性病、疑难病可见寒热错杂之象，故治疗时可采用寒热并投之法。治疗口腔溃疡反复不愈，常用三黄二姜（僵）一附汤（经验方），药用黄芩、黄连、黄柏、干姜、僵蚕、制附子；治疗顽痹以川乌、桂枝合知母、生地黄；治胃肠炎用干姜、高良姜与黄连、黄芩相合。兹举一例说明。

【病案】李某，女，37岁。因胃脘部胀痛1个月余初诊。1个月前开始出现胃脘部胀痛，多于食后发作，发作时痛苦难忍，按之疼痛加剧，纳差，叩之胃脘部胀气明显，大便不爽，臭秽异常，舌质红，苔黄厚腻，脉弦。依其症、舌、脉表现，诊断为胃脘痛。辨证属气滞胃脘痛。治以和胃降逆，开结除痞。方用半夏泻心汤加减。处方：清半夏10g，黄芩12g，黄连6g，干姜9g，厚朴12g，炒枳壳10g，炒莱菔子15g，炒山楂15g，炒神曲15g，甘草6g。3剂，水煎服，每日1剂。3剂服完后胃脘胀痛大减，食欲大增，大便通畅。守上方继服8剂后诸症消除，停药2个月后未复发。

半夏泻心汤具有辛开苦降的作用，寒温并用，阴阳并调，故胃脘胀痛止。寒热并用，不仅有互制之功，更有相反相成之妙，诚如李时珍所谓"此皆一冷一热，一阴一阳，寒因热用，热因寒用，君臣相佐，阴阳相济，最得制方之妙，所以有成功而无偏胜之害也"。方中加厚朴、炒枳壳以行气宽中除胀，加炒莱菔子、炒山楂、炒神曲以消食化滞。诸药合用，使脾胃升降有序，气机通达，食积化而胀痛除。

3）补泻同施。本法适用于正虚邪实，虚实夹杂的病证。补指补其不足（气血阴阳），泻指泻其邪实。因疾病发展至某个阶段，正虚与邪实同时明显。若单纯补虚则邪实更甚，若单独攻邪则正气更伤，均不利疾病恢复。故治疗上采用攻补兼施。因正气不足，故选攻邪之药要缓和，以免再伤正气。

【病案】李某，女，42岁。全身肿胀，时轻时重5年。6年前因劳累后出现全身郁胀水肿，时轻时重，常感体倦乏力，行走几里路就觉双下肢沉困，腿不能抬，小便偏少，月经按时来潮。经西医检查一切正常。曾在某中西医院按内分泌失调治疗，服中药50余剂，症状毫无减轻。查舌质淡胖有齿痕，苔白腻偏厚，脉沉滞。辨证属脾虚，气化功能失常，水、气瘀阻之候。治疗采用半补半疏法。处方：炒苍术10g，炒白术10g，炒白扁豆12g，生黄芪15g，茯苓15g，猪苓10g，泽泻15g，赤苓10g，青皮6g，陈皮6g，炒枳壳6g，炒枳实6g，滑石15g（包煎），通草6g，甘草3g。3剂，水煎服，每日1剂。服3剂后肿胀明显减轻，身困亦轻。后以上方略有加减，又服10余剂渐愈。

此病较为多见，临床称为郁胀病，多见于中年女性，病程较长，化验检查无异常，多为脾虚气滞，水湿失于输化所致。主要症状是全身郁胀，身困无力，下肢按之有轻度凹陷性肿，肿甚时小便量偏少。在治疗上，大补、大利、大攻皆非所宜，宜施半补半疏之剂，使脾运健，水湿除，气化行，而肿胀自消。

4）表里同治。此法适用于表邪未解，但已入里化热。表里同病是指表证和里证在一个时期同时出现。这种情况的出现，除初病既见表证又见里证外，多因表证未罢，又及于里；或本病未愈，又兼标病，如本有内伤，又加外感或先有外感，又伤饮食之类。由于表证、里证往往与寒热虚实相关，所以表里同病者有多种证候。临床常见的有表寒里热、表虚里实、表实里虚等。临证根据表里寒热虚实的不同，选方用药亦不相同。

【病案】姜某，男，6岁。高热近半个月。发病前天气较暖，突然转寒，气温骤降，又阴雨数天，突发高热，体温波动在39.5～40℃，用西药解热剂热可暂退，移时又热。就诊时体温39.5℃，无汗，口渴，腹胀满，舌质红，苔薄白兼黄，脉浮数。证属太阳、阳明并病之候。治以疏风解表清热为主。方用清解汤加味。处方：荆芥3g，蝉蜕10g，薄荷3g（后下），连翘10g，苇根30g，生石膏30g，天花粉10g，大黄3g（后下）。3剂，水煎服，每日1剂。复诊时，患儿父亲云，服药1剂体温开始缓慢下降，第3剂未服完热全退。嘱其慎风寒，节饮食，无需再药。

此证为感受风寒，未能及时得到辛温解表之剂，以致发热不退，表证未罢，里证又见。发热、无汗、脉浮为太阳表邪不解之象，口渴、腹胀满、舌红为邪入阳明之征，故采用表里同治，药后表邪得解，里热得清，病竟速愈。

（2）内外贯通：中医学有内外科之分，两个不同学科的病证、机制、治法诚然有所区别，然而人体的脏腑经络是一个统一的整体，营卫气血周流内外，证虽发于外，病实起于内，即使是内科疾患常有外症现于表，故病因病机无不相通。

【病案】王某，女，26岁。全身关节及骨内凉痛10个月。10个月前因产后受凉，首见左侧上下肢怕凉疼痛，渐至全身关节凉痛，终至骨内亦凉痛，手足不温，怕风，怕冷，盗汗，白天活动后前胸后背出汗，食少，舌质淡红，苔薄白，脉沉弱。查血沉，抗“O”、类风湿因子均正常。经用中西药治疗8个多月，病情无明显改善。根据病史及症、舌、脉表现，证属寒客于筋骨，血气痹阻。治以温经通络，散寒通阳。方用阳和汤加味治之。处方：熟地黄30g，麻黄6g，炒白芥子10g，鹿角霜10g，肉桂6g，炮姜6g，浮小麦30g，山茱萸10g，炙甘草3g。6剂，水煎服，每日1剂。服上方6剂后患者自感全身关节及骨内凉痛、畏风寒之症较前减轻，手足渐温，汗出减少，舌脉同前。效不更方，守上方继服6剂，上症逐渐减轻。后按上方略有加减，共服药20余剂而病愈。

阳和汤原为痈疽流注之属于阴寒而设，此用治疗寒痹，是取其病因病机相同。方中姜炭改炮姜，加肉桂以温经通络，散寒通阳；白芥子善化络中之痰以消痹阻；麻黄宣发阳气，以布阳和；熟地黄、鹿角霜填精补阳，强壮筋骨，加浮小麦、山茱萸以滋阴敛汗。全方作用，使寒凝去而络脉通，阳气布而筋骨健，故病获愈。

3．以杂治杂　鉴于内科杂病病因多杂，内脏功能失调多杂，一个人身上往往有多种疾病，多种病因，寒热虚实夹杂者有之，多脏多腑为病者有之，阴阳气血逆乱者有之，旧病加新病者有之。本法是广集寒热、温凉、气血、攻补于一方，治疗某些病机表现为气血同病、病邪深痼、寒热虚实夹杂的病证。《素问·至真要大论》说：“奇之不去则偶之，是谓重方，偶之不去，则反佐以取之，所谓寒热温凉反从其病也。”经文提示，对复杂病证，单用奇方或偶方不能奏效时，应采用重方或反佐法治疗。大方、复方就是“重方”和“反佐法”的综合疗法。本法所用药味多，寒热、温凉、补泻兼融，只要运用恰当，往往具有奇特的功效。杂不是杂乱无章，而是阵容较庞大，但又组织严谨，主辅协调，针对性强，此非医理透彻，经验纯熟，是不可能运用好的。究竟如何杂，杂到什么程度，只能是医者去心悟而使其巧了。

【病案】李某，女，36岁。腹泻2年。2年前因饮食不慎而致腹泻，每日10余次，经用中医药治疗大便转成每日3～6次，质稀溏，经查结肠镜未见异常。经多方治疗，腹泻时轻时重，但始终未愈，轻时每日3次，重时每日3～6次，冬季伴小腹凉，四末欠温，时腹鸣，多于劳累，食油腻食物加重。平时易上火，表现咽痛口干。纳眠可，月经后错，量少色淡。舌质红，苔薄白花剥，脉沉弱。呈虚实寒热夹杂之象，遂选用麻黄升麻汤治之。处方：麻黄3g，升麻6g，当归10g，茯苓10g，炒白术12g，白芍10g，天冬10g，生石膏15g，桂枝10g，炮干姜20g，黄芩10g，知母10g，玉竹10g，甘草6g。6剂，水煎服，每日1剂。服上方腹泻减轻，由初诊时每日6次减至每日3次，大便前小腹疼痛，便后痛减，时肠鸣，舌脉同上。守上方将干姜减至15g，加陈皮10g，防风6g，又含有痛泻要方之意，以起抑肝扶脾之功。按上方药味，用量略有调整，共服30剂而病愈。

本方出自《伤寒论》，其病机为正伤邪陷，不但虚实相兼，而且寒热错杂，而本病病机与其相同。方中麻黄、升麻能发越在下之郁阳，《内经》云“清气在下，则生飧泄”；当归温润养血；白术、干姜、茯苓、桂枝温阳理脾；知母、黄芩清其热；玉竹、天冬、石膏、白芍、甘草滋其阴。此方药味虽多，并不杂乱，而是重点突出，井然有序。全方共奏温脾清热，发越郁阳，滋阴养血之功。通过本例治疗，对我们启发很大，广开治疗思路，亦可见中医学的博大精深。

4. 以简治杂　内科杂病，有些病固然复杂，但绝非是一概使用复杂大方去治疗，更多的则是执简以驭繁，澄源以清流，主要矛盾解决了，次要矛盾也就迎刃而解了。治病求本，是医者必须遵循的原则。内科杂病，病情多复杂，病程多绵长，治疗往往棘手，除注意多虚、多瘀、多郁、多痰外，还必须注意脾胃的调理。临床上有心病从脾胃治，肺病从脾胃治，肝病从脾胃治，肾病从脾胃治。正如清代黄宫绣曰:“土有长养万物之能，脾有安和脏腑之德。”又曰:“脾气安和，则百病不生；脾土缺陷，则诸病丛起。”治疗肝病、白蛋白、球蛋白倒置者，多从脾胃着手治疗，效果较好，此正是“治肝不应，求之阳明”之理也。

5. 以守治杂　守是坚持、遵守之意。慢性疾病虽然比较复杂，但相对来说，病情比较稳定，因此，在确定治疗原则和方药无误以后，当守方以治之，很难一药而愈，往往需要较长时间治疗才能获效。如若不然，今天一变，明天一变，变来变去，不仅乱了病证，也乱了自己，本来是对的，会越变越错，这是医者之大忌。有些病，病程较长，缓缓图之，自有效果，也正是“王道无近功”之意。所谓守，是守其则，守其法，守其方，但绝非是一味药不变、分量不变的死守。

【病案】张某，女，42岁。间断性不寐10余年，加重半年。10年来，患者经常不寐，不明原因，近半年病情加重，甚则彻夜不眠，口服艾司唑仑（舒乐安定）2～3片也难以入睡，在其他医院服中西药治疗乏效。询其症状，有心烦急躁欲哭，入眠时易惊颤而醒，口干口苦，耳鸣，平时易上火，大便干，小便黄，月经正常，舌质红，苔薄黄，脉细。证属阴虚火旺，痰火内扰。治以滋阴清热，化痰安神。用眠安汤（自拟方）加减。处方：百合30g，生地黄20g，麦冬30g，炒酸枣仁30g，茯神10g，灯心草3g，竹叶10g，胆南星6g，生龙骨

30g（先煎），生牡蛎30g（先煎），小麦30g，甘草6g，大枣5枚。6剂，水煎服，每日1剂。服药后睡眠有所改善，不服艾司唑仑已能入睡3～4小时，耳鸣及心烦急躁均减轻，仍口干口苦，大便已不干，但排便不畅，小便正常，舌质红，苔薄黄腻，脉细。守上方加玄参15g，继服7剂。后又在此方基础上略有加减，治疗2个月余，服药76剂，告愈。

失眠多因脏阴亏虚，痰火内伏，神不守舍，魄不归位，魂不潜藏所致。方中百合、生地黄、麦冬、炒酸枣仁养心肺之阴，清心肺虚火，除烦安神；胆南星、茯神清热化痰，定惊安神，祛内伏之痰火；灯心草、竹叶清心火，除烦安神；甘草、大枣养心脾，润脏躁；生龙骨、生牡蛎平亢奋之阳，镇潜安神。全方共奏滋阴清热、化痰安神之功，故治疗顽固性失眠属阴虚火旺夹痰者，多获良效。

6. 以变治杂　除上面所说的守法之外，更多的则是变法。有些病能始终用一个治则，有些病可能需更换多个治则，要做到当守则守，当变则变。因为疾病是动态的，尤其是治疗后，其动态更为明显，包括有效、无效和加重，因此，在治疗上要以变应变，做到证变治亦变。证变应审出是质变还是量变，一般说质变比较明显，易于辨出，量变则比较细小，往往易于疏忽，医贵能把握住这些细小变化及其发展变化的趋向与转归，及时调整治法，变换方药，以期达到最佳用药。因为病邪与正气，经常处在消长进退之中，尤其是服药后，变化更为明显，若不能及时应变，作出调整，疗效就难以提高，甚至还会耽误病情。

【病案】龚某，男，66岁。心烦急躁伴头痛8个月。8个月前因工作劳累紧张，致心烦急躁，胸中热似有火烤，口干渴，头痛以前额为主，眼痛鼻塞，食欲缺乏，夜眠差，手足心热，大便时干时溏，排泄不爽，舌质红，苔薄黄腻，脉沉有力。证属心火内盛。治以清心泻火，养阴除烦。方用凉膈散、清宫汤合栀子豉汤加减。处方：栀子10g，连翘10g，黄芩10g，薄荷6g（（后下），竹叶10g，大黄3g（后下），莲子心3g，玄参30g，麦冬10g，淡豆豉30g，陈皮10g，竹茹15g，生甘草3g。4剂，水煎服，每日1剂。

二诊：上症略有减轻，但不甚明显，头痛如劈，余症同前。今从痰湿肝火治之。方用黄连温胆汤合龙胆泻肝汤加减。处方：清半夏10g，陈皮10g，茯苓10g，炒枳实10g，竹茹30g，黄连10g，胆南星10g，天竺黄10g，桑白皮15g，地骨皮15g，龙胆10g，泽泻10g，夏枯草30g，车前子10g（布包），生地黄15g，甘草3g。3剂，水煎服，每日1剂。

三诊：上方服完效果尚可，自己又取4剂。现心烦急躁、胸中烦热如火烤、口干、头痛较前减轻，睡眠改善，仍眼痛，鼻出气热，手足心发热，小便黄，舌质红，苔薄白，脉数，心烦急躁。今改治头痛，兼治心烦。处方：谷精草30g，青葙子15g，决明子15g，桑叶15g，蔓荆子12g，蝉蜕6g，黄芩10g，竹叶10g，灯心草3g，车前草30g，胆南星6g，生地黄15g，甘草6g。6剂，水煎服，每日1剂。病情逐渐好转，后又改血府逐瘀汤、六味地黄汤，前后服药32剂而病愈。

此案病情比较复杂，根据不同阶段，采用不同的治法。初诊心火较甚，治以清心泻火除烦为主；复诊心火基本已清，但头痛如劈，为痰火、肝火过盛所致，故治以清化痰热、泻肝胆实火；三诊则以疏风清热，清利头目为主；四诊依其久病多瘀的特点，又从瘀而治；后以补肝肾而收功。疾病是动态的，治法也要随之而变化。否则死守一法，疾病难愈。

临证八法

杂病又名杂症，通常指外感病以外的内科疾病。历代医家对杂病也有些说法，如尤怡说："《金匮要略》者，汉张仲景所著，为医方之祖，而治杂病之宗也。"徐忠可说："《金匮要略》，即所谓'金匮玉函'也，为后世杂症方书之祖。"沈金鳌说："人之有病，或感七情，或感六淫。皮毛肌肉，经络脏腑，受其邪即成病，而病之发于皮毛肌肉经络脏腑之间，故曰杂也。杂者，表里易蒙，寒热易混，虚实易淆，阴阳易蔽，纷形错出，似是实非。"可见，杂病，具有寒热虚实夹杂之义。由于有些病比较复杂，比较难治，一时还弄不清楚，故有人称为疑难杂病。我一直从事内科杂病的治疗，也深感其杂其难，同时也积累了一些点滴经验，总结出治疗八法，兹介绍给大家，供参考。

一、轻清法

本法主要用于因风热之邪伤于头部的疾患，如头痛、头懵、头晕、耳鸣、眼胀、鼻塞、鼻流浊涕等病。从人体部位来说，头为诸阳之会，清阳之府；从病邪性质来说，风为阳邪，其性轻扬，易犯人之高巅；热亦为阳邪，其性炎上，亦易伤于人之高巅，《素问·太阴阳明论》曰"阳受风气……伤于风者，上先受之"，此之谓也。故此，人之头部疾患，热证多而寒证少，实证多而虚证少。轻清法即基于此而设。采用轻清上浮而又凉散的药物，以从其阳也，以祛除病邪。只要把握住，凡是因风热（火）而致的头部诸多疾患，皆可治之，尤其在春季发生头部疾患（春病在头），用此法治之，收效较好。常用我的经验方谷青汤。处方：谷精草30g，青葙子15g，决明子10g，薄荷10g（后下），菊花10g（后下），蝉蜕6g，酒黄芩10g，蔓荆子10g，生甘草6g。水煎服，每日1剂，早、晚各服1次，饭后服。目珠胀者，加夏枯草；头昏重者，加荷叶；头痛重者，加川芎；头晕重者，加钩藤；鼻塞者，加苍耳子、辛夷；便秘者，重用决明子；阴伤者，加玄参；阳亢者，加生石决明等。

二、涤浊法

在内科杂病中浊阻之证较为多见，根据《素问·汤液醪醴论》“去苑陈莝……疏涤五脏”之旨，立涤浊之法。

1. 浊邪阻肺，肺失清肃方。用于痰、湿、热阻肺，咳嗽或咳喘、胸闷，痰多色黄或黏稠胶结难出，舌苔厚腻等。肺癌具有此症状者，亦可加减用之。处方：苇根30g，冬瓜仁30g，生薏仁30g，桃仁10g，桔梗15g，黄芩10g，海浮石30g（包煎），炒葶苈子15g（包煎），炒紫苏子3g，麻黄3g，生甘草6g，大枣5枚（切开）。水煎服，每日1剂，早、晚各1次。

2. 浊邪中阻，脾失其运方。用于肥甘厚味过度，体胖困倦，舌苔黄腻或白腻，血脂高，有糖尿病、高血压倾向者。处方：苇根30g，冬瓜仁30g，生薏仁30g，桃仁10g，制半夏10g，陈皮10g，茯苓12g，泽泻10g，炒苍术15g，炒神曲10g，栀子10g，生甘草6g。水煎服，每日1剂，早、晚各1次。

3. 肝热脾湿，浊邪积着方。用于慢性肝病患者。右胁不适或疼痛，腹胀，小便黄，大便或溏或干，肝功异常、脾大等。处方：苇根30g，冬瓜仁30g，生薏仁30g，桃仁10g，鳖甲30g（先煎），郁金15g，醋延胡索15g，败酱草30g，生麦芽20g，炮穿山甲10g（先煎），浙贝母10g，夏枯草15g，茵陈30g，大黄6g（后下），生甘草6g。水煎服，每日1剂，早、晚各煎1次。方中鳖甲、穿山甲价较昂贵，可以皂角刺、川芎、三棱代之。

4. 浊在下焦，膀胱失利方。用于浊在下焦，久而不去，小便黄浊不利，小腹不适或会阴胀痛等。处方：白茅根30g，冬瓜仁30g，生薏仁30g，桃仁10g，连翘10g，赤小豆30g，滑石30g（包煎），怀牛膝10g，干地龙10g，琥珀3g（分2次冲服），冬葵子15g，茯苓10g，桂枝10g，生甘草6g。水煎服，每日1剂，早晚各煎1次。

以上病虽不同，方有各异，但病的要点在“浊”字，方的要点在“涤”字。一是证的着眼点，一是方的着眼点，只要抓住这两点，方药随证加减变化，缓缓图之，自能见效。当然，也不可忽视正气虚这一点。神而明之，存乎其人。

三、疏利法

疏是疏导，有分陈治理之义；利是通利，有运行排遣之义。此法常用于水湿失于输化，出现全身郁（瘀）胀，似肿非肿的经络湮瘀证候。此病一般病程较长，时轻时重，检验无异常发现，尿量正常，有的小便次数少，服西药利尿药可减轻，但停药即复如故，宜用疏利法治之。

1．疏补相兼方　用于脾虚失运，水湿失于输化，阻滞气机，发生全身郁胀。处方：炒苍术10g，炒白术10g，茯苓10g，猪苓10g，青皮6g，陈皮6g，炒枳壳6g，炒枳实6g，泽泻10g，木瓜30g，生薏仁30g，赤小豆30g，滑石15g（包煎），生甘草3g。水煎服，每日1剂，早晚各煎1次。方中多用对药，是其特色，看似平淡，寓意较深，用之得当，每获良效。

2．行气通络方　用于经络气滞，运行不畅而致全身郁胀，无腹胀，无尿少。处方：木瓜30g，威灵仙10g，白芍10g，桂枝10g，忍冬藤30g，丝瓜络30g（另包），通草6g，制香附10g，生薏仁30g，羌活3g，独活3g，防风3g，生甘草3g。水煎服，每日1剂，早晚各煎1次。方中多为行气通络之品，且桂枝与白芍有调和营卫的作用，羌、独、防既能胜湿，又能畅通腠理。如此，则气行络通，营卫调和，腠理畅达，而郁胀自消。此方与前方相较，前者为深一层治法，后者为浅一层治法，应当辨之。

3．化痰通络方　用于痰、湿、热瘀阻，经络湮瘀，水液失于输布，成为郁胀，有水肿之象者。处方：清半夏10g，陈皮10g，茯苓30g，炒枳实10g，竹茹10g，泽泻15g，丝瓜络30g（另包），忍冬藤30g，生甘草6g。水煎服，每日1剂，早晚各煎1次。此方为温胆汤加味而成，妙在重用茯苓，既能益脾又能渗湿，使水湿之气潜然消去。忍冬藤清热通络，丝瓜络凉血行血通络，二者伍用，能使经络中湮瘀之邪，荡然无存。

4．疏肝健脾，利湿通络方　用于肝郁脾虚，气机阻滞，水湿失运的郁胀证。多见于女性患者，颜面下肢水肿，经前乳房胀，急躁易怒等。处方：柴胡10g，白芍10g，当归10g，炒白术10g，茯苓30g，薄荷3g（后下），制香附15g，木瓜30g，生薏仁30g，生甘草3g。水煎服，每日1剂，早晚各煎1次。此方为逍遥散重用茯苓，复加木瓜、薏仁、香附子而成，使肝气得畅，脾气得运，水湿得行，而瘀肿自消。方的着眼点是疏达肝气。

5．化瘀通络方　用于水湿停滞，泛溢肌肤，夹痰夹瘀，经络不通而致郁胀证。处方：酒桑枝30g，丝瓜络30g（另包），姜黄6g，木瓜30g，生薏仁

30g，通草6g，制天南星10g，橘络10g，鸡血藤30g，当归10g。方中药味多为宣通之品，宣可去壅，通可行滞。尤其天南星伍橘络，善去经络中之风痰，姜黄为行血利气之药，具通利经脉之功。本方对于无明显脾肾虚之象，偏于经脉瘀阻者，用之较为合适。

以上几方，均为基本方，临床根据病情，可灵活加减药味及增减用量，既要不失其原则，又要切合病情、能充分体现中医辨证用药的精妙，方为至善。

四、达郁法

郁证是临床最常见的病证，多因郁结痞滞，凝结不通所致。外感六淫，内伤七情，饮食失当，感受疫疠之邪等，皆能生郁。

根据《素问·六元正纪大论》“木郁达之，土郁夺之，火郁发之”之理而立方。设立了一个达郁汤方，用于脏腑气郁、寒热交杂之证。症见腹胀，胁痛，纳呆，肠鸣，口苦，口黏，大便或干或溏，小便黄，舌苔薄腻或厚腻黄，脉象沉滞或弦滑等。方以柴胡、苍术为君，以疏木土之郁；臣以香附、草果，助君药之用；郁则气必滞，佐以枳实以理气；郁久必生热，佐以栀子、黄芩、蒲公英以清热；木土壅郁，乱于腹内，故又佐以少量羌活、防风，既可祛除湿邪之胜，又可鼓荡气机之滞；白芍既可柔肝又可护阴；甘草调和诸药用以为使。若口渴，加知母；心烦，加竹叶、灯心草；纳差，加炒麦芽、炒神曲；便干，加决明子；便溏，加白术、白扁豆，去栀子；恶心，加制半夏、陈皮。本方化裁于四逆散、达原饮、越鞠丸，重心在肝脾，肝脾之郁得解，则邪去正安，脏和气顺。然而，达郁汤虽能治郁，但不能治疗所有郁证，此方只是我治疗郁证的一得。郁证临床多见，在治疗疾病时要心存一个“郁”字，要注重“达郁”一法，郁要以开为先。处方：柴胡10g，白芍10g，炒枳实10g，炒苍术10g，制香附10g，草果6g，黄芩10g，栀子6g，蒲公英15g，防风3g，羌活3g，生甘草6g。水煎服，每日1剂，早晚各煎1次。

五、运通法

腑气不通，脾气失运之证，较为多见，常有腹胀，纳呆，食少，嗳气，大便不畅，舌苔白厚等症状，脉多呈怠缓或沉滞。予治疗此证，以运通为法，立运通汤方，效果较好。本方根据“腑以通为顺”，“脾以运为健”之理而立。方以槟榔、牵牛子，通可行滞为君；以蔻、砂醒脾畅中为臣；以茯苓健脾渗湿，以楂、曲消运化滞为佐。诸药合用，共奏运通之效。有热，加黄芩；中寒胃痛气上逆者，加丁香。凡水、湿、食、气停滞之轻证，皆可以此方加减治之，亦是脏腑同治之法。处方：槟榔10g，炒牵牛子6g，草豆蔻6g，豆蔻6g（后下），砂仁6g（后下），茯苓10g，炒麦芽15g，炒神曲10g，炒山楂15g。水煎服，每日1剂，早晚各煎1次。可加生姜、大枣为引。

六、灵动法

临床上，有许多内科病宜轻而取之，若用重剂会适得其反。遇此类病证，我每用有轻灵、灵利之性的方药进行治疗，效果较好，我则名其曰灵动法。一般说，此法适宜于小虚小实之证，具有药味少、分量轻，或药味虽多而分量很轻的特点。如胃气虚弱又不耐药的患者，出现纳少，胃胀，嗳气，喜暖恶寒，舌质偏淡苔薄白，脉弱等，我常用轻量香砂六君子汤加味，往往能取得很好的疗效，否则药过于病，有治胃反伤胃之弊。药虽轻，但颇有灵动的作用，缓缓图之，渐治渐佳，属于“王道”用药。再如外邪袭肺较轻的咳嗽，视其风寒、风热不同，亦宜用灵动法治之，一是因为病邪较轻，勿须重剂，再者新感咳嗽，用药宜动不宜静，否则不利于外邪外出。推而广之，灵动法的应用比较广泛，举凡用药要避免呆滞、死板，尽力做到轻灵简当。例如养阴忌纯用黏腻之品，清热忌尽用苦寒之味。黏腻之品久用易阻滞气机而碍胃，苦寒之味久用易损伤阳气并有凉遏之虞，如此等等，当在悟中。因此法应用较宽，难以一方括之，法从证来，方自法出，有了法，就自然有方了，故未立方。

七、燮理法

燮是和、理、调之意。我在治疗内科杂病中，经常遇到阴阳、气血、脏腑功能失调等病证，这类患者，一般病程较长，病情不大重，用其他方法治疗又不太合适，我常用燮理法治之，往往效果较好。这既是一种治疗方法，也是一种指导思想，只要心存这种方法，燮理法的运用就活了、多了。例如阴阳失调的患者，要析其失调的具体状态，是属偏胜偏衰，是失交失恋，还是失平失秘等，只有紧扣其病机，进行燮理，方为妥善。我用山车汤（经验方）治疗慢性泄泻，也属于燮理。此方深得一阴一阳之理，用之得当，效果明显。处方：生山楂15g，炒山楂15g，生车前子15g（包煎），炒车前子15g（包煎）。每日1剂，早晚各煎1次，依据病情，可加入羌活3g，独活3g；有腹痛欲便，便后痛止者，加入痛泻要方；内有积热者，加入葛根芩连汤；偏脾虚者，加入炒山药15g，生山药15g，此二药生、熟并用，亦是燮理阴阳之义。

我亦常用二加龙骨汤加味，治疗阴阳失调的低热，效果也很好，其方为制附子、白芍、生龙骨、生牡蛎、白薇、炙甘草、生姜、大枣。清代陈修园赞二加龙骨汤云：“探造化阴阳之妙，用之得法，效如桴鼓。”此方原本主治虚劳不足，男子失精，女子梦交，吐血，下利清谷，浮热汗出，夜不成寐等证。

燮理法是非常好的一种方法，只要掌握其要领，自能圆机活法，左右逢源，曲尽其妙。

八、固元法

此法是多用于久病，或正气内夺，或正虚似邪之证。虚证是多种多样的，兹不赘述，但在虚证中要注意到元气之虚。元气是人身之根本，元气旺则身健寿永，元气虚则易罹疾患，且又缠绵难愈，往往出现正虚似邪之象；若以外邪治之，非也。我常用菟丝子、补骨脂、淫羊藿、山茱萸、枸杞子、人参等味培补元气，效果较好，这是治疗一般元气虚弱之证。若元气大虚或暴脱，当另寻固元挽危之方药，不可不知，不可不慎。

以上八法依据病情，可单用，可合用，可交替用，贵在一个活字。一管之见，一滴之得，难免有偏有误，让我们共同切磋吧！